名誉主编
李笑天

主 编
张 斌 严英榴 张月萍

胎儿

疾病多科会诊
指导手册

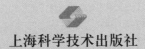

上海科学技术出版社

图书在版编目（CIP）数据

胎儿疾病多科会诊指导手册/张斌，严英榴，张月萍主编.—上海：上海科学技术出版社，2018.1（2018.5重印）
ISBN 978-7-5478-3845-7

Ⅰ.①胎… Ⅱ.①张… ②严… ③张… Ⅲ.①胎儿疾病－诊疗－手册 Ⅳ.① R714.5-62

中国版本图书馆CIP数据核字（2017）第302232号

胎儿疾病多科会诊指导手册
名誉主编　李笑天
主　　编　张　斌　严英榴　张月萍

上海世纪出版（集团）有限公司
上海科学技术出版社 出版、发行
（上海钦州南路71号　邮政编码200235　www.sstp.cn）
上海盛通时代印刷有限公司印刷
开本 787×1092　1/16　印张 19.25
字数 400千字
2018年1月第1版　2018年5月第2次印刷
ISBN 978-7-5478-3845-7/R·1524
定价：118.00元

内容提要

本书是一本针对常见胎儿疾病的多学科会诊临床指导手册，系统介绍复旦大学附属妇产科医院在胎儿疾病诊治方面的工作创新和经验成果。书中对多学科联合诊治模式进行了详细介绍，并就常见的40余种胎儿疾病的疾病概述、诊断依据、咨询要点及处理原则等逐一阐述，同时，着重介绍了超声筛查和磁共振检查所发现的各种结构异常，并配以图片，这些图片均来自复旦大学附属妇产科医院，具有很强的临床指导价值。

本书针对各级妇产科医院的妇产科医师、住院医师、医学院校学生和研究生临床实际需要而编写，对参与产前诊断与处理会诊的医师尤为实用。

编者名单

名誉主编

李笑天

主　编

张　斌　严英榴　张月萍

副主编

孔凡斌　沈　淳　张国福

参编人员

（以章节为序）

张　斌	严英榴	张月萍	伍俊萍	赵凡桂
孔凡斌	曹　丽	黄晓微	赵　蔚	沈　淳
任芸芸	沈　剑	孙　莉	胡雁来	姚　英
刘　智	朱铭伟	沈　婕	顾蔚蓉	汪吉梅
陆澄秋	田晓梅	庄　严	张国福	沈　方园
桂玉燕	时冬冬	张　姣	褚　楠	周　园

序 一

胎儿医学起源于"胎儿也是病人"这一观念。胎儿医学的发展使产科与儿科的联系日渐紧密。胎儿医学涉及基础医学、临床医学、遗传学和外科学等多个领域。许多胎儿时期被发现的结构异常和疾病由产科与儿科医师协作,通过产前监护和出生后及时治疗即可获得良好预后。当前多学科联合诊治(multiple discipline therapy,MDT)这一模式得到肯定和日益完善,为胎儿医学的发展奠定了良好的基础。

复旦大学附属妇产科医院倡导并致力于胎儿疾病的研究和诊治,与复旦大学附属儿科医院的协作已开展12年余,期间积累了丰富的临床经验。我作为儿科医师所主持的科技部863课题"先心病产前无创性筛查诊断规范化方案建立和推广"和"先天性心脏病的分子发病机制及其围生期早期诊断干预方法和策略研究"课题得益于复旦大学附属妇产科医院相关科室医师的全力支持和精诚协作,取得了不少成果。

以李笑天教授为名誉主编,张斌、严英榴、张月萍三位主任医师为主编的《胎儿疾病多科会诊指导手册》,总结、凝练了复旦大学附属妇产科医院与复旦大学附属儿科医院多年合作的临床实践经验,对产科、新生儿科等专业人员具有较大的指导作用,也是一本实用的参考书。希望本书的出版对提升相关专业的临床医师的诊治水平、促进相关学科的融合协作做出有益的贡献。

复旦大学常务副校长
复旦大学附属妇产科医院特聘教授 桂永浩

2017年8月

序 二

    对大部分的家庭及父母来说，"十月怀胎、一朝分娩"是欢天喜地抱着健康的孩子回家，但仍有一小部分父母在胎儿孕育的过程中因产前检查发现胎儿可能有这样或那样的不正常，或过去有缺陷儿出生的历史，因而无奈地到处询问，奔走于不同的医院，以寻求正确的答案或治疗方案——是继续妊娠？还是放弃？或者是否有更好的治疗方法？复旦大学附属妇产科医院践行了14年的胎儿疾病多学科联合诊治模式，由患者提出申请，通过产前检查——详细询问病史，进行生化检查、遗传学方面的检查、B超和磁共振（MRI）检查，以及多学科专家会诊的方式来共同诊治。会诊专家根据胎儿宫内的状况，判断出生缺陷的类型、严重程度及预后，给出是否终止妊娠的建议，而对胎儿非致死性疾病，给出外科干预的方法及时间，以及围生期处理等建议和措施。多学科联合诊治模式让患者及家属在指导下做出判断与决定，简化了流程，缩短了就诊时间，节省了就诊经费，解决了患者看病难看病贵的问题，这符合目前医改的方向，也是胎儿医学发展途径之一，提高了产科的质量，降低了出生缺陷儿的发生率，同时通过外科干预等措施，改善了非致死性疾病缺陷儿的生存质量。

    张斌、严英榴、张月萍等教授、主任医师共同主编的《胎儿疾病多科会诊指导手册》由一批富有临床和实践经验的中、青年专家编写。本书详尽介绍了多年来胎儿疾病多学科联合诊治的实践经验，是多学科的理论与实践、临床与研究相结合的指导手册，对胎儿疾病的诊治具有很好的指导建议。相信本书对妇产科、儿科、计划生育相关工作人员，以及胎儿医学研究有所裨益。

庄依亮 教授

复旦大学附属妇产科医院

2017年8月

前　言

出生缺陷在中国高发。2001年《母婴保健法实施办法》首次将产前筛查与诊断列入法规。原卫生部于2002年和2003年先后出台《中国提高出生人口素质，减少出生缺陷和残疾行动计划（2002—2010年）》以及《产前诊断技术管理办法》，希望通过孕期的二级预防，及早识别胎儿的先天缺陷并加以干预，以降低出生缺陷的发生率，并改善分娩结局。产前诊断的重要地位不言而喻。

产前诊断是一个复杂的系统工程，需要多学科的相互协作。由于社会和孕妇对医院的期望值甚高，故孕期胎儿异常/疾病的诊断和治疗亟需得到切实有效的指导。

复旦大学附属妇产科医院是具有134年历史的妇产科专科医院，我院产前诊断中心是上海市最早成立的产前诊断中心之一。自2004年以来，我院建立了以产科为主导，超声影像科、检验室、遗传科、新生儿科协同，并特邀复旦大学附属儿科医院儿外科医生参加的多科会诊模式，为产前检查中超声发现胎儿异常、有出生缺陷高危因素或血清学筛查异常的家庭提供孕期诊断、遗传咨询、治疗和随访建议，并对适合的患者提供宫内治疗。经过十几年的探索和实践，已形成比较完善的制度、流程和工作管理机制。多学科联合诊治模式不但简化了工作流程、缩短了就诊时间、节省了诊断经费，更让孕妇获得了专家团队全方位、立体式的诊疗服务，对提高产前诊断准确性，促进多学科融合，全面带动胎儿医学研究，都颇有裨益。

本书系统介绍复旦大学附属妇产科医院在胎儿疾病的诊治方面所进行的工作创新和经验，尤其对多学科诊治进行了详细介绍，并逐一阐述常见40余种胎儿疾病的咨询要点，具有很强的临床指导意义和可操作性。全书力求图文并茂、言简意赅、要点突出、指向明确，涵盖临床实践常见的超声异常和胎儿疾病，书中图片均源于日常临床实例，具有很高的实践参考价值。对每一系统胎儿疾病都遵循疾病概述、诊断要点、咨询要点和处理原则的方式进行阐述。对诊断必须依据的实验室筛查技术、超声诊断技术和磁共振技术的适应证、禁忌证、方法要点分类等进行说明,将最新的国内外相关指南、共识融会贯通,既简明扼要又内涵丰富。

　　本书的编写得到复旦大学附属妇产科医院领导的坚定支持和指导、相关部门同事的热情协助、研究生同学的倾力工作,这是成就本书的重要力量,感谢他们! 本书参编同道皆具高度的责任心和严谨的治学态度,对每一章节都斟字酌句,精益求精,特别感谢严英榴教授的付出。但囿于目前技术水平和个人学识,本书内容定然挂一漏万,期待同仁不吝斧正。能够为我国母胎医学的学术进步、为产科及相关事业的发展竭尽绵薄之力,是全体编撰人员的共同期许和荣耀。

张斌

2017 年 8 月 19 日于上海

目　录

第一章
胎儿疾病多学科联合诊治的意义与实践

张　斌

一、胎儿疾病多学科联合诊治的意义

随着胎儿医学的发展,很多胎儿疾病在产前被发现和诊断。当孕妇得知胎儿异常后,很多医院是让孕妇及家属往返于产科、小儿内科、小儿外科、遗传科以及各类辅助检查科室(包括B超检查室、放射科、病理科、生化检验室等)咨询、检查,且对于胎儿取舍以及预后往往没有明确的建议和定论,使孕妇在生理和心理上背上沉重的负担,部分父母甚至对可治性胎儿畸形选择放弃治疗。

产前诊断和咨询是一个涉及多学科的、复杂的系统工程,需要相关学科的相互协作。自2004年起,复旦大学附属妇产科医院率先开始探索产前多学科联合诊治模式,逐步形成了门诊咨询、知情选择、申请登记、组织会诊、外科干预、建议反馈、追踪指导等一系列管理流程。经过十多年的实践,不断总结和更新再造流程,形成了特色,并积累了大量临床经验。

多学科联合诊治将产科、新生儿科、小儿外科、胎儿超声、遗传学科、生化检验、病理科等多学科聚集到一起,参与产前诊断和治疗,让患者在指导下做出判断和决定。联合诊治每周进行一次,由患者提出申请后开展。期间需要明确回答一系列问题,如患者是否需要进一步检查,胎儿疾病可能的诊断是哪些,该疾病是否致死性,是否需要终止妊娠,胎儿继续妊娠需要随访哪些指标,分娩后新生儿的预后如何,是否需要在新生儿期及时手术,可能的手术方式是什么。同时,专家根据胎儿的宫内状态,判断出生缺陷的预后,给出建议终止妊娠、产后儿科随访及围生期处理等建议和措施。

多学科联合诊治模式的开展,不但对产前诊治中不适应现代患者需要的流程进行革新和再设计,使患者能更方便快捷地找到各科专家,缩短了看病的周期,节省了医疗费用,而且在实施过程中将"诊"与"治"提到了同样的高度,将"胎儿也是患者"的理念贯穿于诊疗的全过程,使得胎儿期疾病在得到诊断的同时也得到提前干预。同时,通过儿外科的全方位提前介入,为非致死性缺陷儿的及时诊治争取了宝贵的时间,提高了产科质量,最大限度地降低了出生缺陷的发生率,改善了非致死性疾病缺陷儿的生存质量,使患者及家属的满意度大大提升。

二、复旦大学附属妇产科医院多科会诊实践

我院多科会诊历经十余年发展,建立了规范的各项制度和管理措施。

1. **不同科室多科会诊的医师的岗位职责** 多科会诊要求3～5名副高级职称以上医师参加。各科室会诊医师职责如下:

(1)产科医师:负责主持会诊。

(2)超声科医师:负责对超声检查发现异常部分确认,必要时复查。

(3)放射科医师:负责对有MRI检查结果的孕妇通过工作站重放MRI图像,参与讨论。

(4)新生儿科医师:负责对有缺陷胎儿出生时处理注意点提出建议。

(5)小儿外科医师(复旦大学附属儿科医院):负责对缺陷儿的儿科处理提出建议,并交流随访结果。

(6)产前诊断实验室医师:负责对相关筛查结果进行解释并提出会诊意见。

会诊结束,由参与会诊的医师给出书面诊断与处理建议,并签全名。由专职护士备份登记留档。专人随访妊娠结局及后续处理结果。

2. **专科档案建立与管理随访制度** 产前诊断中心备有自己的专门电子档案库,每周由专人将多科会诊病例输入电脑,并追踪随访。参加我院产前诊断中心咨询且在本院分娩或终止妊娠的孕妇,其档案归本院病案室管理。

(1)建立产前筛查和诊断病例的档案,并有专人负责登记和保管,定期向产前诊断中心汇报。

(2)产前诊断中心有关人员负责汇总各科上报的资料,尽量对每一个做过产前筛查或诊断的孕妇进行新生儿出生后随访,尤其是产前诊断的阳性病例和疑难病例。

(3)保存各种产前筛查和诊断的知情同意书(胎儿父母签字的存根)。

(4)保存产前诊断门诊的诊断书。

(5)保存有关产前诊断的各种会议记录。

(6)保存医院和上级卫生行政部门的文件。

3. **统计汇总及上报制度**

(1)在每月5日以前,将上月产前筛查和诊断的情况填表上交给产前诊断中心。

(2)产前诊断中心由专人负责将各科情况进行统计汇总后,每月10日以前上报院部及上级卫生行政相关部门。

(3)及时填写上级部门要求的各种报表,并按时上报。

4. **医学伦理委员会工作制度** 对产前诊断中心就诊活动中遇到的医学伦理问题先由产前诊断中心专家组成员讨论后,报请医院医学伦理委员会讨论审核。

多学科联合诊治模式不但简化了流程,缩短了就诊时间,节省了就诊经费,更让患者始终能感受到专家团队全方位、立体式的诊疗服务。从"患者找多科医生诊疗"到"多科医生为患者服务"的转变,使"看病难、看病贵"的问题得到了根本解决,符合新时代背景下医改的宗旨。

三、创新性

多科会诊的创新性体现在提高质量、诊治并重的"多重保险",让诊疗更放心;体现在改善服务,以患者为中心,让每个患者都成为"VIP";体现在更新理念,"胎儿也是患者",给可治性缺陷儿以"生"的权利。通过上述创新性服务,使患者依从性、满意度及可接受性得到提升;加强了产前诊断的准确性,提高医疗诊治水平;促进多学科融合,提升相关人员知识技术水平;全面带动胎儿医学科研,为转化医学热身;预防出生缺陷,让家庭和社会更和谐美满。

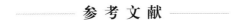

参 考 文 献

李笑天,乐小妮,何晓明,等.出生缺陷产前诊断的临床模式研究[J].中华小儿外科杂志,2005,26(9):449-452.

第二章
产前筛查与产前诊断常用方法

张　斌　严英榴　张月萍

第一节　产　前　筛　查

产前筛查是通过简便、经济和无创伤的检测方法,从孕妇群体中发现某些有先天性缺陷和遗传性疾病胎儿的高风险孕妇,以进行下一步的明确诊断。筛查的主要方法是孕妇血清学筛查和超声筛查。血清学筛查主要针对以唐氏综合征(21三体综合征,Down Syndrome)为主的染色体异常,也包括18三体综合征(Edwards syndrome)和13三体综合征(Patau syndrome)以及开放性神经管缺陷(neural tube defect,NTD);而超声筛查则是针对合并或不合并染色体异常的结构畸形,以及染色体异常软指标。

一、产前筛查适用人群

1. **孕妇年龄**　我国《母婴保健法》(2001年)规定年龄在35岁以上的高龄孕妇直接建议胎儿染色体产前诊断,血清学筛查适用于35岁以下的年轻孕妇。随着筛查方法和筛查方案的改进,2007年美国妇产科医师学会(The American College of Obstetricians and Gynecologist,ACOG)推荐对所有妇女都进行筛查,特别是高龄孕妇,应先行血清学检查,根据筛查结果再考虑下一步。超声筛查则是每个孕妇都要进行,不分年龄。

2. **孕周**　早孕期唐氏综合征血清学筛查的适用孕周是 $10 \sim 13^{+6}$ 周,中孕期唐氏综合征血清学筛查的适用孕周是 $14 \sim 20^{+6}$ 周。遗传学超声筛查的适用孕周是 $20 \sim 24$ 周。

3. **孕产次**　无要求。单次或多次妊娠均可筛查。

4. **胎数**　单胎妊娠是适宜对象。双胎妊娠不建议单独采用中孕期血清学筛查(推荐等级是E级,即为经验性结论,为临床实践的经验推荐,缺乏科学文献支持)。多胎妊娠则不适于血清学筛查。

二、产前筛查基本原则

目前胎儿染色体疾病的产前筛查方法多样,各有利弊。应结合孕妇的年龄、孕周、经济条件和具体病史,采用个体化原则,选择最适宜的筛查方案。

三、产前筛查常用方法

(一)孕妇血清学筛查

【概述】

唐氏综合征血清学筛查按孕周可分为早孕期筛查和中孕期筛查。

1. **早孕期血清学筛查**　早孕期血清学筛查是在孕 $10 \sim 13^{+6}$ 周测定孕妇血液中妊娠相关蛋白 A(pregnancy associated plasma protein A, PAPP-A)和游离 β-人绒毛膜促性腺激素(free β-hCG)的浓度,并结合孕妇的年龄、孕周、预产期、体重等因素,计算生出唐氏综合征患儿风险的检测方法。

在假阳性率为 5% 时,早孕期唐氏综合征血清学筛查的检出率为 65% ~ 70%。

早孕期血清学筛查的优点是当筛查结果为高风险时,可进行绒毛穿刺取样诊断(chorionic villus sampling diagnosis, CVS),确诊后于早孕期终止妊娠。另外,早孕期检查心理负担较轻,私密性高。缺点是早孕期 CVS 引起的流产率相对较高。如果不进行早期诊断,则会加重孕妇心理负担。

2. **中孕期血清学筛查**　中孕期血清学筛查是在孕 $14 \sim 20^{+6}$ 周期间测定孕妇血液中甲胎蛋白(α-fetoprotein, AFP)、β-人绒毛膜促性腺激素(human chorionic gonadotropin, β-hCG)、游离雌三醇(unconjugated estriol, uE3)和抑制素 A(inhibin A)的浓度,并结合孕妇的年龄、孕周、预产期、体重等因素,计算唐氏胎儿的风险的检测方法。前两项称为两联筛查;前三项称为三联筛查;所有四项均测定,则称为四联筛查。

在假阳性率为 5% 时,中孕期唐氏综合征两联筛查的检出率为 67%,中孕期唐氏综合征三联筛查的检出率为 69%,中孕期唐氏综合征四联筛查的检出率为 81%。

中孕期血清学筛查的优点是 35 岁以下孕妇人群均可纳入筛查,假阳性率较低,可减少穿刺引起的胎儿丢失,非创伤性,可筛查 NTD 等。缺点是增加了产前咨询的工作量,检出率尚不满意(60% ~ 80%)。筛查时孕周较大,若确诊后引产,相比早孕期流产的手术并发症风险增高,费用加大,孕妇心理负担加重。

【适应证与禁忌证】

1. **早孕期血清学筛查**　早孕期血清学筛查适用于孕 $10 \sim 13^{+6}$ 周的单胎孕妇。不适用于双胎或三胎以上孕妇。对于不能提供早期产前诊断的机构,不建议进行单独的早孕期血清学筛查。筛查的目标疾病是 21 三体综合征、18 三体综合征和 13 三体综合征。不能筛查 NTD。

2. **中孕期血清学筛查**　中孕期血清学筛查适用于孕 $14 \sim 20^{+6}$ 周的单胎孕妇。不适用于多胎和有产前诊断指征的孕妇。对于高龄孕妇和双胎孕妇,在充分告知筛查的局限和风险情况下，可由孕妇选择是否进行血清学筛查。筛查的目标疾病是21三体综合征、18三体综合征、13三体综合征和NTD。

【检查方法】

1. 早孕期血清学筛查　在孕10～13^{+6}周抽取孕妇2 ml静脉血，采用化学发光法测定孕妇血清中PAPP-A和free β-hCG的浓度，并结合孕妇的年龄、孕周、预产期、体重等因素，计算患唐氏综合征的风险值。

2. 中孕期血清学筛查　在孕14～20^{+6}周期间抽取孕妇2～3 ml静脉血，采用化学发光法测定孕妇血清中AFP、β-hCG、uE3和抑制素A的浓度，并结合孕妇的年龄、孕周、预产期、体重等因素，计算患唐氏综合征的风险值。前两项联合称为两联筛查，前三项联合称为三联筛查，所有四项均测定，称为四联筛查。

【判断标准】

1. 早孕期血清学筛查　当风险测定值高于等于切割值1∶270时，为高风险，即唐氏筛查阳性。风险测定值低于切割值1∶270时，为低风险，即唐氏筛查阴性。

2. 中孕期血清学筛查　中孕期血清学筛查有两联筛查（AFP，β-hCG）、三联筛查（AFP，β-hCG，uE3）和四联筛查（AFP，β-hCG，uE3，抑制素A）之分。检出率分别为67%、69%及81%。四联筛查的检出率最高，是中孕期血清学筛查中最好的筛查实验。

• 当风险测定值高于等于切割值1∶380时，为高风险，即唐氏筛查阳性。风险测定值低于切割值1∶380时，为低风险，即唐氏筛查阴性。

• 当AFP ≥ 2.5中位数倍数（multiples of median，MoM）时，提示NTD高风险。

• 18三体综合征高风险的切割值为1∶334。

• 13三体综合征的风险判断一般认为是18三体综合征的1/3。

【意义】

孕妇唐氏综合征高风险并不意味一定是生出21三体患儿，只是提示有进行产前诊断的必要。依据产前诊断结果才能判断是否是唐氏综合征。但孕妇唐氏筛查低风险，也并不能完全排除唐氏综合征的可能性，筛查实验有假阴性结果存在的可能。

【注意事项】

唐氏综合征血清学筛查的方案除单独进行早孕期和中孕期血清学筛查外，还有以下几个模式。

1. 早、中孕期的血清学整合筛查模式（integrated screening）　整合筛查模式是将早孕期的血清学筛查结合中孕期两联/三联/四联血清学筛查，最终得出一个风险值的方法。优点：检出率高于单独的血清学筛查，假阳性率降低，可以有效降低羊水穿刺率。缺点：筛查成本较高；孕妇需要早孕、中孕两次回访，依从性差；确诊后中孕期引产发生并发症的风险较大。

2. 早、中孕期的序贯筛查模式（sequential screening）　早孕期筛查后，高危者进行产前诊断，低危者继续妊娠至中孕期，再接受中孕期筛查，高危者再进行产前诊断。该模式包括独立的序贯筛查及酌情的序贯筛查。① 独立的序贯筛查仅高危病例在早孕期出报告，直接进行早孕期产前诊断。优点是高风险结果早期诊断。缺点是只有很少部分（1%）孕妇在早孕期结束筛查。② 酌情的序贯筛查是将早孕期筛查结果分极高风险（≥1/50）、中度风险（>1/2 000且<1/50）和极低风险（<1/2 000），极低风险不需要进行中孕期血清学筛查；中度风险接受中孕期血清学筛查；极高风险直接进行产前诊断。该方案的优点是85%孕妇在早孕期可结束筛查。缺点是可能导致中间组孕妇焦虑。

（二）超声筛查

【概述】

超声筛查既覆盖了大部分的严重结构畸形，也覆盖了一部分的染色体异常胎儿。由于染色体核型异常的胎儿常具有解剖学的改变或畸形，因此超声检查以其实时、动态、无创、方便、直观等优势成为产前筛查的首选和主要影像学手段。同时，有些染色体异常胎儿虽然无明显结构畸形，但可能存在一些超声软指标，可通过超声发现。对于染色体正常的结构畸形儿，基本上就是依赖超声筛查来发现。

遗传学超声检查是使用超声来评估胎儿是否有提示唐氏综合征或其他非整倍体的结构性异常和（或）软指标。软指标是指意义不确定的超声表现，如胎儿颈项透明层增厚、鼻骨缺失、脉络膜囊肿、侧脑室轻度增宽、颈项软组织层增厚、心室强光点、肠管强回声、肾盂轻度增宽以及长骨轻度短小等。具有一过性和非特异性，在小部分正常胎儿中也有出现，但会使胎儿非整倍体的风险增加。当出现一项以上软指标时，胎儿非整倍体的可能性显著增加。

超声筛查即是在早孕期和中孕期，主要是中孕期及时发现提示有胎儿非整倍体风险的结构畸形和软指标，以便进一步进行产前诊断检查。

【适应证与禁忌证】

（1）早孕期超声筛查胎儿非整倍体和结构畸形适用于孕11～13+6周的单胎、双胎及多胎孕妇。

（2）中孕期超声筛查非整倍体和结构畸形适用于孕20～24周的单胎、双胎及多胎孕妇。不论是否接受过唐氏综合征血清学筛查，也不论血清学筛查结果是低风险或高风险，都应接受超声筛查。对于开展产前超声筛查的医疗机构，要求不能漏诊的六大结构畸形有：无脑儿、颅骨缺损伴脑脑膜膨出、严重开放型脊柱裂伴脊膜脊髓膨出、单心室腔、腹裂伴内脏外翻、致死性骨骼发育不良。

（3）晚孕期不适用于筛查胎儿非整倍体，但可用于胎儿部分结构性畸形的筛查和随访，特别是到晚孕期才表现明显的胎儿畸形，如非致死性骨骼系统畸形的诊断和消化系统异常的随访。

【检查方法】

1. 早孕期超声筛查 测量胎儿颈项透明层厚度(nuchal translucency, NT)应于孕 11～13^{+6}周、胎儿头臀长为45～84 mm时进行。取胎儿的正中矢切面,并在胎儿自然姿势时测量胎儿枕部至背部皮肤的最大透明层厚度。测量时从皮肤内缘测量至筋膜外缘,测量键落在强回声带上,反复测量,记录最厚的NT值。注意分辨胎儿皮肤及羊膜。

2. 中孕期超声筛查 应使用高分辨率的彩色多普勒超声诊断仪。采用分节段检查法,详细检查胎儿各器官脏器共19个项目。包括胎儿头部(在双顶径平面测量侧脑室宽度、双顶径、头围;在小脑平面测量小脑横径、后颅窝池宽度、颈项软组织厚度;观察头颅光环的完整性)、胎儿面部(观察双侧眼眶、双侧鼻孔及上唇连续性)、胎儿胸部(观察心脏及双肺等胸腔结构;心脏要求观察四腔心、左心室流出道、右心室流出道、三血管平面及短轴平面)、胎儿腹部(观察腹壁连续性、肠管回声、胃泡、双肾、膀胱、脐带入口、脐血管等情况,测量腹围)、胎儿四肢(观察双侧股骨、胫腓骨、肱骨、尺桡骨,测量股骨、肱骨的长度,并观察双侧踝关节及腕关节的情况)、胎儿脊柱(观察脊柱在纵、横、冠状3个切面的椎体形态、组成结构及表面皮肤的完整性),观察胎盘、羊水、脐带等结构,测量羊水最深平段。

【判断标准】

1. 早孕期超声筛查

(1) 正常胎儿的NT值大多在2 mm以内。当NT值从2 mm增大到6 mm时,与唐氏综合征的风险率呈明显正相关,即NT值越大,唐氏综合征的风险越高。

(2) 鼻骨:在胎儿正中矢状面鼻梁皮肤内侧未观察到鼻骨高回声线,即为鼻骨缺失。预测唐氏综合征的似然比(likelihood ratio, LR)比值随人种和孕周不同差异较大,为9～52。但应注意有时整倍体胎儿也可能鼻骨成熟延迟。

2. 中孕期染色体异常超声软指标筛查

(1) 轻度脑室增宽:指侧脑室宽度在10～15 mm。预测唐氏综合征的LR比值为25。

(2) 脉络膜囊肿:侧脑室内出现的囊性无回声区。可为一个或多个,也可位于单侧或双侧脑室。若孤立性出现,对胎儿非整倍体的预测价值不大。但当合并其他指标出现时,应进行胎儿非整倍体的筛查或诊断。

(3) 颈项软组织层增厚:指枕骨外侧缘到胎儿皮肤外缘的距离≥6 mm。预测唐氏综合征的LR比值为11～18.6。

(4) 心室强光点:筛查时取标准四腔心平面,发现心室乳头肌或心室内的点状孤立高回声灶。预测唐氏综合征的LR比值为1.4～1.8。15%～30%的唐氏综合征患儿会出现心室强光点,但4%～7%的正常胎儿也会出现。

(5) 肠管强回声:指胎儿小肠部分出现局部强度接近于骨骼回声的回声增强区域。预测唐氏综合征的LR比值为5.5～6.7。

(6) 肾盂增宽:指孕20周前肾盂前后径≥4 mm。预测唐氏综合征的LR比值为1.5～1.6。

（7）股骨短小：指胎儿股骨长度小于该孕周标准的第2.5个百分位。预测唐氏综合征的LR比值为1.2～2.2。

3. 唐氏综合征常见的结构性畸形　包括心内膜垫缺损和室间隔缺损、轻度脑室扩张、十二指肠闭锁、水囊状淋巴管瘤、颈项软组织层增厚、短头畸形、胎儿水肿等。

4. 18三体综合征常见的超声学异常　肢体异常（上肢缩短、握拳并且食指重叠在中指上、马蹄内翻足、摇篮底足）、颈部透明层增厚或水囊状淋巴管瘤、脉络丛囊肿、小脑延髓池异常、胼胝体缺如和（或）小脑发育不全、神经管缺陷、脑室扩张、草莓形头（头颅前部较尖而枕部扁平）、颜面部缺陷［唇裂和（或）腭裂、小颌畸形、低位耳及小眼畸形］、心血管缺陷（间隔和瓣膜的缺陷）、腹壁及胃肠道缺陷（脐膨出、膈疝）、尿生殖道缺陷（马蹄肾、肾积水）、单脐动脉、脐带囊肿。

5. 13三体综合征常见的超声学异常　严重中线结构畸形（全前脑、独眼畸形或眶间距过窄、无眼畸形、中央性唇裂、无鼻或单鼻孔）、胼胝体缺失、后颅窝畸形、脑室扩张、神经管缺陷、颈项透明层增厚、心脏缺陷、腹壁及胃肠道缺陷（脐膨出、膈疝）、泌尿生殖道缺陷（肾脏强回声且增大、马蹄肾）、骨骼系统畸形（多指/趾畸形）。

6. Turner综合征常见的超声学异常　大且有分隔的颈部水囊瘤、胎儿水肿、心脏缺陷（主动脉缩窄、左心发育不良）、股骨短缩。

【临床意义】

（1）胎儿颈项透明层厚度的增加与唐氏风险率呈明显正相关。这是早孕期筛查唐氏综合征胎儿最有效的指标，适用于单胎和多胎。结合早孕期血清学筛查，检出率可高达90%。NT测量有严格的准入制度，只有具备测定NT资格的超声医生才能开展该筛查。国外指南建议当NT ≥ 3 mm，或超过99th%（13^{+6}周时NT的99th%为2.7 mm）时，进行产前诊断。

（2）中孕期遗传学超声筛查可以发现染色体异常的超声软指标。有0、1个、2个及3个或更多个超声软指标时，唐氏综合征的阳性似然比分别是0.4、2、10和115。结合血清学筛查可提高唐氏综合征的检出率。发现超声软指标时，应在原有唐氏风险的基础上，根据软指标的似然比纠正风险率，再根据新的风险率的高低选择下一步措施。如无创DNA检查或羊水染色体检查。

（3）超声发现胎儿结构畸形时，不论是否有血清学筛查，也不管血清学筛查风险率的高低，都应直接进行产前诊断，以排除21三体、18三体、13三体以及其他染色体异常。

【注意事项】

• 对超声软指标的应用还存在争议，尤其是对于之前曾接受过早孕期血清学筛查的孕妇。在早孕期联合筛查低危的孕妇，中孕期超声软指标的意义就相对降低。对于已接受NIPT检查的妊娠女性，超声软指标的参考价值不大。

• 对于经过孕妇血清学筛查后被分类为低风险或高风险的单胎妊娠、多胎妊娠以及未进行血清筛查者，遗传学超声检查已被用于进一步完善唐氏综合征的风险评估。

• 使用遗传学超声检查来修正之前来自母亲年龄或中期妊娠血清学筛查得出的风险是被目前国内外绝大多数可进行唐氏综合征筛查的中心接受的做法。但值得一提的是，利用患者具体信息来确定唐氏综合征的风险的计算方法各有不同,因此,即使采用相同的超声标记物,用不同的超声学预测工具计算出的唐氏综合征风险的预测值也可很不一致。对有些软指标的评估和LR比值的统计学验证,还需要病例的积累和进一步临床验证。在产科接诊咨询时应注意客观评价和知情选择。

(三)无创性产前检测

【概述】

无创性产前检测(noninvasive prenatal testing,NIPT)通过孕妇血浆中胎儿游离DNA分析,计算Z值,得出胎儿患染色体疾病的风险,近年已经以其接近诊断水平的高检出率迅速改变了胎儿染色体疾病的筛查方式。检出率高达95% ~ 99%,在目前唐氏筛查方法中检出率最高。适用的孕周覆盖早中孕期,适宜检测孕周为12 ~ 22^{+6}周。

NIPT主要筛查3种常见胎儿染色体非整倍体异常,即21三体综合征、18三体综合征、13三体综合征。

【适应证与禁忌证】

适用人群包括血清学筛查显示胎儿常见染色体非整倍体风险值介于高风险切割值与1/1 000之间的孕妇;有介入性产前诊断禁忌证者(如先兆流产、发热、出血倾向、慢性病毒感染活动期、孕妇RH阴性血型、中央型前置胎盘等);孕20^{+6}周以上,错过血清学筛查最佳时间,但要求评估21三体综合征、18三体综合征、13三体综合征风险者;预产期年龄≥35岁的高龄孕妇;重度肥胖(体质指数>40 kg/m²);通过体外受精-胚胎移植方式受孕;夫妇染色体正常,但既往有染色体异常胎儿分娩史。双胎及多胎妊娠等NIPT的检测准确性有一定程度下降,需要充分告知后谨慎使用。

当出现以下情形时,可能严重影响结果准确性,不建议NIPT检测。包括:孕周<12周;夫妇一方有明确染色体异常;1年内接受过异体输血、移植手术、异体细胞治疗等;胎儿超声检查提示有结构异常;有基因遗传病家族史或提示胎儿罹患基因病高风险;孕期合并恶性肿瘤。

【检查方法】

采集孕妇外周血8 ml于EDTA抗凝管中,充分混匀,4℃保存。分离孕妇外周血血浆:在抽血当天6 h内将采集到的8 ml孕妇外周血进行以下处理:于4℃以1 600 g离心10 min,离心后将上清(血浆)分装到多个1.5 ml或者2.0 ml的离心管中,在吸取血浆过程中注意不要吸到中间层的白细胞。再次4℃以16 000 g离心10 min去除残余细胞,将上清转入新的1.5 ml或者2.0 ml离心管中,即得所需的血浆。保存到-80℃冰箱中,避免冻溶。采用无创DNA二代高通量测序技术进行Hiseq测序,运行序列比对软件将测序所得序列至人类基因组参考序列图谱比对,计算每条染色体所占比例(%chrN),并计算各条染色体Z值,其公式为:测试样品第N条染色体的Z值=(待测样品第N条染色体唯一一比对序列数占常染色体的百分比-参照样品第N条染色体比例平均值)/参照样品第N条染色体比例的标准差。

【判断标准】

Z值在+3与−3之间为低风险。大于+3或低于−3为高风险。

【临床意义】

近年国内外大量验证研究表明母体外周血中胎儿游离DNA检测技术对21三体、18三体和13三体的检出率分别达到或超过99%、97%和79%，而对应每项非整倍体的假阳性率则分别为0.1%、0.1%和0.4%。

无创DNA二代高通量检测技术在灵敏度、准确性、安全性等方面均具有明显优势。在非侵入性产前检测21三体的性能上远优于所有依赖母亲年龄、胎儿超声检查，以及孕妇血清生物化学的现有方法，尤其对于高龄孕妇。

【注意事项】

• NIPT不能替代产前诊断方法，仍属于筛查。相比于早、中孕期的唐氏综合征血清期筛查费用，可高达10倍左右。另外NIPT检测范围虽然已扩大到包括性染色体异常（如特纳综合征）和其他染色体异常，如微重复、微缺失等结构改变，以及拷贝数变异等，但大部分拷贝数变异致病性不确定，造成咨询困难，存在伦理学困惑。

• 因该技术筛查的目标疾病较少，双胎/多胎、嵌合体以及父母中存在染色体异常的病例均不适于进行该技术的筛查，且现阶段检测费用较昂贵等问题使其在临床应用上仍存在一些局限性。

参 考 文 献

［1］张姣,张斌.高龄孕妇唐氏综合征筛查和诊断的研究进展［J］.中国生育健康杂志,2014,25（1）: 89−91.

［2］American College of Obstetricians and Gynecologists. ACOG Practice Bulletin No. 88: Invasive prenatal testing for aneuploidy[J]. Obstet Gynecol, 2007, 110(6): 1459−1467.

［3］ACOG Committee on Practice Bulletins. ACOG Practice Bulletin No. 77: screening for fetal chromosomal abnormalities[J]. Obstet Gynecol, 2007, 109(1): 217−227.

［4］中华医学会妇产科学分会产科学组,中华医学会围产医学分会胎儿医学学组.双胎妊娠临床处理指南［J］.中国产前诊断杂志(电子版),2015,7（3）: 1−8.

［5］Wald NJ, Rudnicka AR, Bestwick JP. Sequential and contingent prenatal screening for Down syndrome[J]. Prenat Diagn, 2006, 26(9): 769−777.

［6］Wright D, Bradbury, Benn P, et al. Contingent screening Down syndrome is an efficient alternative to non-disclosure sequential screening[J]. Prenat Diagn, 2004, 24(10): 762−766.

［7］Breathnach FM, Fleming A, Malone FD. The second trimester genetic sonogram[J]. Am J Med Genet C Semin Med Genet, 2007, 145C(1): 62−72.

［8］Bromley B, Lieberman E, Shipp TD, Benacerraf BR. The genetic sonogram: a method of risk assessment for Down syndrome in the second trimester[J]. J Ultrasound Med, 2002, 21(10): 1087−1096.

［9］DeVore GR. Second trimester ultrasonography may identify 77% to 97% of fetuses with trisomy 18[J]. J

Ultrasound Med, 2000, 19(8): 565-576.

[10] Nicolaides KH, Snijders RJ, Gosden CM, et al. Ultrasonographically detectable markers of fetal chromosomal abnormalities[J]. Lancet, 1992, 340(8821): 704-707.

[11] Cicero S, Rembouskos G, Vandecruys H, et al. Likelihood ratio for trisomy 21 in fetuses with absent nasal bone at the 11-14-week scan[J]. Ultrasound Obstet Gynecol, 2004, 23(3): 218-223.

[12] American College of Obstetricians and Gynecologists. Practice Bulletin No. 163: Screening for fetal aneuploidy[J]. Obstet Gynecol, 2016, 127(5): e123-e137.

[13] Sparks AB, Struble CA, Wang ET, et al. Non-invasive prenatal detection and selective analysis of cell-free DNA obtained from maternal blood: evaluation for trisomy 21 and trisomy 18[J]. Am J Obstet Gynecol, 2012, 206(4): 319.e1-9.

[14] Saller DN, Canick J A, Blitzer MG, et, al. Second-trimester Maternal Serum Analyte Levels Associated with Fetal Trisomy 13. Prenat Diagn, 1999, 19: 813-816.

第二节　产前诊断

产前诊断又称宫内诊断,是指在孕期通过各种有创操作取样和实验室诊断的技术,可对胎儿染色体疾病或遗传综合征进行明确诊断。

一、产前诊断适用人群

当出现以下任一情况时,需要进行产前诊断:

(1)高龄孕妇,即至预产期时孕妇年龄≥35岁。

(2)夫妇中有一方为染色体平衡易位或倒位携带者。

(3)前次妊娠及夫妇已经确诊的单基因遗传病家系。

(4)不良孕产史,包括两次以上流产史、不明原因死胎史、既往有染色体异常儿生育史等。

(5)产前筛查属于高风险的孕妇。

(6)超声筛查发现胎儿有与染色体或基因疾病相关的结构畸形或软指标。

(7)胎儿生长受限。

(8)羊水过多或过少。

二、产前诊断基本原则

根据孕周和孕妇的具体情况个体化选择产前诊断的方法。对胎儿染色体疾病的产前诊断常规采用侵入性诊断方法,包括羊膜腔穿刺法、绒毛穿刺取样法、脐带血穿刺取样等。绒毛穿刺取样法在早孕期进行,羊膜腔穿刺法在中孕期进行,脐带血穿刺取样可在中、晚孕期进行。

三、产前诊断常用方法

（一）绒毛穿刺取样

【概述】

绒毛穿刺取样（chorionic villus sampling, CVS）是在孕10～14周经腹（transabdominal chorionic villus sampling, TA-CVS）或经宫颈（transcervical chorionic villus sampling, TC-CVS）在实时超声引导下获取绒毛组织用于染色体核型分析或基因诊断的技术。可以对高风险人群进行早期诊断，是产前诊断的常用技术手段。

【适应证与禁忌证】

适应证：高龄孕妇（预产期时年龄达到35岁的孕妇）；以前分娩过染色体异常或基因缺陷的胎儿；孕妇是染色体平衡易位或其他染色体结构异常的携带者；孕妇是单基因疾病的携带者；父母双方是常染色体隐性遗传病的携带者；孕妇是性连锁疾病的携带者；早孕期发现胎儿结构异常；早孕期唐氏综合征血清学筛查异常或NIPT筛查异常。

禁忌证：RH阴性血型；乙肝病毒或HIV病毒携带且复制者。

【检查方法】

孕10～14周在超声引导下经腹或经宫颈操作。

1. TA-CVS

（1）取仰卧位，经腹超声胎盘定位，用消毒液消毒小腹。

（2）在超声引导下，穿刺针沿胎盘长轴刺入。

（3）取出穿刺针内芯，接上含培养液的注射器和支架，针尖在胎盘内前后来回移动，直到注射器中的负压吸出足够的绒毛样本为止。

（4）保持负压，取出穿刺针。

（5）将注射器内的绒毛组织注入培养皿上，并就近在显微镜下观察。

2. TC-CVS

（1）取截石位，用消毒液消毒外阴、阴道，将扩张器插入阴道。

（2）用鼠齿钳或环钳钳夹宫颈上唇，轻轻外拉。如果子宫明显前倾，可充盈膀胱调整宫颈管及子宫前壁之间的角度。

（3）在经腹超声引导下，用金属导丝探查宫颈管的曲度和长度。然后将TC套管弯曲至相似的曲度，在超声引导下通过宫颈，进入胎盘。

（4）移除套管内芯，套上装有培养液的20 ml注射器。导管在胎盘内来回移动吸出绒毛。

（5）在获得足够的试样后，保持负压下取出注射器和套管。

（6）将注射器内的绒毛组织注入培养皿上，并就近在显微镜下观察。

双胎的CVS可以使用TA或（和）TC，必须先用超声确定胎盘的绒毛膜性状。大多数情况下单绒毛膜双胎只需取一个样本，双绒双胎需要取两个样本，可根据情况结合TA或TC进行CVS。如果胎盘融合和双绒毛膜性不确定，穿刺时针尖应插至接近脐带插入胎盘处或胎盘边缘，避免在胎盘融合区采样。

穿刺后的24 h内应避免剧烈活动和性交。点滴出血属正常，但持续出血、腹痛、发热和流液时，应住院观察和治疗。

【判断标准】

CVS获得的标本可用于胎儿核型鉴定和基因分析。胎儿核型初步结果可在48 h内用荧光原位杂交技术（fluorescence in situ hybridization，FISH）判断是否是21三体综合征、18三体综合征和13三体综合征，最终报告结果（基于长期培养）于7～10日出具。最终报告可以判断所有23对染色体数目和结构有无异常。

【临床意义与优缺点】

CVS可以在早孕期诊断胎儿是否有染色体畸变，非整倍体、多倍体存在，为早期决断是否继续或终止妊娠提供依据。

（1）优点：对高风险人群进行早期诊断；避免孕妇及家属过度焦虑；相比中孕期的羊膜腔穿刺，对CVS确诊后的孕妇选择流产可以减少损伤和出血。

（2）缺点：对技术有要求。并发症包括流产、点滴出血、感染、胎膜破裂等。可能出现诊断不确定或胎盘嵌合体。孕10周前CVS可能引起胎儿肢体缺陷。CVS后的2周内的胎儿丢失率以往报道是3%，高于羊膜腔穿刺的1%。近年报道CVS后的2周内的胎儿丢失率为0.7%，与羊膜腔穿刺的0.6%相近。

【注意事项】

进行CVS前，应向孕妇及家属充分告知CVS的目的、简要步骤、可能的并发症和风险、取报告的时间，特别要提醒可能培养失败及术后发生流产等情况，签署知情同意书后才能进行。

不应在孕10周前进行CVS，因为可能导致胎儿肢体残缺或口-下颌骨-肢体发育不全综合征。

（二）羊膜腔穿刺

【概述】

羊膜腔穿刺术是在中孕期（16～25周）用穿刺针经腹部进入宫腔抽取羊水的技术。通过对羊水中胎儿成分的实验室检查以评估胎儿的染色体核型，除此之外，还可评估胎儿宫内感染、溶血性贫血的严重程度、血型、胎儿肺成熟度等胎儿健康指标。羊膜腔穿刺术是目前广泛应用的诊断胎儿染色体疾病的金标准。

【适应证与禁忌证】

适应证：高龄孕妇；产前筛查属于高风险的孕妇；超声检查发现胎儿有与染色体或基因疾病相关的结构畸形或软指标；不良孕产史，包括2次以上流产史、不明原因死胎史、既往有染色体异常儿生育史等；夫妇中有一方为染色体平衡易位或倒位携带者；上胎及夫妇已经确诊的单基因遗传病家系；胎儿生长受限；羊水过多或过少。

禁忌证：病毒血症/菌血症；RH阴性血型，无抗D免疫球蛋白时不宜进行；先兆流产；多发性子宫肌瘤；中央型前置胎盘。

【检查方法】

（1）孕妇排空膀胱后取仰卧位。

（2）行产科超声检查，确定胎儿是否存活，确定胎方位和胎盘位置。

（3）消毒下腹部皮肤，铺洞巾。

（4）在超声波探头的引导下，避开胎盘，以20G或22G的腰椎穿刺针穿过腹壁、子宫肌层及羊膜进入羊膜腔。

（5）拔出针内芯，接上空注射器，抽取约20 ml羊水送至实验室培养。

（6）用苯扎氯铵贴（邦迪）粘贴皮肤的穿刺针孔处。

（7）穿刺后应超声评估胎心率并记录。静卧或静坐30 min，之后不必限制活动。

【判断标准】

采用FISH技术可在24～48 h内提供常见的非整倍体染色体核型，包括13号、18号、21号以及X染色体和Y染色体的非整倍体，因为FISH存在假阳性率，所以不能仅根据FISH结果就决定是否终止妊娠，应等待常规的细胞遗传学分析方法确定。培养羊水细胞需要7～10日，一般2周可得到核型报告。另外应用染色体微阵列技术可提高诊断检出率，并识别基因微缺失和微重复。

【临床意义】

羊膜腔穿刺术操作简单，是目前应用最广泛的诊断胎儿染色体疾病的技术。可以诊断所有的染色体疾病。唐氏综合征的三种核型，包括21三体标准型（约占95%）、易位型（约占4%）和嵌合型（约占1%）均可由羊膜腔穿刺术染色体核型分析诊断。在诊断后两种核型中，羊膜腔穿刺术有不可替代的优势。

【注意事项】

羊膜腔穿刺术有一定的并发症和不良结局，包括胎膜破裂、胎儿损伤、感染和胎儿丢失。羊膜穿刺术导致的自发性胎儿丢失率（即操作相关性丢失率）为0.06%～1.0%（1/1 000～1/100）。ACOG实践公告中操作相关性胎儿丢失率为1/500～1/300；另外，有培养失败和二次穿刺可能；检查费用较高，需2～4周的培养和鉴定时间，孕妇等待结果期间焦虑情绪持续时间长。

进行羊膜腔穿刺术前，应向孕妇及家属充分告知羊膜腔穿刺术的目的、简要步骤、可能的并发症和风险、取报告的时间，特别要提醒可能培养失败及术后发生流产等情况，签署知情同意书后才能进行。

（三）脐带血穿刺取样

【概述】

脐带血穿刺取样（cordocentesis percutaneous umbilical blood sampling）是在孕18周后，多选择在孕26～30周用穿刺针经腹部进入宫腔抽取脐带静脉血的技术。通过对脐血的实验室检查可以鉴定胎儿的染色体核型，除此之外，还可评估胎儿宫内感染、溶血性贫血的严重程度、血小板减少症、血型等胎儿健康指标。

由于脐带血穿刺取样的手术相关风险程度相对较高，所以仅在低风险的诊断程序（羊膜穿刺术，绒毛取样）不能提供足够的或充分及时的诊断信息，或者错过绒毛穿刺取样或羊膜穿刺术的适宜时间的情况下使用。

【适应证与禁忌证】

适应证：需要鉴定胎儿染色体核型，有同羊膜腔穿刺术的适应证，但错过羊膜腔穿刺术检查的适宜时间者；需要诊断胎儿有无贫血；鉴定胎儿血型；诊断胎儿血液疾病；诊断胎儿宫内感染。

禁忌证：同羊膜腔穿刺术。

【检查方法】

（1）孕妇排空膀胱后取仰卧位。

（2）行产科超声检查确定胎儿是否存活、胎方位和胎盘位置。

（3）消毒下腹部皮肤，铺消毒巾。

（4）在超声波探头的引导下，避开胎盘，以20G或22G的腰椎穿刺针穿过腹壁、子宫肌层及羊膜进入羊膜腔，然后导入25G长15 mm的取样针，最好选择脐带的固定段即脐带插入胎盘处进入脐静脉进行脐带血取样。

（5）抽血的注射器可以用少量的抗凝剂，如肝素或柠檬酸盐进行预处理。在获得所需样品后，取出针头。

（6）超声监测穿刺部位出血情况。胎儿的血液样本放置在含乙二胺四乙酸（ethylene diamine tetraacetic acid, EDTA）或肝素抗凝的试管内。取样量不能超过该孕周胎儿胎盘血容量的6%～7%。

【判断标准】

取样后首先需要确认是否是胎儿血液。可以运用以下方法区分母体和胎儿血液。

（1）测定HCG浓度：母血浓度高，而胎儿血液几乎没有。

（2）血红蛋白碱变性试验（APT测试）：将0.1 ml血样加入含碱试剂的玻璃管（蒸馏水5.0 ml和10%氢氧化钾0.3 ml），轻轻摇动2 min。若从红变至绿褐色为母体血液污染。

（3）血型抗原：成人红细胞有 I 抗原，胎儿红细胞没有。可用 I 抗原的单克隆抗体检测出5%的母体血液污染。

（4）Kleihauer Betke 试验：可以通过这个血红蛋白酸洗脱测试检测0.5%的母血污染。

（5）血白细胞分类计数：胎儿白细胞以淋巴细胞为主，而母血以中性粒细胞为主。

确认胎儿血液后，进行染色体核型鉴定和基因芯片检查。1周内出报告。

【临床意义】

脐带血穿刺取样灵敏度及特异性高（>99%），细胞培养和报告时间短，是错过羊水穿刺最佳时间后产前诊断方法的有益补充。

【注意事项】

脐带血穿刺取样易导致流产（1.4% ～ 2%）；检查费用高；孕妇较其他取样方法痛苦；技术要求高，不利于普及；与穿刺相关的并发症多，包括胎儿心动过缓、脐带血肿、胎儿出血、损伤、感染、胎儿丢失、母胎输血综合征、胎膜破裂、胎盘早剥等，威胁胎儿生命。因此，应严格把握指征，并做好相应的急救预防。

综上所述，产前筛查是指在广大的孕妇人群中通过检查方法或手段，将那些有可能患有出生缺陷的胎儿筛选出来，采用的方法是无创伤或极低创伤、敏感性较高、价格相对低廉、易被广大孕妇接受、可以广泛推广使用的手段。产前诊断则不同，只针对高风险孕妇人群进行相应的诊断性检查，最终明确该胎儿是否患有出生缺陷。

产前筛查特别应注意对病史的采集，询问以往先天缺陷妊娠史或分娩史、夫妇双方或家族中先天缺陷病史、孕前或孕期致畸物接触史等。另外，出生缺陷包括胎儿染色体异常、解剖结构畸形、功能代谢异常等。超声在产前诊断中起了举足轻重的作用，是产前筛查及诊断的主要方法。超声属于形态学检查，因此，必须存在解剖结构上的改变，而且该改变必须明显到能被目前的超声技术所识别，不存在形态结构上的变化，就不能被发现。胎儿MRI检查是以上所述方法的有益补充，有条件医院应充分利用各种检查手段，按照个体化原则，择优选择。

不同的筛查项目有不同的孕周，目前，国际上已有一套比较完整的规范的筛查模式，并且也已越来越被国内的同行所接受。该模式为：

（1）孕前或初诊遗传咨询区分高危孕妇。

（2）11 ～ 13^{+6} 周孕妇血清学筛查（β-hCG、PAPP-A）。

（3）11 ～ 13^{+6} 周超声胎儿颈项透明层厚度测量。

（4）11 ～ 13^{+6} 周超声胎儿结构大畸形筛查。

（5）15 ～ 20 周孕妇血清学筛查（β-hCG、AFP、uE3、抑制素 A）。

（6）20 ～ 24 周超声胎儿结构畸形筛查及染色体异常标记观察。

（7）30 ～ 34 周超声生长测量及迟发性结构畸形筛查。

晚孕期超声筛查迟发性结构畸形主要是针对那些中孕期还没发生或还没表现出来的畸

形,如颅内出血或宫内感染所致的颅脑改变、消化道梗阻、胎儿肿瘤等等。但晚孕期超声的影响因素太多,最主要的是胎儿位置不易改变及骨骼声影的遮挡,常常导致部分结构无法显示,故暂未列入常规筛查范围。

对筛查高危的孕妇,应选择进一步的诊断性检查。

在整个孕期产前筛查或产前诊断的过程中,始终贯穿着医生与孕妇的交流,贯穿着检查结果的咨询。对那些筛查高危或诊断胎儿异常的病例,更需要认真详细地咨询孕妇及其丈夫,解释检查结果及意义,提供不同的处理方法,最后,由孕妇及丈夫选择处理方案。

—————— 参 考 文 献 ——————

［1］Akolekar R, Beta J, Picciarelli G, et al. Proceur-related risk of miscarriage following amniocentesis and chorionic villus sampling: a systematic review and meta-analysis[J]. Ultrasound Obstet Gynecol, 2015, 45(1): 16−26.

［2］Malvestiti F, Agrati C, Grimi B, et al. Interpreting mosaicism in chorionic villi: results of a monocentric series of 1001 mosaics in chorionic villi with follow-up amniocentesis[J]. Prenat Diagn, 2015, 35(11): 1117−1127.

［3］Society for Maternal-Fetal Medicine (SMFM), Berry SM, Stone J, et al. Fetal blood sampling[J]. Am J Obstet Gynecol, 2013, 209(3): 170−180.

［4］陆国辉,徐湘民.临床遗传咨询［M］.北京:北京大学医学出版社,2007: 101−121.

第三章
胎儿期常见染色体疾病及单基因遗传病

张月萍　伍俊萍　张　斌　严英榴

　　染色体疾病是指染色体数目异常或结构改变所导致的一大类疾病,发生于1～22对常染色体数目或结构异常者,称为常染色体疾病;发生于性染色体(X、Y)数目或结构异常者,称为性染色体疾病。围生儿死亡中5%～6%有染色体疾病,存活新生儿中染色体疾病发生率0.5%,低体重儿中染色体疾病发生率约为2%,由此,染色体疾病是出生缺陷或围生儿期胎儿死亡的重要原因。

　　单基因遗传病是单一基因突变所导致的疾病,按孟德尔定律从上代往下代传递,按异常等位基因在常染色体上或在性染色体上,以及是显性性状或隐性性状,分为4种单基因遗传病:常染色体显性遗传病、常染色体隐性遗传病、X连锁显性遗传病、X连锁隐性遗传病。就单一病种而言,单基因遗传病的发病率远低于染色体疾病,但单基因病种类极多,所以总体发病率高,其中许多疾病导致患者全部或部分丧失自主生活能力和劳动能力,且缺乏有效的医疗手段,通过产前诊断干预,避免致死或严重致残患儿的出生,是减轻社会和家庭负担,提高出生人口素质的重要手段。

　　本章内容围绕胎儿期常见染色体疾病及单基因遗传病展开,在染色体疾病中选取了21三体、45X、47XXY、18三体和13三体5种胎儿期最常见,且具有明显致畸效应的疾病,对于其他胎儿期常见的非整倍体,如47XXX、47XYY等,由于不具有严重致畸效应,因此未包括在本章内容中。在单基因遗传病方面,主要选择我国发病率较高,且具有严重致畸致残效应,又有明确产前诊断手段的疾病展开。

第一节　21三体综合征

【疾病概述】

　　21三体综合征又称唐氏综合征(Down syndrome)或先天愚型,是新生儿最常见的染色体疾病,在新生儿中的发生率为1/700,男性多于女性。该病是由于多出一条额外的21号染色体引起,根据额外21号染色体的存在形式,分为标准型、易位型和嵌合型3种。标准型21三体综合征占94%,大多以散发病例出现;易位型21三体综合征占4%,有一条21号染色体以易位的方式接到D组(13号、14号、15号)或G组(21号、22号)染色体上,约3/4为新发生,1/4为家族性;嵌合型21三体综合征占2%～3%,通常起源于有丝分裂中21号染色体不分离。

【诊断依据】

21三体综合征的临床表现涉及多系统,以特殊面容、智力发育障碍、肌张力低下和通贯掌最为突出,其特殊面容包括眼距宽、外眼角上斜、鼻梁低、鼻短、常张口伸舌、流涎、小耳廓。所有21三体综合征都表现出不同程度的智力障碍,智商在25～60,40岁以后几乎所有患者都出现Alzheimer病的神经病理改变,从而表现出老年性痴呆的临床特征。约50%的患者伴有先天性心脏病,房室联合通道是本征最常见的心脏畸形,其他常见畸形包括室间隔缺损、房间隔缺损、法洛四联症等。外周血染色体核型分析可对本病做出明确诊断。

胎儿期该病的诊断金标准是核型分析,能够100%得到确诊,可根据孕龄选择绒毛培养、羊水培养或脐带血培养,对于某些孕龄较大,急于获得诊断结果的孕妇,也可采用荧光原位杂交技术(fluorescence in situ hybridization,FISH)对未培养的细胞进行快速诊断。

【咨询要点】

(1)21三体孕妇、已经生育过21三体患儿、有过胎儿因确诊21三体异常而引产的孕妇,或有同胞患病的夫妇,建议转至设立有遗传咨询门诊的医疗机构就诊。

(2)男性患者100%不孕,女性患者通常无月经,但少数可妊娠和生育,后代21三体患病风险约50%,其他非整倍体风险也明显升高。

(3)生育过一胎标准型21三体综合征,孕妇年龄<30岁者,下一胎再发风险约0.8%,孕妇年龄≥30岁者,下一胎发生风险并不因为发生过一次21三体综合征而增加,但会随着孕妇年龄增加而增高(表3-1-1)。生育过2个或以上标准型21三体综合征的夫妇,下一胎再发风险高,应检查夫妇双方染色体,特别注意是否有嵌合体存在。

(4)生育过一胎易位型21三体患儿,若夫妇染色体正常,则再发风险<1%。若夫妇中一方为21/21罗伯逊易位,则下次妊娠21三体再发风险为100%,应劝其绝育。若夫妇中一方为21号与13号、14号、15号、22号染色体罗伯逊易位,则再发风险根据男方携带还是女方携带而有很大区别,若携带者为男方,再发风险1%;相反,若携带者为女方,再发风险上升到15%。

(5)生育过一胎嵌合型21三体患儿,若夫妇染色体正常,则再发风险低。

(6)建议孕前对21三体高风险夫妇进行核型分析。

(7)建议孕期通过绒毛取样或羊膜腔穿刺对高危孕妇进行产前诊断。

表3-1-1 孕妇年龄与出生新生儿21三体综合征发生率的关系

年　龄	发 生 率	年　龄	发 生 率
19	1/1 544	35	1/353
20	1/1 480	36	1/267
21	1/1 460	37	1/199
22	1/1 440	38	1/148
23	1/1 420	39	1/111
24	1/1 380	40	1/85
25	1/1 340	41	1/67
26	1/1 290	42	1/54
27	1/1 220	43	1/45
28	1/1 140	44	1/39
29	1/1 050	45	1/35
30	1/940	46	1/31
31	1/820	47	1/29
32	1/700	48	1/27
33	1/570	49	1/26
34	1/456	50	1/25

【处理原则】

目前21三体综合征无有效治疗手段。一旦确诊胎儿为21三体综合征,应及时告知检查结果并多科会诊或遗传咨询。告知胎儿的预后,建议优生引产,是否引产最终由患儿父母决定。

参 考 文 献

[1] Lee NC, Chien YH, Hwu WL. A Review of Biomarkers for Alzheimer's Disease in Down Syndrome[J]. Neurol Ther, 2017, 6(Suppl 1): 69-81.

[2] 陆国辉,徐湘民.临床遗传咨询[M].北京:北京大学医学院出版社,2007:181-188.

[3] 张月萍,伍俊萍,李笑天,等.孕中期羊水细胞染色体核型分析及其异常核型发生率的比较[J].中华妇产科杂志,2011,46(9):644-648.

[4] Gardner RJM, Sutherland GR, Shaffer LG. Chromosome abnormalities and genetic counseling[M]. 4th. New York: Oxford, 2012: 215-230.

[5] American College of Obstetricians and Gynecologists. Practice Bulletin No. 163: Screening for fetal aneuploidy[J]. Obstet Gynecol, 2016, 127(5): e123-e137.

第二节　Turner综合征

【疾病概述】

Turner综合征是女性先天性生殖系统发育不良的常见病之一,发病率约为1/2 500出生女婴。患者一般具有以下特征:身材矮小,智力低下,生殖道发育障碍,卵巢发育不良。Turner综合征患者的染色体核型表现是45,X。

X染色体长臂或短臂的某些基因是与女性卵巢发育、生殖道发育及身高发育密切相关。近年还有学者研究了Turner综合征患者X染色体是来源于父母何方。结果发现,Turner综合征患者的X染色体约60%是来源于母亲,近40%来源于父亲。与普通人一样,母亲的身高与患者的身高也更相关。还有学者发现,影响骨骼生理的激素和基因对Turner综合征患者的身高也有影响。

以上介绍的是染色体核型是单纯45,X的临床表现。实际上还有相当一部分Turner综合征患者的染色体核型为嵌合体,最常见的是与正常女性染色体核型(46,XX)嵌合。这部分患者的临床表现与其正常核型所占的比例有关。异常核型{45,X}占比例越大,患者与典型的Turner综合征症状更接近,对身高和卵巢发育的影响越大,反之亦然。但由于各国各个实验室的阅片要求尚不能统一,故嵌合体达到何种比例就一定会出现原发闭经,尚无判断的标准。这一点是在产前诊断中的难点。但即使无原发闭经,卵巢早衰的可能性还是较大。

其次是与46,XY核型嵌合。这部分嵌合体患者具有Turner综合征的所有症状。临床上还可见单纯46,XY核型,外表是女性的患者。这些患者有的表现与Turner综合征完全相同,也称Swyer综合征(即XY单纯性腺发育不全综合征,染色体核型以46,XY为主,嵌合体45,X/46,XY等极少见);有的有典型的女性第二性征,但先天性无子宫(称睾丸女性化),可能与患者雄激素受体基因缺陷有关。

其三是与异常核型嵌合。主要也是异常的X染色体,可能表现为XXX,双着丝粒X染色体,等臂X染色体和环状X染色体等。

由此可见,人类性染色体特别是X染色体的异常表现非常复杂多样。有学者利用先进的分子生物学方法对这些衍生的X染色体进行分析,试图发现X染色体上的某些片段或基因对Turner综合征的症状,如身高或卵巢发育的影响。某些研究的确有重要的发现。例如:用细胞遗传学方法未发现Y染色体的病例,如果增加显带可能发现Y染色体片段。我们也曾利用FISH技术和性染色体探针修正了一些经典的细胞遗传学诊断。还有学者建立小鼠39,X作为人类45,X模型。随着这些研究的进一步深入,学者们对Turner综合征的了解也会进一步深入。

【诊断依据】

目前Turner综合征的诊断还是依靠经典的细胞遗传学G显带技术分析外周血染色体核型。产前诊断依靠羊膜腔穿刺术获取羊水，离心分离出胎儿细胞，培养收获后也可用细胞遗传学G显带技术分析染色体核型以明确诊断。或直接胎儿脐血管穿刺培养后分析其染色体核型。特别在羊膜腔穿刺后结果显示嵌合体，应用脐血管穿刺验证核型结果及嵌合比例。相对于依靠羊膜腔穿刺术获取的羊水，可能脐血染色体结果中的嵌合比例更接近胎儿体内的真实嵌合比例。

【咨询要点】

（1）Turner综合征孕期大多没有典型的超声学特征或血清学标志物，因此常在羊水/绒毛核型分析中被意外发现。建议对孕期确诊为Turner综合征的胎儿进行遗传咨询或多科会诊。

（2）Turner综合征胎儿为非致死性缺陷，若超过法定允许引产的孕周，则不能优生引产。

（3）出生后转儿科进一步治疗。

【处理原则】

目前对Turner综合征的治疗主要针对其症状进行。

（1）提高Turner综合征患者身高的治疗。研究认为Turner综合征患者的骨密度较低，脂肪密度高，肌肉密度低。生长激素的治疗在一定程度上改善这些指标。但开始治疗的时机很重要。一半以上的Turner综合征患者是因原发闭经而初次就诊，在我国这个比例可能更高，也就是已经超过16周岁。此时我们对其身高已无太好的治疗方法。如果在14周岁前因生长迟缓就诊发现此病，依靠生长激素（growth hormone, GH）的治疗可以对身高有一定提高。激素替代治疗的延迟，也会使患者成年时的骨密度较一般人低。近年有报道认为一种弱雄激素药物（Xo）也可提高Turner综合征患者的身高。因此，合理应用生长激素和激素替代治疗是解决Turner综合征患者的身高及骨密度的关键。

（2）卵巢发育不良的治疗。Turner综合征患者的卵巢多为条索状性腺，有纤维结缔组织或合并少量闭锁卵泡。这样的性腺无法有可逆的变化。但针对某些嵌合体患者，在激素替代诊疗一段时期后，其促性腺激素水平有所下降，超声检查可见少量卵泡样回声。成功的卵巢移植可能是Turner综合征患者解决卵巢功能甚至生育能力的根本方法。但目前卵巢移植还远未成熟。有些嵌合体患者，有少量卵泡，促性腺激素水平较高，有卵巢早衰倾向，但还未到生育年龄。有生殖中心尝试在卵巢刺激治疗后冷冻卵泡，以保存生育能力。这种尝试随着卵泡冷冻技术的提高，卵子库的建立会在不久的将来得以实现。另外需要注意的是，如果嵌合体患者合并有Y染色体，因可能有较高的性腺恶变概率，主张切除性腺为宜。

（3）生殖道发育不良的治疗。Turner综合征患者缺乏女性第二性征，外阴、子宫为幼稚型。这些症状在激素替代治疗后均可明显好转。需要注意的是开始激素替代治疗前应对患者行骨龄摄片，因激素的应用会加速骨骺的愈合，使患者失去最后长高的机会。

有文献报道Turner综合征有合并其他疾病，特别是自身免疫性疾病，如甲状腺功能减退,还有合并外阴苔藓样病变的报道。这提示我们在诊治Turner综合征时,应全面考察患者的病情,及时发现有无其他易合并的疾病并提供相应的治疗。

参 考 文 献

[1] Ceerkens C, Just W, Vogel W. Deletions of Xq and growth defection review[J]. Am J Med Genet, 1994, 50(2): 105–113.

[2] Ko JM, Kim JM, Kim GH, et al. Influence of parental origin of the X-chromosome on physical phenotypes and growth hormone responsiveness of patients with Turner syndrome[J]. Clin Endocrinol, 2010, 73(1): 66–71.

[3] Iliopoulos D, Volakakis N, Tsiga A, et al. Description and molecular analysis of SRY and androgens in patient with 46, XY pure gonadal dysgenesis (Swyer syndrome)[J]. Ann Genet, 2004, 47(2): 185–190.

[4] Barros BA, Maciel-Guerra AT, De Mello MP, et al. The inclusion of new techniques of chromosome analysis has improved the cytogenetic profile of Turner syndrome[J]. Arq Bras Endocrinol Metabol, 2009, 53(9): 1137–1142.

[5] 伍俊萍,张月萍,殷民.细胞遗传学及荧光原位杂交分析46,Xidic(X)一例［J］.中华医学遗传学杂志,2005,22(5): 589–590.

[6] Reddy Danda VS, Sreedevi P, Arun G, Rao PS. Indian J Endocrinol Metab. Growth Hormone Treament in Turner Syndrome[J]. A Real World Experience, 2017, 21(3): 378–381.

[7] Nguyen HH, Wong P, Strauss BJ, et al. Delay in estrogen commencement is associated with lower bone mineral density in Turner Syndrome[J]. Climacteri, 2017: 1–6. doi: 10.1080/13697137.2017.1325461.

[8] Oktay K, Rodriguez-Wallberg KA, Sahin G. Fertil Steril. Fertility preservation by ovarian stimulation and oocyte cryopreservation in a 14-year-old adolescent with Turner syndrome mosaicism and impending premature ovarian failure[J]. 2010, 94(2): 753.e15–19.

[9] Elleuch M, Mnif Feki M, Kammoun M, et al. Descriptive analyses of Turner syndrome: 49 cases in Tunisia[J]. Ann Endocrinol, 2010, 71(2): 111–116.

第三节   47XXY综合征

【疾病概述】

47XXY综合征即Klinefelter syndrome,又称为先天性睾丸发育不全或原发小睾丸症,是多一条X染色体所导致。患者性染色体为XXY,比正常男性多了一条X染色体。在新生男婴中的发病率为1/800～1/600,其发生与孕妇年龄呈显著正相关。

【临床诊断依据】

出生时大多无临床表现,约1/3的患儿有隐睾,成年后平均身高比正常男性高10 cm左右,喉结小或不明显,阴毛及体毛较少。因睾丸小,睾酮分泌减少,促性腺激素水平升高,导致男性性腺功能低下,虽然可有正常性生活,但绝大多数男性精液中无精子,不孕症较为普遍。患者智商比同胞平均低10～15,性格内向,社交行为方面常表现为被动和不果断,约2/3患者有阅读和拼写障碍。本病确诊方法是核型分析。

47XXY综合征于中孕期大多没有典型的超声学特征或血清学标志物,因此常在羊水/绒毛核型分析中被意外发现,或在成年期因不孕或少弱精子症等检查染色体时被发现。

【咨询要点】

(1)生育过一胎47XXY患儿的夫妇,下一胎再发风险不超过1%。

(2)47XXY综合征对胎儿不具有致死性,确诊后是否终止妊娠需结合孕周、夫妇既往妊娠史等多因素综合考量。

【处理原则】

(1)儿童期如发现患儿有发育、行为和学习上的问题,应及早干预。青春期前检测睾酮、卵泡刺激素(follicule-stimulating hormone,FSH)和黄体生成素(luteinizing hormone,LH)等指标,及时补充睾酮可促进毛发和喉结生长,增强自信心,对骨质疏松也有一定预防作用。

(2)47XXY综合征患者生育前应进行遗传咨询。对于睾丸中有少量精子,希望通过辅助生殖技术生育后代的患者,应告知其精子中非整倍体发生概率高,必要时可提供胚胎植入前诊断,以帮助其获得健康后代。

参 考 文 献

[1] Fennoy I. Testosterone and the child (0–12 years) with Klinefelter syndrome (47XXY): a review[J]. Acta Paediatr, 2011, 100(6): 846–850.

[2] 陆国辉,徐湘民.临床遗传咨询[M].北京:北京大学医学院出版社,2007:191.

[3] 张月萍,伍俊萍,李笑天,等.孕中期羊水细胞染色体核型分析及其异常核型发生率的比较[J].中华妇产科杂志,2011,46(9):644–648.

第四节　18三体综合征

【疾病概述】

18三体综合征(trisomy 18 syndrome)是多一条18号染色体引起,由Edwards等于1960年首先报道,又称Edwards综合征(Edwards syndrome),该病在新生儿中发生率1/6 000～1/3 000,男女比例1：3。18三体综合征发生的主要机制是生殖细胞减数分裂过程中18号染色体不分离,超过90%起源于母方,且不分离大多发生在卵子减数分裂Ⅱ期,与孕妇年龄有关。18三体综合征的自然流产率高,80% ～ 90%的胎儿在不同孕周死于宫内,存活新生儿50%在出生后1周内死亡,仅5% ～ 10%存活到1岁以上,患儿有严重智力低下和多系统缺陷,预后极差。

【诊断依据】

患者临床表现包括重度智力低下,发育迟缓,新生儿期肌张力增强,以及多器官畸形,90%有心脏畸形,以室间隔缺损最常见,其他有房间隔缺损、动脉导管未闭等,43%出现颅面部畸形,包括枕骨突出、唇腭裂、下颌骨短小、脉络膜囊肿等,40%有马蹄肾,消化道畸形出现在40%的病例,此外双手常呈特征性握拳状、蹈趾短、足跟突出、马蹄内翻足、单脐动脉、膈疝、脐膨出等。确诊依赖于核型分析。

胎儿期18三体综合征常有特征性的超声征象,包括草莓头、脉络膜囊肿、握拳状手指等,羊水过多或过少以及胎儿宫内生长迟缓是经常伴发的现象,因此超声能够提示诊断,但确诊需要通过羊水或绒毛染色体检查。

【咨询要点与处理原则】

(1)18三体综合征预后极差,一旦确诊,应立即终止妊娠。

(2)18三体综合征复发风险很低,但对35岁以上孕妇,应告知下一胎其他染色体非整倍体的风险,再次妊娠时应尽早行产前诊断。

--- 参 考 文 献 ---

[1]雷彩霞,张月萍,伍俊萍,等.1 437例早孕期自然流产胚胎核型分析[J].生殖与避孕,2014,34(4):328-333.

[2]Imataka G, Suzumura H, Arisaka O. Clinical features and survival in individuals with trisomy 18: A retrospective one-center study of 44 patients who received intensive care treatments[J]. Mol Med Rep, 2016, 13(3): 2457-2466.

[3]陆国辉,徐湘民.临床遗传咨询[M].北京:北京大学医学院出版社,2007:190-191.

[4]张月萍,伍俊萍,李笑天,等.孕中期羊水细胞染色体核型分析及其异常核型发生率的比较[J].中华妇产科杂志,2011,46(9):644-648.

第五节　13三体综合征

【疾病概述】

13三体综合征(trisomy 13 syndrome)又称Patau综合征(Patau syndrome),由Patau等于1960年首先证实该病是由于多一条13号染色体引起,新生儿中发生率为1/12 000 ～

1/6 000。13三体综合征发生的主要机制是生殖细胞减数分裂过程中13号染色体不分离，携带2条13号染色体的配子与正常配子受精后形成具有3条13号染色体的胚胎，孕妇年龄越大，不分离的机会越大。此外，夫妇中一方为涉及13号染色体的罗伯逊易位携带者时，可通过减数分裂形成易位型13三体胚胎；嵌合型13三体则起源于有丝分裂中13号染色体不分离。基因剂量不平衡影响了胚胎正常发育，由于13号染色体上携带的基因数量大大超过21号染色体，因此其对胚胎发育的影响程度也比21三体严重，故绝大部分13三体患儿在出生前流产。

【临床诊断依据】

13三体综合征患者常有严重的多器官畸形，中枢神经系统和头面部畸形包括小头、全前脑（78% ～ 80%）、胼胝体缺失、小眼球、虹膜缺损，以及唇裂、腭裂或两者兼有，80%的患儿有心血管畸形，以室间隔缺损最常见，其他有房间隔缺损、动脉导管未闭、瓣膜狭窄等，约3/4为复杂心脏畸形，四肢畸形包括通贯掌、手指弯曲、指与指之间重叠呈握拳状，多指/趾出现在75%的病例。此外，还可出现重复肾、脐膨出、腹股沟疝、单脐动脉、男性隐睾、女性双角子宫等。

13三体综合征的产前诊断方法包括超声和染色体检查。全前脑、中央唇裂和多指是13三体综合征的重要超声征象，而明确诊断需要通过羊水或绒毛染色体检查，FISH可作为辅助方法进行快速诊断，但仅在特定情况下使用。

【咨询要点】

（1）告知13三体综合征预后极差，82%出生后1个月内死亡，仅5%生存时间超过6个月。

（2）标准型13三体综合征复发风险很低，但对35岁以上孕妇，应告知下一胎其他染色体非整倍体的风险。

（3）易位型13三体综合征应行夫妇双方染色体检查，以明确夫妇之一是否为易位携带者，若夫妇核型正常，则复发风险很低，若夫妇中一方为13/13罗伯逊易位，则复发风险100%，应劝其绝育；若夫妇中一方为13号与其他近端着丝粒染色体（14号、15号、21号、22号）罗伯逊易位携带者，则复发风险<0.5%。

【处理原则】

一旦明确诊断，建议优生引产，终止妊娠。

--------- **参 考 文 献** ---------

[1]雷彩霞,张月萍,伍俊萍,等.1437例早孕期自然流产胚胎核型分析[J].生殖与避孕,2014,34（4）: 328-333.

[2]朱赛娟,张月萍,伍俊萍,等.荧光原位杂交技术在产前诊断中的应用价值探讨[J].中国优生与遗传杂志, 2015,23（9）: 34-36.

[3]陆国辉,徐湘民.临床遗传咨询[M].北京: 北京大学医学院出版社,2007: 188-189.

[4]张月萍,伍俊萍,李笑天,等.孕中期羊水细胞染色体核型分析及其异常核型发生率的比较[J].中华妇产科杂志,2011,46(9):644-648.

[5] Gardner RJM, Sutherland GR, Shaffer LG. Chromosome abnormalities and genetic counseling[M]. 4th. New York: Oxford, 2012: 250.

第六节　α珠蛋白生成障碍性贫血

【疾病概述】

α珠蛋白生成障碍性贫血是一组以珠蛋白合成减少,α链/非α链比例失衡为特征的遗传性溶血性血红蛋白病,是世界上最常见的单基因遗传病,也是我国长江以南地区发病率最高、影响最大的遗传性疾病之一。该病分子生物学基础是位于16号染色体末端16p13.3位点上的人α珠蛋白基因先天性遗传性缺陷,导致一条或多条α珠蛋白肽链合成减少或缺如,致使组成血红蛋白的珠蛋白链比例失衡,从而引起红细胞损伤和溶血性贫血。每条16号染色体上有两个α珠蛋白基因座位,因此正常二倍体细胞含4个α珠蛋白基因拷贝,每条染色体上缺失的α珠蛋白基因数目可以是1个,也可以是2个完全缺失,就一个单体型而言,α珠蛋白生成障碍性贫血有三类遗传缺陷:① α+型,缺失一个α基因,基因型为-α/;② α0型,缺失两个α基因,基因型为--/;③ 非缺失型,α基因发生点突变或少数几个碱基的缺失,基因型为αTα/或ααT/。上述三类遗传缺陷单体型可产生4种基因型,分别对应4种临床症状:缺失1个没有临床表现,为静止型,基因型αα/α-;缺失2个为轻型,基因型αα/--或α-/α-;缺失3个为中间型,基因型α-/--或αT-/--;缺失4个为重型,基因型--/--。

【诊断依据】

静止型患者一般无症状,但出生时脐血血红蛋白含量减少;轻型患者一般无贫血,但红细胞形态有轻度改变,渗透脆性降低,变性珠蛋白小体阳性,HbA2和HbF含量正常或稍低;中间型又称HbH病,此型临床表现差异较大,出现贫血的时间和程度轻重不一,大多在婴儿期以后逐渐出现贫血、疲乏无力、肝脾大、轻度黄疸,年龄较大患者可出现类似重型β珠蛋白生成障碍性贫血的特殊面容,合并呼吸道感染或服用氧化性药物、抗疟药物等可诱发急性溶血而加重贫血,甚至发生溶血危象;重型又称Bart胎儿水肿综合征,为致死性贫血,受累胎儿常因严重贫血在宫内死亡(一般为妊娠30～40周),或出生后半小时内死亡,胎儿发育落后、全身水肿、肝脾肿大、胸腹腔积液、黄疸、胎盘巨大且质脆。基因型分析能够帮助确诊。

静止型、轻型和中间型大多在胎儿期无明显临床表现,重型在胎儿期可表现为发育落后、全身水肿、肝脾肿大、胸腹腔积液等,有家族史者应行产前基因检测,对于无家族史,但临床怀疑为重型胎儿时,应尽可能行基因检测,以便明确诊断后进行下一胎预防。

【咨询要点】

（1）详细询问家族史及有无死胎、贫血等病史。

（2）建议贫血的夫妇进行α珠蛋白生成障碍性贫血的诊断排查。

（3）孕期定期超声随访。注意有无胎儿水肿、胎盘增大增厚、大脑中动脉流速等指标变化。

（4）告知轻型患者可以妊娠，但妊娠期贫血症状加重，可增加孕期感染机会，此外，胎儿生长受限、早产等不良妊娠结局发生率明显增加。

（5）本病呈常染色体隐性遗传，当夫妇双方均为α0基因携带者时，他们获得Bart水肿胎儿的概率为25%，获得完全正常胎儿的概率为25%，另有50%的机会获得杂合子携带者（基因型为--/αα）；夫妇双方中一方为α0、另一方为α+型基因携带者时，他们获得HbH病后代的概率为25%，获得完全正常胎儿的概率为25%，另有50%的机会获得杂合子携带者（基因型为--/αα或-α/αα）；夫妇双方中一方为α0、另一方为非缺失型α基因携带者时，他们获得HbH病后代的概率为25%，获得完全正常胎儿的概率为25%，另有50%的机会获得杂合子携带者（基因型为--/αα或αTα/αα）；当夫妇双方均为α+型基因携带者时，他们获得轻型α珠蛋白生成障碍性贫血后代的概率为25%，获得完全正常胎儿的概率为25%，另有50%的机会获得杂合子携带者（基因型为-α/αα）。避免近亲婚配会降低后代患病风险。

【处理原则】

（1）来自高发地区的育龄青年，应做珠蛋白生成障碍性贫血特征血液学表型筛查，异常者进一步做α珠蛋白基因常见突变谱检测；如果配偶一方为患者或携带者时，另一方应做携带者基因检测，若计划怀孕，应接受专科医生的指导对携带者间婚配进行追踪管理，夫妇双方均为携带者时应进行产前诊断。

（2）出生后转儿科进行珠蛋白生成障碍性贫血基因检测并对症治疗。

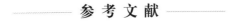

参 考 文 献

［1］黄林环,方群,曾瑞萍,等.地中海贫血产前基因型诊断结果与血象特点分析［J］.中华儿科杂志,2006,44（10）: 760-763.

［2］陆国辉,徐湘民.临床遗传咨询［M］.北京: 北京大学医学院出版社,2007: 237-240.

第七节　β珠蛋白生成障碍性贫血

【疾病概述】

β珠蛋白生成障碍性贫血是β珠蛋白基因点突变导致β珠蛋白链合成减少或缺乏所引

起的一种遗传性溶血性贫血,是世界上最常见的单基因遗传病之一,其高发区与α珠蛋白生成障碍性贫血类似,我国南方高发区人群中基因携带者检出率为0.5%～6%。根据β珠蛋白基因缺陷的程度,该病的基因型主要分为两类:一类是没有β珠蛋白合成的β0等位基因,另一类是有β珠蛋白合成但合成量少的β+等位基因。

【诊断依据】

根据严重程度可分为4型。① 重型:基因型为β0/β0或β+/β0。患儿出生时正常,多数在出生后1年内发病,发病年龄越早,病情越重,患儿表现为进行性溶血性贫血、生长发育迟缓、智力低下、肝脾肿大、皮肤色素沉着等,当有过度造血时,会出现骨质增生或疏松,可出现珠蛋白生成障碍性贫血面容,表现为头大、颧突、鼻梁下陷、眼距增宽、眼睑浮肿等,病情加重时会出现感染、骨折、血小板减少、白细胞减少等并发症。② 轻型:基因型为或β+/β。患者轻度贫血、轻度黄疸及肝脾肿大,妊娠或患严重疾病时加重。③ 中间型:基因型为β0/β或β+/β+。患者临床表现介于轻型和重型之间,部分严重患者出现中偏重度贫血,生长发育迟缓、肝脾肿大、关节炎、皮肤色素沉着黄疸等。④ 遗传性持续性胎儿血红蛋白症:患者无明显临床症状,仅在实验室检查时发现。

β珠蛋白生成障碍性贫血大多在胎儿期无明显临床表现,基因检测能够明确诊断。

【咨询要点】

(1)详细询问家族史及有无死胎、贫血等病史。

(2)建议贫血的夫妇进行β珠蛋白生成障碍性贫血的诊断排查。

(3)孕期定期超声随访。注意有无胎儿水肿、胎盘增大增厚、大脑中动脉流速等指标变化。

(4)告知轻型患者可妊娠,但妊娠会加重贫血,增加孕期感染机会。胎儿宫内发育迟缓、早产等不良妊娠结局发生率明显增加。

(5)本病呈常染色体隐性遗传,当夫妇双方均为β珠蛋白生成障碍性贫血基因携带者时,他们获得纯合子胎儿的概率为25%(基因型为β0/β0、β+/β0或β+/β+),获得完全正常胎儿的概率为25%,另有50%的机会获得杂合子携带者个体(基因型为β0/β或β+/β),纯合子个体的临床表现取决于其基因型;夫妇一方为重型患者时,子女均为致病基因携带者;夫妇中一方为α珠蛋白生成障碍性贫血基因携带者,另一方为β珠蛋白生成障碍性贫血基因携带者时,没有产生重型α或β珠蛋白生成障碍性贫血后代的风险,他们获得α复合β珠蛋白生成障碍性贫血杂合子携带者的概率为25%,获得完全正常胎儿的概率为25%,另有50%的机会获得α或β珠蛋白生成障碍性贫血杂合子个体。

(6)避免近亲婚配会降低后代患病风险。

【处理原则】

(1)来自高发地区的育龄青年,应做珠蛋白生成障碍性贫血特征血液学表型筛查,异常者进一步做珠蛋白基因常见突变谱检测;如果配偶一方为患者或携带者时,另一方应做携带者基因检测；轻型患者如计划怀孕，应接受专科医生的指导；对携带者间婚配进行追踪管理，夫妇双方均为携带者时应进行产前诊断。

（2）孕期贫血严重胎儿可进行宫内输血治疗。

（3）出生后转儿科进行珠蛋白生成障碍性贫血基因检测并对症治疗。

―――――― 参 考 文 献 ――――――

［1］Kalokairinou EM. The experience of β-thalassaemia and its prevention in Cyprus[J]. Medlaw, 2008, 27(4): 825-841.

［2］黄林环, 方群, 曾瑞萍, 等.地中海贫血产前基因型诊断结果与血象特点分析[J].中华儿科杂志, 2006, 44（10）: 760-763.

［3］陆国辉, 徐湘民.临床遗传咨询[M].北京: 北京大学医学院出版社, 2007, 240-244.

第八节　血　友　病

【疾病概述】

　　血友病（hemophilia）是遗传性出血性疾病，根据所缺乏凝血因子的种类，分为血友病 A 和血友病 B。血友病 A 是由于凝血因子Ⅷ（FⅧ）基因缺陷，血友病 B 是凝血因子Ⅸ（FⅨ）基因缺陷，血友病 A 更常见。两者都是 X 连锁隐性遗传，患者绝大多数为男性，女性为携带者，有 10% 左右的携带者女性会表现出不同程度的Ⅷ因子或Ⅸ因子活性降低。约 1/3 患者是新发突变而致病，没有家族史。

【临床诊断依据】

　　血友病 A 和血友病 B 临床表现相同，主要是全身各部位的自发性或损伤后过度出血，以及反复出血导致的相关并发症和治疗相关并发症。出血以关节、软组织/肌肉、皮肤黏膜和血尿等最为常见，危及生命的出血包括中枢神经系统、消化道、颈部或咽喉部的出血以及严重外伤，关节出血是典型特征。血友病 B 症状相对较轻。实验室检查包括出凝血时间、血小板计数及功能、凝血酶原时间、血浆凝血因子Ⅷ和凝血因子Ⅸ水平及活性检测，基因检测可明确突变类型。该病在胎儿期的诊断主要依靠基因检测和明确的家族史。

【咨询要点】

（1）有家族史的夫妇，建议转诊遗传咨询门诊，进行孕前咨询。

（2）建议孕期进行基因芯片检查。

（3）告知女性携带者与正常男性结婚，男胎有 50% 机会发病，女胎有 50% 机会为携带者,应进行产前诊断;男性患者与正常女性婚配,儿子均正常,女儿均为携带者;母系家族无发病者,患儿可能是基因突变所致,再发风险较低。

【处理原则】

(1)孕期根据基因芯片检查结果和孕周进行咨询。超过法定允许引产孕周的确诊患者不能引产。

(2)出生后转儿科进一步对症治疗,必要时成分输血。目前对血友病的基因治疗尚在试验中。

— 参 考 文 献 —

［1］Franchini M, Mannucci PM. Hemophilia A in the third millennium[J]. Blood Rev, 2013, 27(4): 179-184.

［2］陆国辉,徐湘民.临床遗传咨询［M］.北京:北京大学医学院出版社,2007,248-250.

［3］石红松,李长钢,尹艳,等.甲型血友病基因携带者检出及产前诊断研究［J］.中华实用诊断与治疗杂志,2016,30(4):352-354.

第九节 耳 聋

【疾病概述】

耳聋是最常见的先天性疾病,发病率为0.1%～0.3%,遗传性和非遗传性耳聋各占50%。遗传性耳聋是一种遗传异质性很高的疾病,由单个基因突变或不同基因的复合突变协同作用引起,包括遗传性非综合征型耳聋(单纯听力丧失,没有肉眼可见的外耳畸形及其他器官或系统异常)和遗传性综合征型耳聋(合并外耳畸形或伴其他器官或系统异常),非综合征型耳聋占遗传性耳聋的70%。孕期母体病毒感染、糖尿病、肾炎、药物(如氨基甙类抗生素)、中毒等,以及早产、难产、缺氧、新生儿溶血、胆红素脑病、产伤等是非遗传性耳聋的常见原因。

非综合征型耳聋根据不同的遗传方式可以分为常染色体隐性遗传性耳聋,占75%～85%;常染色体显性遗传性耳聋,占15%～24%;性连锁遗传性耳聋,占1%～2%;线粒体突变母系遗传性耳聋,占<1%。涉及遗传性耳聋的基因位点有100多个,已克隆的致病基因有60多个,已报道的致病性突变达数千种。GJB2、SLC26A4和线粒体基因(mtDNA)12SrRNA突变是导致中国人非综合征性遗传性耳聋的3个最常见的致病基因。

【诊断依据】

耳聋的临床表现为听力损伤,因此胎儿期的诊断主要依据基因检测,对GJB2、SLC26A4

和线粒体基因（mtDNA）12SrRNA突变检测可以诊断出40%左右的聋胎。

【咨询要点】

（1）对耳聋患者、已经生育一耳聋患儿的夫妇、有家族史的夫妇，建议转至设立遗传咨询门诊的医疗机构。

（2）确定为GJB2或SLC26A4基因突变导致的耳聋，此两种耳聋为常染色体隐性遗传，夫妇一方为患者而另一方正常时，子代均为致病基因携带者；已生育一患儿，夫妇双方均为致病基因携带者，再生育聋儿的风险为25%，应进行产前基因诊断。

（3）近亲结婚的家庭，后代发病率较一般人群高，建议夫妇孕前进行常见耳聋突变基因的筛查。

【处理原则】

（1）根据基因诊断结果和孕周再次咨询。超过法定允许引产孕周的确诊患儿不能引产。

（2）出生后转耳鼻喉专科进一步诊治。

（3）对确诊是12SrRNA基因致聋的患者应终身避免使用氨基甙类抗生素，如链霉素、庆大霉素等。

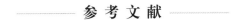
参 考 文 献

Helen V. Firth, Jane A. Hurst.临床遗传学［M］.祁鸣,黄涛生,译.浙江：浙江大学出版社,2008.

第十节　常染色体显性遗传性多囊肾病

【疾病概述】

　常染色体显性遗传多囊肾病（autosomal dominant polycystic kidney disease，ADPKD）是一种成人起病的遗传病，在各种族中的发病率均在1/800左右，以双侧肾脏多发囊肿为主要表现，也被称为成人型多囊肾，以区别于婴儿期起病的婴儿型多囊肾。ADPKD其实是一种累及多系统的疾病，除了双侧肾脏多囊以外，患者还可能表现出多囊肝、胰腺囊肿、精囊囊肿、蛛网膜囊肿等其他脏器囊肿，并可能伴有颅内动脉瘤、主动脉扩张等血管系统表现。肾脏囊肿带来的高血压及肾功能损害是危及患者健康的主要问题，约50%的患者在60岁前进展为终末期肾病，此外，蛛网膜囊肿引起的蛛网膜下腔出血也是部分患者死亡的重要原因。

ADPKD是一种典型的常染色体显性遗传病,16号染色体上的PKD1基因突变占全部病例的85%,4号染色体上PKD2基因突变占15%,PKD3突变非常罕见。对于PKD1和PKD2基因,点突变都是主要的突变形式,外显子缺失/重复也可能导致疾病的发生。PKD1突变造成的多囊肾病相对来说发病更早、更严重,患者发展到终末期肾病的平均年龄大约是54岁,而PKD2突变患者进展为终末期肾病的平均年龄则是74岁。

【诊断依据】

ADPKD在胎儿期的诊断主要依赖于家族史和基因检测。95%的ADPKD都来自遗传,有明显的家族史,只有5%的患者源于新发突变。对于已经确诊的家系,可在中孕期行羊水穿刺,并对PKD1和PKD2基因进行突变检测,检出率大约为90%。B超检查虽然对部分患者有提示作用,但并不能依据B超对胎儿是否患病做出明确判断。

【咨询要点】

(1)患者若有家族史者,建议转至设立遗传咨询门诊的医疗机构就诊,应在孕前明确先证者的PKD1和PKD2基因突变。对于诊断尚不明确的高危夫妇,可以通过影像学等手段明确或排除多囊肾的临床诊断。

(2)肾功能正常的患者可以生育,但妊娠会加重肾脏负担,孕期应加强监测,尤其注意肾功能损害与妊娠期高血压。孕妇容易发生先兆子痫、泌尿道感染等妊娠并发症,胎儿可出现早产、围生期死亡等不良结局,对于上述情况应及早识别,恰当处理。

(3)夫妇一方为患者,则生育后代的再发风险为50%,对于致病基因明确的夫妇,妊娠后应进行产前基因诊断。

【处理原则】

(1)ADPKD诊断后在孕期无特殊处理,出生后转泌尿外科或肾脏内科进一步治疗,包括手术和药物治疗。

(2)对早、中期ADPKD患者,可采取传统的囊肿去顶减压术,保护正常的肾单位,改善肾功能。当发生高血压、疼痛、血尿、尿路感染及肾结石等并发症时,采用对症支持治疗。对于肾功能不全晚期及终末期患者,一般要按照尿毒症处理,需进行透析治疗,有条件者做同种异体肾移植术。目前对新型药物的研究在前期试验中证明有效,可减少环磷酸腺苷(cAMP)水平,抑制细胞增生,减少囊液分泌,如酪氨酸激酶抑制剂及PPAR-γ激动剂。

参 考 文 献

[1]Helen V. Firth, Jane A. Hurst.临床遗传学[M].祁鸣,黄涛生,译.浙江:浙江大学出版社,2008.

[2]陆国辉,徐湘民.临床遗传咨询[M].北京:北京大学医学院出版社,2007:280.

[3]邓博,丁峰.常染色体显性多囊肾病的新认识[J].肾脏病与透析肾移植杂志.2013,22(2):166-169.

第十一节　苯丙酮尿症

【疾病概述】

苯丙酮尿症（phenylketonuria, PKU）是由于苯丙氨酸代谢途径中酶缺陷，使得苯丙氨酸不能转变为酪氨酸，导致苯丙氨酸及其酮酸蓄积并从尿中大量排出，临床表现为肤色浅、头发黄及智力落后。PKU呈常染色体隐性遗传，根据是否由编码苯丙氨酸羟化酶（phenylalanine hydroxylase, PAH）的基因突变引起，分为经典型和非经典型两类：经典型是由于患者缺乏苯丙氨酸羟化酶，不能将苯丙氨酸转化为酪氨酸，致使甲状腺素、肾上腺素和黑色素等合成不足，非经典型是苯丙氨酸合成原料辅酶四氢生物蝶呤（tetrahydrobiopterin, BH4）缺乏所致，BH4是苯丙氨酸、酪氨酸和色氨酸等芳香氨基酸在羟化过程中必需的辅酶，其缺乏不仅导致苯丙氨酸不能氧化成酪氨酸，而且造成多巴胺、5-羟色胺等重要神经递质缺乏，加重神经系统功能损伤，因此，此型临床症状更严重且不易治疗。PKU的发病率有种族和地区差异，美国约为7.1/100 000，北爱尔兰约为22.7/100 000，德国约为17.3/100 000，日本约为1.3/100 000，我国平均发病率为8.5/100 000。

【诊断依据】

患儿出生时正常，通常在3～6个月出现症状，1岁时症状明显，主要表现为智力低下、惊厥发作和色素减少。实验室检查：① 给新生儿喂奶72小时后采取足跟血，测定血苯丙氨酸浓度，初筛阳性者进一步用高效液相色谱（high performance liquid chromatography, HPLC）检测，正常新生儿血苯丙氨酸浓度不超过120 μmol/L，未经治疗的典型患儿血苯丙氨酸浓度可达240 μmol/L。② BH4负荷试验：非经典型PKU患儿在服用BH4 4小时后血苯丙氨酸明显下降。由于非经典型PKU患儿的神经系统损害严重，且单纯饮食治疗效果不佳，故对每一例高苯丙氨酸血症患儿均应进行BH4负荷试验，以早期鉴别并采取必要的治疗措施。

胎儿期疾病诊断主要依据基因检测结果，基于聚合酶链式反应扩增的直接分子诊断方法或基于单倍型分析的间接法是目前应用于PKU基因检测的主流技术。由于该病基因变异复杂，含较多的多态性，分析结果须谨慎。

【咨询要点】

（1）患者或生育过患儿的夫妇，或有家族史的夫妇，建议转至设立遗传咨询门诊的医疗机构就诊，检测患者及其父母的相关基因突变位点，为产前诊断做准备。

（2）患儿易出现小脑畸形及心脏畸形等出生缺陷。

（3）患者和正常人婚配，其后代表型正常，但均为携带者。生育过一个患儿，且夫妇均为致病基因携带者,则下次再发风险为25%,应进行产前基因诊断。

（4）近亲结婚的家庭,后代发病率较一般人群为高,孕前基因筛查有利于发现携带者。

【处理原则】

出生后开展新生儿筛查,诊断一旦明确,应尽早给予积极治疗,主要是饮食疗法（低苯丙氨酸饮食）。开始治疗的年龄愈小,效果愈好。

———————— 参 考 文 献 ————————

［1］Helen V. Firth, Jane A. Hurst. 临床遗传学［M］. 祁鸣,黄涛生,译. 浙江:浙江大学出版社,2008.

［2］顾学范. 临床遗传代谢病［M］. 北京:人民卫生出版社,2015:36-40.

［3］陆国辉,徐湘民. 临床遗传咨询［M］. 北京:北京大学医学院出版社,2007:308-311.

第十二节　先天性肾上腺皮质增生症

【疾病概述】

先天性肾上腺皮质增生症（congenital adrenal hyperplasia,CAH）是由于类固醇激素合成过程中某种酶缺陷,导致肾上腺皮质类固醇激素合成障碍,下丘脑和垂体代偿性地分泌促肾上腺皮质激素释放激素（CRH）和促肾上腺皮质激素（ACTH）,从而刺激肾上腺皮质增生的一组疾病,为常染色体隐性遗传。酶缺陷中以21-羟化酶（CYP21）缺乏最常见,占90%,其次为11β-羟化酶缺乏,占5%～8%,3β-羟类固醇脱氢酶缺乏最少见。全世界21-羟化酶缺乏症患病率为1/13 000,中国为1/20 000～1/15 000。根据21-羟化酶缺乏程度,在临床上可分为失盐型、单纯男性化型和非经典型。

【诊断依据】

儿童期可根据临床表现及实验室检查做出诊断。单纯男性化型主要表现为雄激素增高的症状和体征,女孩出生时即呈现不同程度的男性化体征,男孩表现为假性性早熟,无论男孩还是女孩,均出现体格发育过快,骨龄超出年龄,身材矮小。失盐型除具有男性化表现外,出生后不久即可有拒食、呕吐、腹泻、体重下降、脱水、低血钠、高血钾、代谢性酸中毒等,若治疗不及时,可因循环衰竭而死亡。非经典型发病年龄不一,临床表现各异。实验室检查:血皮质醇降低,17-羟孕酮、脱氢表雄酮、血管紧张素及醛固酮等不同程度升高,尿17-酮增高。X线检查:患儿骨龄超过年龄。影像学检查:超声或CT可发现双侧肾上腺增大。基因检测:包括HLA分型及CYP21基因测序。

胎儿期该病的诊断主要依赖于家族史和基因检测,对于已经生育过一胎患儿,夫妇双方都是携带者的家系,可在中孕期行羊水穿刺及基因检测,当超声怀疑外生殖器畸形时,应做染色体检查以鉴定性别。

【咨询要点】

(1)对患者或有家族史者,建议转至设立遗传咨询门诊的医疗机构就诊,应在孕前明确先证者基因突变类型及夫妇携带状态。

(2)患者生育力低下,即使怀孕,也易出现自然流产及围生期死亡等不良妊娠结局。

(3)夫妇一方为患者,另一方基因正常,则子代均为致病基因携带者;已生育一患儿,夫妇双方均为基因突变杂合子携带者,则子代25%的可能性为CAH患儿。对于致病基因明确的夫妇,妊娠后应进行产前基因诊断。

(4)近亲结婚的家庭后代发病率较一般人群为高,有条件者可进行孕前基因突变筛查。

【治疗原则】

(1)早期诊断后应及早长期应用糖皮质激素。改善男性化、性早熟等症状,保证患儿正常的生长发育过程。患儿在应激情况下(如感染、过度劳累、手术等)或青春期,糖皮质激素的剂量应比平时增加1.5 ~ 2倍。

(2)男性患儿不需手术治疗。女性两性畸形患儿宜于6个月至1岁时进行阴蒂部分切除术或矫形术。

(3)针对失盐型患儿应及时纠正水、电解质紊乱。

参 考 文 献

［1］Helen V. Firth, Jane A. Hurst.临床遗传学［M］.祁鸣,黄涛生,译.浙江:浙江大学出版社,2008.

［2］顾学范.临床遗传代谢病［M］.北京:人民卫生出版社,2015:296-303.

［3］陆国辉,徐湘民.临床遗传咨询［M］.北京:北京大学医学院出版社,2007:400-406.

［4］Costa-Barbosa FA, Telles-Silveira M, Kater CE. Congenital adrenal hyperplasia in the adult women: management of old and new challenges[J]. Arq Bras Endocrinol Metab, 2014, 58(2): 124-131.

第十三节　进行性肌营养不良症

【疾病概述】

进行性肌营养不良症是最常见的影响肌肉的遗传病之一,有进行性假肥大型肌营养不良(Duchenne muscular dystrophy, DMD)和贝克肌营养不良(Becker muscular dystrophy, BMD)两种类型,以双侧腓肠肌的假性肥大为特征性表现,发病率在活产男婴中约为1/3 500,呈X连锁隐性遗传。DMD/BMD的病因是编码肌营养蛋白的DMD基因突变,其中基因内部一个或多个外显子缺失/扩增占75%～80%,点突变占20%～25%,各种突变类型中,以缺失最常见。DMD与BMD主要通过临床症状的表现程度进行划分,两者之间并没有截然的界线,其发病原因都是因为肌膜上的抗肌萎缩蛋白表达障碍,引起肌肉破裂,从而导致肌肉功能受损。

【诊断依据】

儿童期可根据临床表现及实验室检查做出诊断,该病主要表现为进行性四肢与躯干肌力下降及运动困难,多数在2～3岁发病,表现为上楼困难,易跌倒,鸭步,小腿腓肠肌出现典型的假性肥大,一般于12岁双下肢瘫痪,20岁左右死亡,呼吸衰竭是主要死亡原因。BMD患者症状相对较轻。实验室检查包括血清肌酸激酶(creatine kinase,CPK)测定、肌电图和肌肉活检等多种手段,但基因检测已成为DMD/BMD的首选诊断方法。

胎儿期该病的诊断主要依赖于家族史和基因检测,现有基因检测手段能够检出超过95%的DMD基因突变。

【咨询要点】

(1)本病为X连锁隐性遗传病,女性为致病基因携带者,所生男孩有50%的患病风险,继承致病基因的女孩成为携带者。男性患者和正常女性婚配,其男性后代均正常,女性后代均为携带者。

(2)该病目前无有效治疗方法,检出女性携带者、进行高风险胎儿的产前诊断是遗传咨询的重要内容。现有的基因诊断方法可以有效检出绝大多数DMD基因突变,因此,对生育过DMD/BMD患儿或者家族中存在DMD/BMD患者的夫妇,应在孕前明确先证者的基因突变,然后判断女方是否携带致病基因。

(3)对于DMD/BMD携带者且明确基因突变类型的孕妇,通过羊水或绒毛对胎儿进行DMD基因突变检测,是产前诊断的可靠方法。

(4)告知患儿的预后。

【处理原则】

(1)孕期诊断的DMD,可行优生引产。

(2)目前无特效的治疗方法。皮质类固醇激素是目前唯一能够在一定时间内保持DMD患者肌力的药物,但不能从根本上改变病程。

参 考 文 献

［1］Helen V. Firth, Jane A. Hurst.临床遗传学［M］.祁鸣,黄涛生,译.浙江:浙江大学出版社,2008.

［2］陈静.可治性罕见病［M］.上海:上海交通大学出版社,2017.

［3］陆国辉,徐湘民.临床遗传咨询［M］.北京:北京大学医学院出版社,2007:272-279.

第十四节　软骨发育不全

【疾病概述】

软骨发育不全(achondroplasia, ACH)是人类侏儒症最常见类型,患者表现为不成比例的身材矮小、头大、肢体粗短,躯干相对正常,成年男性身高在120～145 cm,女性在115～137 cm。该病发病率占新生儿的1/27 000,呈常染色体显性遗传,是由于FGFR3基因突变引起,80%的病例是新发突变,与父亲年龄较大以及在精子发生过程中影响DNA复制和修复的因素有关,10%～20%突变为家族性,男女均可发病,外显率100%。

【诊断依据】

该病的诊断主要依据临床表现、X线检查及基因检测。ACH主要表现为短肢型身材矮小:躯干长度基本正常,但四肢管状骨短粗,此外,75%以上患者头颅增大,前额突出,鼻梁塌陷呈马鞍形,鼻道狭窄,使患者面容粗犷,上颌骨发育不良,下颌突出而出现错位咬合,腰椎畸形以脊椎前突、臀部后突最常见,青春期发育前儿童亦可出现腰椎后突和侧弯畸形。X线特征包括颅顶相对面颅骨显得较大,颅底缩短,短肢及管状骨粗短,掌指骨短小,肋骨短而末端凹陷,长骨干骺端变宽,骨骺凹陷呈V形外观,椎弓根缩短,脊柱腰椎椎弓根间距由L1至L5逐渐变小,与正常时的逐渐变大相反,肋骨缩短。95%的软骨发育不全患者可通过基因诊断确诊。

胎儿期该病的诊断主要依赖于影像学检查和基因检测,胎儿影像学征象详见各有关章节。由于该病80%的病例是新发突变引起,因此,对于影像学检查怀疑患病时,即使没有家族史,也应行产前FGFR3基因突变检测。

【咨询要点】

(1)夫妇一方是患者,或夫妇双方均正常、已生育一患儿者,建议转至设立遗传咨询门诊的医疗机构就诊。

(2)ACH患者与正常人婚配,其后代是ACH患者的可能性为50%;如果双方均为ACH患者,则其后代25%为正常,75%为ACH患儿,应进行产前诊断。对于散发病例,如父母正常,第二胎仍是ACH的可能性小。

(3)ACH患者如计划怀孕,应接受专科医生指导,患者妊娠时自然流产、难产及胎儿生长受限等风险增加。孕前检测患者及夫妇双方的基因突变位点,以便用于产前诊断。孕期应定期进行胎儿B超监测,观察四肢长短,并通过羊水细胞或绒毛膜细胞进行FGFR3基因突变的产前诊断。

【处理原则】

软骨发育不全为非致死性畸形,但目前无有效治愈方法。

参 考 文 献

[1] Helen V. Firth, Jane A. Hurst.临床遗传学[M].祁鸣,黄涛生,译.浙江:浙江大学出版社,2008.
[2] 陈静.可治性罕见病[M].上海:上海交通大学出版社,2017.
[3] 陆国辉,徐湘民.临床遗传咨询[M].北京:北京大学医学院出版社,2007:342-343.

第十五节 抗维生素D性佝偻病

【疾病概述】

抗维生素D性佝偻病又称家族性低磷酸血症性佝偻病,因位于Xp22.1上的PHEX基因突变,使维生素D的吸收利用缺陷,导致肾小管对磷酸盐的回吸收障碍,小肠吸收钙盐减少而导致骨骼发育障碍。本病大多为X连锁显性遗传,发病率约1/20 000,女性患者较多,但症状轻,多数只有低血磷而无明显佝偻病骨骼变化,男性发病数虽低,但症状较严重。

【诊断依据】

低磷血症、不对称性身材矮小和骨骼变形是本病的常见临床特征,患儿早期出现O形腿或X形腿,骨骼生长迟缓,重者有进行性骨畸形和多发性骨折,并有骨骼疼痛,尤以下肢明显,甚至不能行走。颅面部畸形,出牙延迟,牙质较差且易脱落。身高的增长受影响。患儿对常规维生素D治疗无效。

骨X线片可见轻重不等的佝偻病变化,活动期与恢复期病变同时存在,股骨、胫骨最易查出,实验室指标包括血磷降低,血钙正常或稍低,肾小管回吸收磷降低,PHEX基因突变检测可以明确诊断。

本病在胎儿期的诊断主要依赖基因检测,超声和磁共振能够协助诊断。

【咨询要点】

(1)患者、已经生育一患儿的夫妇、有家族史的夫妇,建议转至设立遗传咨询门诊的医疗机构就诊,孕前应检测患者及夫妇双方的基因突变位点,以便将来产前诊断。

(2)本病大多为X连锁显性遗传,男性患者只将此病遗传给女孩,女孩患病概率为100%,而女性患者将此病遗传给男孩和女孩的概率均为50%。

（3）生育过抗维生素D性佝偻病患儿的妇女，再次妊娠时应定期进行胎儿B超检查，监测胎儿四肢长短及头颅大小，对基因突变明确者应做产前诊断。

（4）对女性患者的子女及男性患者的女儿应反复进行血磷及X线检查以期早期诊断。

【处理原则】

（1）孕期诊断后可遗传咨询或多科会诊，根据孕周和患者具体情况决定是否继续妊娠。

（2）出生后治疗原则是防止骨畸形。目前无治愈方法，可服用磷酸盐，使血磷升高维持在0.97 mmol/L（3 mg/dl）以上，有利于骨的钙化。同时检测血磷和血钙，避免维生素D中毒所致高血钙的发生。

参 考 文 献

［1］Helen V. Firth, Jane A. Hurst.临床遗传学［M］.祁鸣，黄涛生，译.浙江：浙江大学出版社，2008.

［2］陈静.可治性罕见病［M］.上海：上海交通大学出版社，2017.

［3］陆国辉，徐湘民.临床遗传咨询［M］.北京：北京大学医学院出版社，2007：348-350.

第十六节　脆性X综合征

【疾病概述】

脆性X综合征是一种较常见的智力低下疾病，其发病率在智力低下患者中仅次于唐氏综合征。约每2 000个男性或4 000个女性中就有一人发病，且每600名正常女性中有一人携带致病基因。

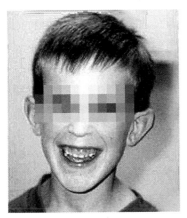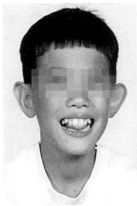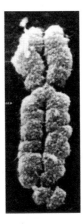

图3-16-1　脆性X综合征面容（左1、左2）和X染色体长臂丝样脆性位点（右）

此病由其患者X染色体长臂Xq27.3处有丝样脆性位点而得名(图3-16-1),主要与此位点的FMR1基因突变相关。95%与此基因突变为动态突变,及其三核苷酸(CGG)重复数有关。此重复大于200即发病;5%与此基因的错义突变有关。动态突变的重复数与患者的临床表现有密切关系,见表3-16-1。

表3-16-1 (CGG)动态突变的重复数与患者的临床特征的关系

突变类型	重复数(CGG)n	临床特征	
		男性	女性
正常	<45	表型正常 子代有正常范围的CGG重复数	
中间型(灰区)	45～54	表型正常 子代的CGG重复数有轻微增加的可能性 没有传递全突变的风险	
前突变	55～200	智力正常 有FXTAS风险(40%)	智力正常 有POI[1]风险(20%)和FXTAS[2]风险(8%) 后代有可能进展为全突变
全突变	>200	100%智力低下	50%智力低下

注:POI: Primary Ovarian Insufficiency,卵巢功能不全。FXTAS: Fragile X-associated Tremor/Ataxia Syndrome,脆性X相关的意向震颤/共济失调综合征。

脆性X综合征常见的临床表现有以下几方面:

(1)智力低下:男性患者中度以上智力低下占80%以上,女性多表现为轻度智力障碍、学习困难或智商正常。学龄前组大多为轻度智力低下,学龄组大多为中度、重度智力低下。随着年龄的增长,智力水平下降。患者计算能力差,无数字的基本概念,只能机械计数,抽象思维和推理能力方面均有明显缺陷,概念形成及完成任务的能力也明显降低。

(2)语言障碍:这是本病常见的特征。多表现为会话和语言表达能力的发育严重迟缓,学语年龄延迟、词汇量少、语言重复单调、模仿语言、持续语言,有时有特征性的语言障碍——碎语,表现为讲话的速度快而起伏不定,语言、词、短语重复。

(3)行为障碍:绝大多数患者有多动、注意力不集中,以年龄小者较为突出,随着年龄的增长而减轻。多动程度与智商无关,甚至智商高者更明显。常有孤独症的表现。几乎大部分患者都有孤独症的特征,90%有对眼凝视回避,88%有拍手、咬手或刻板动作。大多数患者表现为胆小、羞怯、温驯,但有少数患儿脾气烦躁、倔强。可以有自残现象,主要发生在受挫折和受刺激以后。

(4)特殊面容:头围增大、脸长、前额突出、虹膜颜色变淡、耳轮大、腭弓高、嘴大唇厚及下颌大而突出等。女性智力低下者面部异常更多见(占50%)。患者身材较高。

(5)巨睾症:为特征性改变,多在青春期发生,年幼儿少见。一般认为睾丸体积高于同龄人的最高值即可称为巨睾。正常人平均睾丸体积为18 cm³，大于25 cm³者为巨睾。测量睾丸体积的公式为(长 × 宽)² × 3.141 6。

（6）癫痫：本病患者癫痫的发生率为25% ~ 45%，特点是睡眠期间歇发作，脑电图异常，对抗癫痫药物反应良好。癫痫发作的类型以强直性阵挛发作多见，其次为复杂的部分性发作，发作一般不频繁，开始于儿童或青少年，成年后症状消失。

（7）其他异常：有共济失调、腱反射亢进、伸性跖反射、睑痉挛等神经系统体征。男性患者性腺功能低下，成年患者阴毛呈女性分布和乳房女性化，但可生育。女性生育能力增强，智力低下者更甚。

【疾病诊断依据】

常规的染色体核型分析中，由于培养基成分和实验方法的限制，脆性X综合征的检出率并不高。近年随着分子生物学技术的发展，人们发现，此病是单基因缺陷造成的遗传性疾病。在分子水平上，本病是因为脆性X智力发育迟缓基因｛FMR1｝的异常"沉默"，其表达产物缺乏造成。具体表现为FMR1基因5′端(CGG)n的异常扩增同时伴随其周围CpG岛异常甲基化。利用PCR法扩增脆性位点智力低下1基因(fragile X mental retardation gene 1, FMR1)的(CGG)n的重复区，检测CGG重复数的大小，对脆性X综合征进行筛查。用甲基化特异性PCR法直接检测FMR1基因的5′端CpG岛是否甲基化，对脆性X综合征进行诊断。这种方法也可用于产前诊断。绒毛DNA在CGG重复前的CpG岛未发现甲基化，故甲基化不能用作产前诊断。

【咨询要点】

1. 针对疑似人群的咨询 脆性X患者的发病较早，明确诊断后家系分析很重要，但目前国内暂无相关指南。2001年后美国医学遗传学与基因组学学会(ACMG)逐年发布相关实验室检测指南及诊断和筛查指南。

（1）对智力低下人群，发育迟缓、孤独症的男性或女性患儿应进行脆性X综合征筛查。特别对有特殊面容或行为异常的患儿，有脆性X综合征家族史和不明原因的智力低下患儿在遗传咨询时应考虑进行脆性X综合征筛查。

（2）对有生殖需求的人群，如有脆性X综合征家族史或有不明原因智力低下的家族史，应进行脆性X综合征筛查。

（3）孕妇为前突变携带者时，应进行产前脆性X综合征筛查。孕妇为前突变携带者时，遗传给胎儿的概率与孕妇FMR1基因中(CGG)n的重复数密切相关。重复超过100时，胎儿为全突变的可能性大于80%。

2. 针对脆性X综合征携带者咨询 脆性X综合征携带者症状不明显或发病较晚，并可动态遗传给后代。建议对脆性X疑似人群、卵巢功能不全人群、震颤共济失调综合征人群进行脆性X相关基因检测。母亲是携带者时，对胎儿进行产前检测。

【处理原则】

此病现在无理想的治疗方法。近年有学者建立果蝇脆性X综合征的体内模型、基因敲除小鼠模型等,旨在了解脆性X综合征智力障碍的机制,以探索可能的治疗方法。

参 考 文 献

［1］王培林.遗传病学［M］.北京: 人民卫生出版社2000,927-928.

［2］Godler DE, Tassone F, Loesch DZ, et al. Methylation of novel markers of fragile X alleles is inversely correlated with FMRP expression and FMR1 activation ratio[J]. Hum Mol Genet, 2010, 19(8): 1618-1632.

［3］李辉,李麓芸,倪斌,等.用聚合酶链反应技术对脆性X综合征进行筛查与诊断［J］.中华医学遗传学杂志, 2002,19(6): 519-521.

［4］Bolduc FV, Bell K, Rosenfelt C, et al. Fragile x mental retardation 1 and filamin a interact genetically in Drosophila long-term memory[J]. Front Neural Circuits. 2010, 8(3): 22.

［5］ACMG standards and guidelines for fragile X testing: a revision to the disease-specific supplements to the standards[J]. Euro J Hum Genet. 2015, 23(4): 417-425.

［6］Harlow EG, Till SM, Russell TA, et al. Critical period plasticity is disrupted in the barrel cortex of FMR1 knockout mice Neuron[J]. 2010, 65(3): 385-398.

第四章
中枢神经系统相关疾病

孔凡斌　赵凡桂　褚　楠　庄　严　张　斌　严英榴

第一节　无　脑　儿

【疾病概述】

无脑儿(anencephaly)指颅盖骨和相应皮肤出现开放性缺损,致脑组织脱落和颅神经管暴露,是神经管畸形中最严重的类型,是严重的中枢神经系统发育异常。颅盖骨及双大脑半球缺失,一般认为是由露脑畸形发展而来。露脑畸形指全颅盖骨或大部分颅盖骨缺失,胎儿虽具有完整的脑组织,但存在脑组织发育异常。

无脑畸形分为三种类型:① 完全性无脑畸形,颅骨缺损达枕骨大孔;② 不完全性无脑畸形,颅骨缺损达枕骨大孔以上;③ 颅脊柱裂畸形,为完全性无脑畸形伴开放性脊柱裂。

中枢神经系统发育始于胚胎期第3、4周。外胚层来源的神经板隆起融合形成神经管,正常生理情况下嘴侧神经孔在受孕第25天闭合,尾侧神经孔在第27天闭合。当嘴侧神经孔未闭合时,导致发育中的脑组织暴露,颅脑形态异常和功能受损。

超过3/4的无脑儿是死产儿,少数存活的新生儿无意识,生存期短至数小时或数日,极少存活达2周,目前无治疗方法。

【诊断依据】

1. 超声诊断要点　无脑儿主要根据超声影像学诊断。

(1)露脑畸形在早孕期即有特殊表现,即孕10~14周时未见正常头颅,并显示双大脑半球隆起,向左右分开,无大脑镰及侧脑室显示,无脉络丛回声。冠状切面上分开的大脑半球声像图呈典型的"米老鼠"征,早期大脑半球表面较规则、对称,随着孕周的增加,表面逐渐回声变得不规则,有时可见脑回漂浮于羊水之中。大多数情况下胎头呈一堆不规则的脑组织回声,颅盖缺失。最后脑回完全脱尽,呈典型的无脑儿,表现为无颅盖骨,无大脑,仅见颅底或颅底有极少部分脑组织,冠状切面上呈"青蛙"样面容(图4-1-1)。

(2)约有半数伴羊水过多。

(3)常合并的其他异常有:脊柱裂、唇腭裂、泌尿道异常如肾盂积水、膈疝、心血管畸形、消化道畸形、脐膨出及马蹄内翻足等。

胎儿孕9周时大脑镰形成,约孕10周时颅骨出现钙化,9周之前诊断无脑儿较困难。

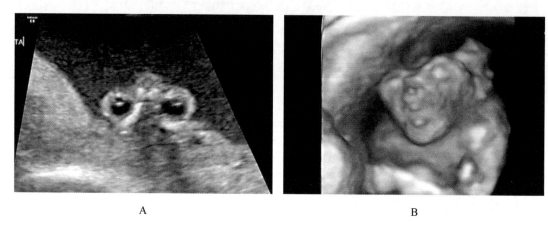

A   B

图4-1-1 无脑儿

孕20周。A. 颅底横切面显示明显突出的双侧眼眶;B. 同一胎儿,面部表面三维超声成像,双眼眶位于最高处,未见前额,呈"青蛙样"面容

2. 实验室检查 母血及羊水AFP升高,常超过正常孕妇同期孕周AFP水平中位数2.5倍,即大于2.5MoM。

【咨询要点】

(1)无脑儿是神经管畸形中最严重的类型,是严重的中枢神经系统发育异常,是致死性畸形。建议优生引产。

(2)无脑儿的再发风险是2%~4%。当有2次受累者,则风险增至10%。

(3)围生期补充叶酸有助于预防无脑儿发生。一般建议从孕前3个月开始至孕后3个月补充含0.4~0.8 mg叶酸的复合维生素。

【处理原则】

孕期一经诊断,即应终止妊娠。

参 考 文 献

[1] Obeid R, Pietrzik K, Oakley GP Jr, et al. Preventable spina bifida and anencephaly in Europe[J]. Birth Defects

Research (Part A), 2015, 103(9): 763-771.

[2] 严英榴, 杨秀雄. 产前超声诊断学 [M]. 2版. 北京: 人民卫生出版社, 2012: 198-202.

[3] Obeidi N, Russell N, Higgins JR, et al. The natural history of anencephaly[J]. Prenat Diagn, 2010, 30(4): 357-360.

[4] 王慧芳, 林琪, 刘涛, 等. 超声诊断11 ～ 14孕周露脑—无脑畸形序列的临床意义 [J]. 中国超声医学杂志, 2007, 23（8）: 618-621

[5] Copp AJ, Greene ND. Neural tube defects — disorders of neurulation and related embryonic processes[J]. Wiley interdisciplinary reviews Developmental biology, 2013, 2(2): 213-227.

第二节　脑　膨　出

【疾病概述】

脑膨出（encephalocele）是指颅骨和硬脑膜缺损, 颅内结构通过缺损处疝出, 绝大多数脑膨出病例表面可有皮肤覆盖。脑膨出可以仅仅是脑膜膨出, 形成一囊性结构, 也可以是脑组织和其表面的脑膜一起膨出, 形成混合性包块, 称为脑-脑膜膨出。膨出多位于中线部位。脑膨出的发生率为1‰ ～ 3‰, 85%的病例发生在中线部位, 尤其易发生在枕部, 也可以发生在额部及顶部。

脑膨出的病因较多。可以是遗传综合征或遗传性疾病, 如Mechel-Gruber综合征、Walker-Warburg综合征、Chemke综合征等, 认识这些综合征很重要, 在超声筛查的过程中可以有目的地检查胎儿相关部位。可以是非遗传因素如羊膜束带综合征, 母体因素如风疹病毒感染、糖尿病、接触致畸物质等。资料显示脑膨出病例染色体异常的风险增加。

在颅骨前方、不伴脑组织且不伴有其他畸形的脑膨出预后相对较好。在颅骨后方、含有脑组织、并发其他系统畸形的脑膨出预后不良, 出生后手术治疗效果差, 且可能伴有严重智力发育迟缓。脑膨出新生儿总的存活率约为21%, 且多伴严重发育迟缓。

【诊断依据】

1. **超声诊断依据**　脑膨出典型声像图表现是胎头旁见包块回声, 约80%的病例可显示相应的颅骨缺损。中线部位的脑膨出以枕部最为多见, 其次是额部、顶部。颅骨缺损可大可小。单纯脑膜膨出呈无回声包块, 脑组织同时膨出时包块内可见实质性或混合性不规则回声（图4-2-1）。羊膜束带所致的脑膨出可发生在任何部位, 往往合并面裂。

（1）颅内结构改变: 脑室扩张、脑中线偏移、柠檬头、小头畸形、Arnold-Chiari Ⅲ型异常。

（2）颅外结构改变: Mechel-Gruber综合征、Walker-Warburg综合征、Chemke综合征、羊膜束带综合征等相应的颅外结构异常。

　　脑组织或脑膜暴露于羊水时,羊水及母血甲胎蛋白(AFP)升高。

　　脑膨出的鉴别诊断:颈部水囊瘤常为多房性囊肿,其他需要鉴别的如全身水肿、颈部表皮囊肿、畸胎瘤等,这些疾病均无颅骨缺损及颅内结构的改变,肿块与颅内结构不连续。

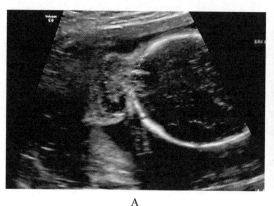
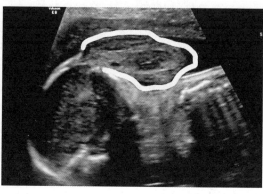

A

B

图 4-2-1　脑-脑膜膨出

孕21周5天。A.胎头横切面见枕后部一混合型包块膨出,对应颅骨回声失落(测量键);B.同一胎儿胎头纵切面,枕后部一混合型包块膨出(描记处)与颅内结构连续

　　2. MRI诊断依据　　见图4-2-2。

　　(1)颅骨缺损处囊性(脑膨出)或囊实性包块(脑膜脑膨出),囊壁薄。

　　(2)可伴有脑积水、脊柱裂、胼胝体发育不全等。

　　(3)多发生在枕部,发生在额部时可有面部畸形。

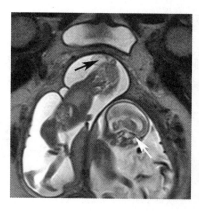
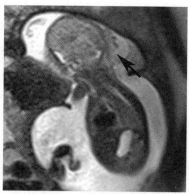
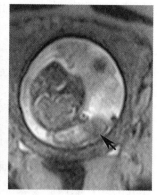

图 4-2-2　脑膨出

双胎,T2WI示上方胎儿顶枕部颅骨局部缺损,顶枕部脑-脑膜膨出,膨出物内可见高信号的脑脊液及稍高信号的脑组织(黑箭),颅内未见脑脊液信号,脑组织缺血、坏死。下方胎儿无异常(白箭)

【咨询要点】

　　(1)胎儿非整倍体风险增加,建议羊水穿刺、胎儿核型分析。

（2）建议MRI检查。

（3）脑膨出的大小、部位、内容物，是否存在小头畸形，是否有脑积水、染色体核型及伴随的畸形决定着胎儿预后及处理措施。

（4）脑膨出胎儿可合并心脏畸形，建议产前脑膨出的胎儿除高危超声检查外，另行胎儿心脏超声检查。

（5）建议TORCH检查。

【处理原则】

（1）在有生机儿前诊断的脑膨出，建议终止妊娠。晚期发现的脑膨出，严重者也应考虑终止妊娠。

（2）分娩方式应根据具体情况而定，对预后相对较好者（如单纯脑膜膨出、无小头畸形、未合并其他畸形、脑积水不严重）可考虑剖宫产，防止阴道分娩时脑膨出破裂或扭转。反之，存活希望不高的严重脑膨出应避免剖宫产。活产者其预后与膨出的严重程度密切相关。膨出的脑组织越多，小头畸形越严重及合并有多发性畸形者预后越差。

（3）脑膨出患儿需要转诊接受手术治疗。转运期间应注意患儿保暖并避免误吸引起的窒息。

─────── 参 考 文 献 ───────

［1］龚菁菁，崔爱平.联合应用二维及三维超声对胎儿脑膨出的诊断价值［J］.上海医学影像，2011，20（4）：289-290.

［2］Sherer DM, Dalloul M, Tajudeen O, et al. Anterior (nasofrontal) encephalocele and chondrodysplasia at 21 weeks' gestation[J]. Prenat Diagn, 2010, 30(6): 591-593.

［3］邓凤莲，郭燕丽，段灵敏，等.产前超声对胎儿脑膜膨出及脑膜脑膨出的诊断价值分析［J］.重庆医学，2017，46（4）：475-477.

［4］严英榴，杨秀雄.产前超声诊断学［M］.2版.北京：人民卫生出版社，2012：194-198.

［5］Siffel C, Wong LYC, Olney RS, et al. Survival of infants diagnosed with encephalocele in Atlanta[J]. Paediatric and Perinatal Epidemiology, 2003, 17(1): 40-48.

第三节　胼胝体缺失

【疾病概述】

胼胝体是连接左右大脑半球的一层纤维板，从孕7周开始发育，孕20周发育完成，正常胼胝体由嘴部、膝部、体部和压部构成。在孕12周之前的发育受损，可能发生胼胝体缺失

（agenesis of the corpus callosum，ACC），12周之后可能为部分性胼胝体缺失。完全性缺失是指整个胼胝体的缺失，部分性缺失主要指胼胝体压部的缺失。

胼胝体缺失可能为多因素所致，有家族倾向，在13三体综合征和18三体综合征、Aicardi综合征及Acrocallosal综合征中可以见到。另外，该畸形可能与致畸因素酒精、丙戊酸、风疹病毒等有关。

在病理解剖上，除了胼胝体缺失，还可发现双侧侧脑室向左右分开，侧脑室后角扩张，以及第三脑室扩张和向上移位。同时胼胝体上方的脑回（扣带回）出现下移。

先天性胼胝体发育不全或缺如的本身一般不产生症状，患儿临床症状、体征与其合并的其他中枢神经系统畸形有关，如Aicard综合征可表现为严重精神发育迟滞、癫痫发作、脊柱椎骨畸形和眼视网膜病变。

患儿结局取决于是否合并其他畸形，患儿发育性后遗症从轻微至重度不等。目前无治疗手段。

【临床诊断依据】

1. 典型胼胝体缺失声像图诊断要点

（1）"泪滴状"侧脑室（图4-3-1）：① 侧脑室前角、侧脑室体部向外侧展开，失去正常侧脑室前角、体部向中线靠拢的结构，双侧侧脑室呈平行状；② 侧脑室后角扩张，宽度≥10 mm；③ 侧脑室体部与前角变窄，形成一尖角状。

（2）第三脑室扩张并上移，双顶径平面见第三脑室增宽。

（3）透明隔缺失（图4-3-2）。

（4）侧脑室与大脑镰（脑中线）之间显示脑回回声。

（5）在胎儿正中矢状切面，未见半环形的胼胝体及透明隔回声。

（6）常合并颅内结构及其他系统结构异常，应仔细检查全身结构。

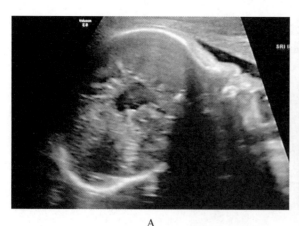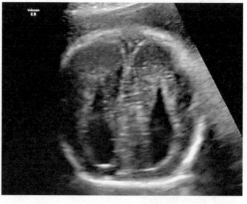

A   B

图4-3-1 胼胝体缺失

孕26周6天。A. 正中矢状切面，胼胝体未显示；B. 同一胎儿，双侧侧脑室前角狭窄后角扩张，呈"泪滴状"

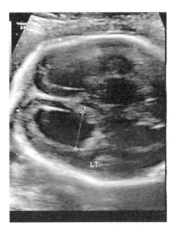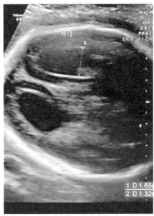

图4-3-2　胼胝体缺失

与"图4-3-1"为同一胎儿,双侧脑室后角扩张,透明隔腔缺失

2. MRI诊断要点

(1)完全性胼胝体缺失:见图4-3-3。

- 侧脑室泪滴样增宽:前角窄小且外移、平行,后角增大。
- 第三脑室增大上移。
- 透明隔腔消失。
- 正中矢状位及冠状位、横断位均不能显示胼胝体纤维束。

(2)部分性胼胝体缺失

- 因压部发育最晚,多为压部缺如。
- 有时第三脑室及侧脑室前角移位不明显。
- 侧脑室后脚扩张。
- 正中矢状位及冠状位仅显示部分胼胝体,多为压部不显示。

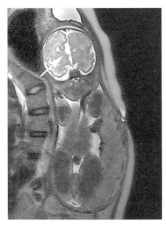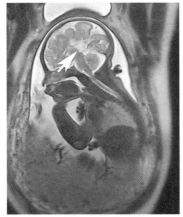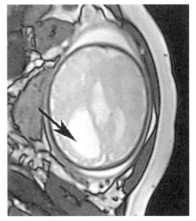

图4-3-3　完全性胼胝体缺失

T2WI各个层面均未见胼胝体显示,双侧脑室泪滴样增宽(黑箭),透明隔腔消失,第三脑室扩大上移(白箭)

【咨询要点】

（1）胼胝体缺失可能与遗传、前神经孔闭合不全有关。胼胝体缺失合并多发畸形或染色体异常，预后差，严重者产后数天夭折。

（2）单纯胼胝体缺失预后较好，85%可无任何症状。但要告诉这些父母可能出现某些神经及精神系统问题，如癫痫、智力障碍和精神病。一般认为此类异常的原因并非由胼胝体缺失本身引起，而是相应的大脑皮层异常所致。有些患者仅在神经系统检查时才发现某些神经系统功能的缺失。患儿临床多表现为智力低下、抽搐、视神经萎缩或缺失。

（3）建议TORCH检查。

（4）建议进行胎儿染色体和基因芯片检测。

（5）有生机儿前诊断胼胝体缺失合并其他畸形，有染色体异常或畸形严重者可直接终止妊娠。

（6）出生后转儿科进一步诊治。

【处理原则】

（1）根据胎儿染色体和基因芯片检测结果再行咨询。

（2）单纯的胼胝体缺失，产科可不做特殊处理。合并其他异常者，应视其严重程度而定，部分性胼胝体缺失患儿的预后也与合并异常有关。

参 考 文 献

［1］Mangione R, Fries N, Godard P, et al. Neurodevelopmental outcome following prenatal diagnosis of an isolated anomaly of the corpus callosum[J]. Ultrasound Obstet Gynecol, 2011, 37: 290-295.

［2］Paladini D, Pastore G, Cavallaro A, et al.Agenesis of the fetal corpus callosum: sonographic signs change with advancing gestational age[J]. Ultrasound Obstet Gynecol, 2013, 42(6): 687-690.

［3］龚博,李胜利,陈琼瑛,等.胎儿胼胝体发育不全的产前超声诊断价值［J］.中华超声影像学杂志,2008,17（3）: 224-226.

［4］蔡丹蕾,李丽娟,汪南,等.胎儿胼胝体部分性缺失及发育不良横切面特征声像分析［J］.实用医学杂志,2014,30（20）: 3302-3304.

［5］严英榴,杨秀雄.产前超声诊断学［M］.2版.北京: 人民卫生出版社,2012: 213-217.

［6］Santo S, D'Antonio F, Homfray T, et al. Counseling in fetal medicine: agenesis of the corpus callosum[J]. Ultrasound Obstet Gynecol, 2012, 40(5): 513-521.

第四节 侧脑室增宽

【疾病概述】

侧脑室增宽指侧脑室测值大于正常参考值,是一种超声表现。它与脑积水不同,脑积水不仅指脑室增宽,还表明脑室内压增高。

正常的脑脊液由侧脑室内的脉络丛产生,经室间孔进入第三脑室,再依次经过中脑导水管、第四脑室、第四脑室下的正中孔和外侧孔,进入颅后窝池和蛛网膜下腔,最后经蛛网膜粒回流至上矢状窦。正常情况下,脑脊液的产生和回流是平衡的。

脑脊液回流障碍、大脑皮层发育不良、神经系统畸形以及感染、中毒等都可以使脑脊液过多积聚,发生侧脑室增宽。单纯轻度脑室扩张与染色体异常、遗传综合征及某些潜在的胎儿异常有关。在所有妊娠中0.05% ～ 0.3%的胎儿有脑室扩张,在14% ～ 67%脑室扩张病例中伴随中枢神经系统结构异常。与脑室增宽相关的先天性脑异常有:全前脑畸形、胼胝体发育不全、Dandy-Walker综合征、蛛网膜囊肿、Galen静脉瘤、Arnold-Chiari Ⅱ畸形、脑裂畸形等,也可能合并染色体异常如21三体综合征。

产前诊断为脑室扩张的婴儿结局差异很大,取决于侧脑室扩张的程度、对称性、原因、其他异常及孕期转归。大多数单纯性轻度脑室扩张儿童结局正常,尤其是单纯性轻度脑室扩张(宽度为10 ～ 12 mm)者。异常结局的风险随脑室扩张严重性、进展及出现其他异常而增加。脑室扩张较为严重或存在其他异常时,生存率较低,且幸存者结局异常的可能性更高。合并其他异常、早发、持续或进行性脑室扩张以及更重度脑室扩张者可出现神经、运动以及认知障碍等并发症。

【诊断依据】

1. 超声诊断依据　在头围平面测量侧脑室宽度,侧脑室体部或后角宽度是侧脑室增宽时最敏感的检测指标,目前大多数学者将侧脑室宽度≥10 mm作为侧脑室增宽的标准(图4-4-1)。有作者认为侧脑室宽度10 ～ 15 mm为轻度侧脑室增宽;侧脑室宽度≥15 mm称

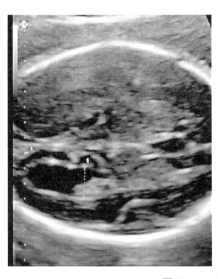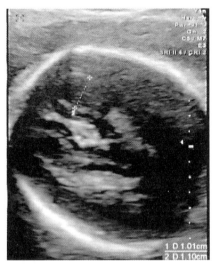

图4-4-1　侧脑室增宽

孕24周3天,左侧脑室11 mm(测量键2),右侧脑室10.1 mm(测量键1)

为重度侧脑室增宽或脑积水。脉络丛呈"悬垂征",也是侧脑室增宽的特异性表现。有学者应用超声测定脑室率协助诊断,公式为:脑室率=脑中线至侧脑室外侧壁距离/脑中线至颅骨内缘距离,孕20周后,如脑室率大于0.5时,则应考虑脑积水的存在。

宫内感染导致的脑室增宽特征为:脑室不对称,脑室壁回声增高,脑室出血,孔洞脑,大脑内出血等。

2. MRI诊断依据　见图4-4-2。

(1)10 ～ 15 mm为侧脑室轻度扩张,大于15 mm为侧脑室显著扩张或脑积水。

(2)测量层面为侧脑室水平横断面。

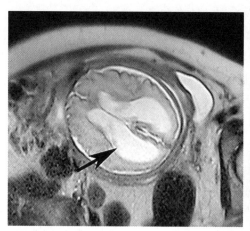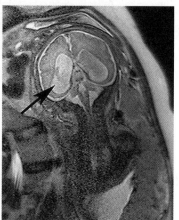

图4-4-2　双侧脑室增宽

T2WI示双侧脑室前后角及体部均增宽,宽度超过10 mm(黑箭)

【咨询要点】

(1)重度侧脑室增宽在病理上表现为脑室系统扩张、压力升高,脑室周围灰质、白质相继受压,神经元受损,并引起脑室旁水肿和脑室变形,预后较差,病死率高达70% ～ 80%,存活的胎儿中不足一半智力发育正常。

(2)单纯轻度侧脑室增宽多数病例预后较好,其中侧脑室宽度<12 mm、单侧、宫内自行消失的病例预后更好,可超声随访。但也有一些病例合并染色体异常、遗传综合征、颅内感染及一些潜在的中枢神经系统或其他部位的异常。

(3)有资料显示:在妊娠期间,扩张的脑室消退到正常值的胎儿存活率90%,78%发育正常;扩张的脑室持续不变者,胎儿存活率90%,56%发育正常;脑室扩张加重者,胎儿存活率77%,24%发育正常。

(4)建议胎儿进行染色体检查和基因芯片检查。

(5)建议TORCH检查。

(6)出生后转儿科进一步诊治。

【处理原则】

（1）发现胎儿有脑室增宽时，要仔细寻找中枢神经系统和其他系统异常，建议胎儿染色体检查，胎儿磁共振对发现颅内潜在异常有帮助，合并染色体异常或其他胎儿严重畸形者，可终止妊娠。部分病例还需根据病史，排除宫内感染。

（2）继续妊娠者，要定期超声随访侧脑室情况。

（3）出生后转儿科，根据脑室增宽的原因个体化治疗。

参 考 文 献

［1］褚楠，张斌，张月萍，等.241例胎儿侧脑室增宽的结局随访［J］.中华围产医学杂志，2016，19（8）：575-580.

［2］李志华，李海军，陈菲，等.孤立性轻度侧脑室增宽胎儿的产前诊断及预后分析［J］.实用妇产科杂志，2015，31（11）：852-854.

［3］张志强，谢英俊，吴坚柱，等.胎儿侧脑室增宽的染色体微阵列分析［J］.中华医学遗传学杂志，2015，32（6）：789-792.

［4］Guibaud L, Lacalm A.Etiological diagnostic tools to elucidate 'isolated' ventriculomegaly[J]. Ultrasound Obstet Gynecol, 2015, 46(3): 1–11.

［5］Hidakal N, Ishii K, Kanazawa R, et al.Perinatal characteristics of fetuses with borderlineventriculomegaly detected by routine ultrasonographicscreening of low-risk populations[J]. J Obstet & Gynaecol Res, 2014, 40(4): 1030–1036.

［6］严英榴，杨秀雄.产前超声诊断学［M］.2版.北京：人民卫生出版社，2012：182-184.

第五节　脉络丛囊肿

【疾病概述】

脉络丛位于侧脑室、第三脑室和第四脑室，是产生脑脊液的场所。通常声像图能显示的脉络丛主要位于侧脑室。脉络丛囊肿指位于脉络丛内的囊肿，多认为起因是脉络丛内神经上皮皱褶，内含脑脊液和细胞碎片，可单发或多发。文献报道其发生率为0.18%～2.5%。

脉络丛囊肿位于脉络膜丛，是圆形或椭圆形的无回声囊性结构，直径4～5 mm，一般小于10 mm。大多为单侧，双侧囊肿男性胎儿多见，单侧囊肿男女胎儿概率相似。正常胎儿可出现一过性脉络丛囊肿，多在早孕期末或中孕期初发现，90%以上脉络丛囊肿在妊娠26周以后消失，仅少数呈进行性增大。不消退的大型脉络丛囊肿，婴儿出生后可能会出现压迫和颅压增高等症状。若合并染色体异常，可存在颜面部、心脏、大血管和四肢等异常。

【诊断依据】

超声诊断发现单侧或者双侧均质的脉络丛强回声内见到圆形或椭圆形的无回声结构,囊肿可为单发或者多发。绝大多数位于侧脑室后角的脉络膜丛内,直径往往小于10 mm(图4-5-1)。

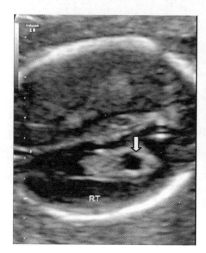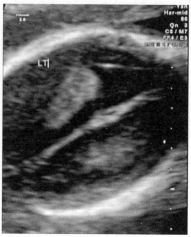

图4-5-1　右侧脉络膜囊肿(箭头所示)

【咨询要点】

(1)若脉络丛囊肿合并其他部位异常,尤其是多发畸形,染色体异常的概率较高,如18三体综合征、13三体综合征和21三体综合征,以18三体综合征最为多见,应行胎儿染色体检查。

(2)孕期应定期B超随访。大部分单纯脉络丛囊肿在孕24～26周时可消退,且以后对胎儿发育无影响。

(3)单纯脉络丛囊肿患儿无须治疗,且无智力发育障碍等异常。若囊肿持续存在且出现囊肿压迫症状或脑积水则需要手术治疗,预后良好。

【处理原则】

(1)根据染色体检查结果再行咨询。若确诊染色体异常,建议优生引产。

(2)单纯性脉络丛囊肿可超声随访。若囊肿未消失,出生后发生囊肿压迫症状或脑积水,可手术治疗。

───── **参 考 文 献** ─────

[1] Dagklis T, Plasencia W, Maiz N, et al. Choroid plexus cyst, intracardiac echogenic focus, hyperechogenic bowel and hydronephrosis in screening for trisomy 21 at 11^{+0} to 13^{+6} weeks[J]. Ultrasound Obstet Gynecol, 2008, 31(2): 132–135.

[2] 任芸芸,常才,张珏华.胎儿脉络膜囊肿的临床价值探讨[J].中国医学影像技术,2001,17(4): 674–675.

［ 3 ］ Irani S, Ahmadi F, Javam M, et al. Outcome of isolated fetal choroid plexus cyst detected in prenatal sonography among infertile patients referred to Royan Institute: A 3-year study[J]. Iran J Reprod Med, 2015, 13(9): 571–576.

［ 4 ］ Ouzounian JG, Ludington C, Chan S. Isolated choroid plexus cyst or echogenic cardiac focus on prenatal ultrasound: is genetic amniocentesis indicated[J]. Am J Obstet Gynecol, 2007, 196(6): 595 e591–593; discussion 595 e593.

［ 5 ］ Becker S, Niemann G, Schoning M, et al. Clinically significant persistence and enlargement of an antenatally diagnosed isolated choroid plexus cyst[J]. Ultrasound Obstet Gynecol, 2002, 20(6): 620–622.

［ 6 ］ Koc A, Arisoy O, Pala E, et al. Prenatal diagnosis of mosaic ring 22 duplication/deletion with terminal 22q13 deletion due to abnormal first trimester screening and choroid plexus cyst detected on ultrasound[J]. J Obstet Gynaecol Res, 2009, 35(5): 978–982.

［ 7 ］ 王慧珠，栗河舟，阎冰，等.中孕期高龄孕妇胎儿染色体核型与脉络膜囊肿的相关性分析［J］.中华实用诊断与治疗杂志,2016,30（9）: 870–871.

［ 8 ］ Filardi TZ, Finn L, Gabikian P, et al. Treatment of intermittent obstructive hydrocephalus secondary to a choroid plexus cyst[J]. J Neurosurg Pediatr, 2009, 4(6): 571–574.

［ 9 ］ Azab WA, Mijalcic RM, Aboalhasan AA, et al. Endoscopic management of a choroid plexus cyst of the third ventricle: case report and documentation of dynamic behavior[J]. Childs Nerv Syst, 2015, 31(5): 815–819.

第六节　后颅窝扩张

【疾病概述】

后颅窝扩张是一种超声表现，也可以称为小脑延髓池增宽，一般小脑延髓池深度大于10 mm即可认为是扩张。后颅窝扩张可表现为单纯后颅窝扩张，若合并其他部位异常，通常与胎儿非整倍体有关，尤其是18三体。可见Dandy-Walker畸形、Dandy-Walker变异、小脑发育不良、Blake囊肿和后颅窝蛛网膜囊肿等。

【临床诊断依据】

1. 超声诊断依据　显示胎儿小脑水平切面，测量小脑蚓部外缘至枕骨内缘距离，即后颅窝宽度，当其值>10 mm即可明确诊断（图4-6-1）。同时，要防止探头过度倾斜超声切面不标准造成的后颅窝增宽的假象。

后颅窝增宽者要仔细观察后颅窝内的其他结构如小脑、小脑蚓部及第四脑室情况，以及其他系统有否异常。对于小脑蚓部观察尤为重要，可使用三维容积超声获得小脑蚓部正中矢状切。测量小脑蚓部面积以及脑干-蚓部夹角、脑干-小脑幕夹角是否在正常范围内。排除Dandy-Walker畸形、Dandy-Walker变异型、小脑蚓部发育不良、Blake囊肿和后颅窝蛛网膜囊肿等。

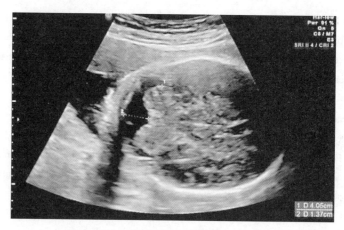

图4-6-1　后颅窝增宽,测得值为13.7 mm

2. MRI诊断依据　见图4-6-2。

(1)后颅窝池大于10 mm。

(2)测量层面为小脑横断面:观察到透明隔、丘脑、小脑半球、小脑蚓部的层面。

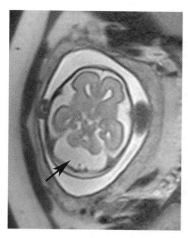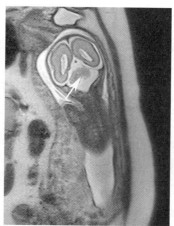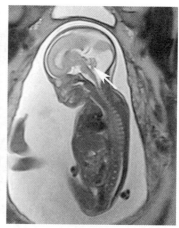

图4-6-2　后颅窝池单纯性增宽

T2WI示后颅窝池宽度超过10 mm(黑箭),小脑蚓部存在(白箭)

【咨询要点】

(1)超声显示后颅窝宽度为10~14 mm时需要定期随访;≥15 mm时应密切观察,此时胎儿异常发生率增高,要注意评价小脑、小脑蚓部及第四脑室等结构,同时结合MRI检查,明确显示小脑结构以排除合并小脑发育异常的Dandy-Walker综合征等。

(2)无小脑发育异常的单纯后颅窝增宽无须处理,预后良好。

【处理原则】

(1)合并小脑结构异常或染色体异常,建议优生引产。

（2）Blake囊肿和后颅窝蛛网膜囊肿可以超声随访，出生后有症状可手术。

（3）单纯后颅窝增宽，孕期定期进行超声等影像学检查随访。

参 考 文 献

［1］Wuest A, Surbek D, Wiest R, et al. Enlarged posterior fossa on prenatal imaging: differential diagnosis, associated anomalies and postnatal outcome[J]. Acta Obstet Gynecol Scand, 2017, 96(7): 837-843.

［2］Volpe P, Contro E, Fanelli T, et al. Appearance of fetal posterior fossa at 11-14 weeks in fetuses with Dandy-Walker malformation or chromosomal anomalies[J]. Ultrasound Obstet Gynecol, 2016, 47(6): 720-725.

［3］曾雪玲,唐莉,李坤.产前超声诊断胎儿后颅窝池扩张的临床意义［J］.现代诊断与治疗,2015,26（10）: 2319-2321.

［4］Leibovitz Z, Haratz KK, Malinger G, et al. Fetal posterior fossa dimensions: normal and anomalous development assessed in mid-sagittal cranial plane by three-dimensional multiplanar sonography[J]. Ultrasound Obstet Gynecol, 2014, 43(2): 147-153.

［5］Chapman T, Mahalingam S, Ishak GE, et al. Diagnostic imaging of posterior fossa anomalies in the fetus and neonate: part 2, Posterior fossa disorders[J]. Clin Imaging, 2015, 39(2): 167-175.

［6］Chapman T, Mahalingam S, Ishak GE, et al. Diagnostic imaging of posterior fossa anomalies in the fetus and neonate: part 1, normal anatomy and classification of anomalies[J]. Clin Imaging, 2015, 39(1): 1-8.

［7］Ghali R, Reidy K, Fink AM, et al. Perinatal and short-term neonatal outcomes of posterior fossa anomalies[J]. Fetal Diagn Ther, 2014, 35(2): 108-117.

［8］D'Antonio F, Khalil A, Garel C, et al. Systematic review and meta-analysis of isolated posterior fossa malformations on prenatal ultrasound imaging (part 1): nomenclature, diagnostic accuracy and associated anomalies[J]. Ultrasound Obstet Gynecol, 2016, 47(6): 690-697.

第七节　小脑蚓部缺失

【疾病概述】

小脑蚓部缺失指小脑蚓部解剖学结构的完全或部分缺失，其发生率为1/35 000～1/25 000。

小脑蚓部在孕第9周开始于小脑半球中线从头侧向尾侧发育。小脑蚓部缺失可由多种因素引起，临床上以小脑蚓部缺失为特征最常见的疾病是Dandy-Walker畸形（DWM），也可为隐性综合征如Meckel-Gruber综合征、Walker-Warburg综合征、Jubert综合征，或染色体异常如13三体综合征、18三体综合征等的伴随症状。酒精、糖尿病、宫内病毒感染（风疹病毒、巨细胞病毒等）也为致畸因素。

小脑蚓部缺失的患者常伴有其他多发畸形与智力精神异常，单纯性小脑蚓部发育不良也与精神分裂症、孤独症等精神疾病相关。DWM患儿大多合并颅内畸形，如脑积水，胼胝体缺如、脑膨出等神经管缺陷,脑沟回发育异常等,并有1/3患儿伴发颅外畸形,如颜面部畸形和心脏畸形等。

小脑蚓部畸形越严重,其预后越差,预后还与是否合并中枢神经系统及以外的畸形以及染色体异常有关。

【诊断依据】

1. 超声诊断依据 超声检查小脑蚓部缺失一般建议在18周后,通过小脑横切面和正中矢状切面显示胎儿小脑蚓部。正常小脑横切面上显示第四脑室和颅后窝池时,可观察到两侧小脑半球中间有高回声的蚓部相连。颅脑正中矢状切面是显示小脑蚓部的最佳平面,能够显示完整的小脑蚓部及其与第四脑室和颅窝池的关系,蚓部呈腰果状,还可测量上下径、前后径、周长、面积,以及脑干-蚓部夹角、脑干-小脑幕夹角是否在正常范围内。

小脑蚓部完全缺失的超声声像图表现为两侧小脑半球完全分开,两侧小脑半球之间未见蚓部回声。

小脑蚓部部分缺失的超声图像:横切面上两侧小脑半球之间在颅后窝偏上方仍可见小脑蚓部回声,探头略下移时可见两小脑半球分开,下蚓部缺失,正中矢状平面上小脑蚓部形态异常,各径线均小于正常值,颅后窝池与第四脑室相通。

典型的Dandy-Walker畸形超声表现为:小脑蚓部完全或部分性缺失(图4-7-1)、第四脑室囊性扩张、后颅窝增大、小脑幕抬高,部分伴有侧脑室扩张。

小脑蚓部完全缺失时超声基本能明确诊断,而部分缺失者超声诊断相对较难,漏诊率高,还需要与其他异常鉴别诊断。

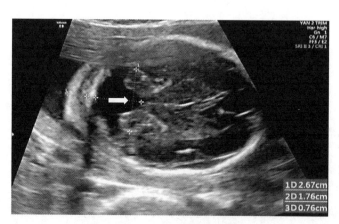

图4-7-1 Dandy-Walker畸形

图中箭头所示小脑蚓部完全缺失

2. MRI诊断依据 见图4-7-2。

(1)下蚓部完全缺失——典型Dandy-Walker畸形

• 小脑蚓部完全缺失。

• 小脑半球完全分开。

- 后颅窝池及第四脑室扩张并相通。
- 可伴侧脑室轻度或明显扩张及其他畸形。

（2）下蚓部部分缺失——Dandy-Walker变异型

- 小脑下蚓部部分缺失。
- 小脑半球上半部有小脑蚓部连接,下半部分开。
- 第四脑室与后颅窝相通。
- 第四脑室和后颅窝轻度扩张或正常。

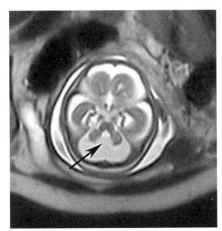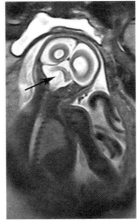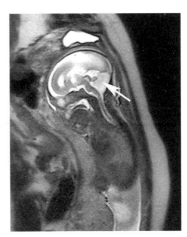

图4-7-2　Dandy-Walker畸形

T2WI各个层面可见小脑半球完全分离,小脑蚓部缺失(黑箭),第四脑室呈喇叭口样扩张,与后颅窝池相通,后颅窝池增宽(白箭)

【咨询要点】

（1）一般小脑蚓部完全缺失主要为Dandy-Walker畸形。Dandy-Walker综合征是以第四脑室和小脑发育障碍为主的先天畸形。Dandy-Walker畸形预后差,产后脑积水进行性加重,即使手术,死亡率仍较高,存活者常见智力低下。

（2）小脑蚓部缺失伴染色体异常,或者为遗传综合征的一部分,建议行胎儿染色体和基因芯片检查。

（3）有条件医院应结合MRI检查协助诊断。

【处理原则】

（1）在孕中期的早期确诊小脑蚓部缺失或部分缺失,建议优生引产。
（2）孕中期的晚期及晚期妊娠确诊者应结合染色体和基因芯片检查结果再行咨询。

──── **参 考 文 献** ────

[1] Wuest A, Surbek D, Wiest R, et al. Enlarged posterior fossa on prenatal imaging: differential diagnosis, associated

anomalies and postnatal outcome[J]. Acta Obstet Gynecol Scand, 2017, 96(7): 837-843.

[2] Bordarier C, Aicardi J. Dandy-Walker syndrome and agenesis of the cerebellar vermis: diagnostic problems and genetic counselling[J]. Dev Med Child Neurol, 1990, 32(4): 285-294.

[3] 刘金蓉, 苏珊珊, 吕国荣. 小脑蚓部畸形产前超声诊断的新进展[J]. 中华医学超声杂志（电子版）, 2012, 9（2）: 106-109.

[4] Garel C. Posterior fossa malformations: main features and limits in prenatal diagnosis[J]. Pediatr Radiol, 2010, 40(6): 1038-1045.

[5] 朱艺玲, 吴淑珠. 经腹三维超声容积对比成像联合C平面技术在诊断胎儿小脑蚓部发育异常中应用研究[J]. 中国优生与遗传杂志, 2017, 25（1）: 115-117.

[6] 孔凤贝, 张蒂荣, 张秀珍. 三维超声公式化评估正常胎儿小脑蚓部发育的研究[J]. 中国超声医学杂志, 2014, 30（2）: 158-161.

[7] Malinger G, Lev D, Lerman-Sagie T. The fetal cerebellum. Pitfalls in diagnosis and management. Prenatal diagnosis, 2009, 29(4): 372-380.

[8] Okugawa G, Sedvall GC, Agartz I. Smaller cerebellar vermis but not hemisphere volumes in patients with chronic schizophrenia. The American journal of psychiatry, 2003, 160(9): 1614-1617.

[9] Has R, Ermis H, Yuksel A, Ibrahimoglu L, Yildirim A, Sezer HD, et al. Dandy-Walker malformation: a review of 78 cases diagnosed by prenatal sonography. Fetal diagnosis and therapy, 2004, 19(4): 342-347.

第八节　全　前　脑

【疾病概述】

全前脑也称前脑无裂畸形，是由于前脑完全或部分未分裂引起的一组复杂的颅面畸形，包括脑部结构异常和面部畸形，属于中线结构的畸形。其发生率为1/16 000 ～ 1/5 200活产。

目前认为全前脑是多因素导致的原始前脑分化发育过程发生障碍，使前脑大部分没有分开所致。病因中既有遗传因素又有环境因素。遗传因素包括13三体综合征、18三体综合征及15三体综合征、染色体不平衡易位、染色体缺损及环状染色体，多个基因与全前脑有关，包括SHH（sonic hedgehog）、ZIC2（小脑锌指蛋白2）、SIX3等；而环境因素，如母体糖尿病、视黄酸暴露，以及妊娠早期滥用药物和酒精，也与全前脑有关。动物实验证实的致畸因素有藜芦属碱、放射性等。也有一些研究发现全前脑有家族倾向。

根据前脑分裂程度的不同，分为3种类型：无叶全前脑、半叶全前脑和叶状全前脑。无叶型前脑无裂畸形伴有最严重的面部畸形，如独眼畸形（独眼、位于眼上方的喙鼻、鼻缺如）、猿头畸形（眼距过窄、小眼、眶间喙鼻、鼻缺如）或是猴头畸形（眼距过窄、小眼、小而平的单孔鼻）。严重程度略轻的面部畸形包括眶距过窄以及中央性唇和（或）腭裂。3种类型的前脑无裂畸形均可出现小头畸形，也可能存在颅外畸形，包括肾囊肿和发育不良、脐膨出、心血管畸形、马蹄足、脊髓脊膜膨出及肠道畸形。

无叶全前脑为致死性畸形；半叶全前脑虽不一定死亡,但预后也极差,存活者均为白痴；叶状全前脑的预后不一致,有报道患儿可以生存,但伴有程度不一的神经系统症状及智力低下。

【临床诊断依据】

1. 超声诊断依据 全前脑的声像图诊断主要依靠观察脑室的分裂情况。

（1）无叶全前脑在横切面上见新月形的单个扩张的原始脑室,无大脑镰,无透明隔（图4-8-1）。融合的丘脑靠近颅底部。冠状切面较易观察到背侧囊肿,与单脑室相通,交界处有时可见脑组织嵴。脑室周围可有皮层组织,但背侧囊肿表面无皮层组织。

（2）半叶全前脑前半部分的声像图与无叶全前脑相似,单个脑室,但丘脑可以部分融合,大脑后半部分分裂,可观察到后半部分的大脑镰,双侧侧脑室后角存在。

（3）叶状全前脑是指大脑半球间裂隙在前、后方都形成良好,但仍有部分结构融合,如侧脑室前角、扣带回融合,透明隔消失。产前不易做出叶状全前脑的诊断。

与颅内结构异常相应的面部结构异常改变有：① 眼距过窄,甚至独眼,或两个不完全融合的眼球位于同一个眼眶内；② 鼻异常,包括塌鼻、无鼻、单鼻孔或者喙鼻；③ 中央性唇裂或腭裂。

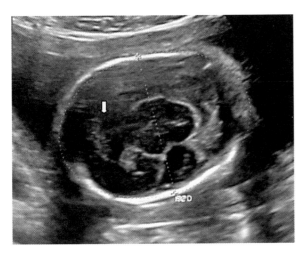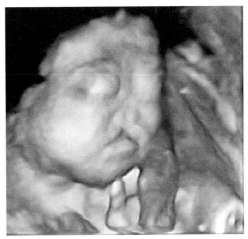

图4-8-1 无叶全前脑合并面部畸形（无鼻、中央性唇裂）

箭头所示部位两侧脑室相通,透明隔腔未显示

无叶及半叶全前脑超声可以诊断,叶状全前脑则需与透明隔视神经发育不良、胼胝体缺失和透明隔缺失相鉴别。在声像图上,胼胝体缺失除了侧脑室后角扩张外,还有第三脑室扩张并上移,以及侧脑室前角狭窄并向两侧分开的特征。早孕期超声筛查发现正常颅脑"蝴蝶征"消失是全前脑的重要标志。

2. MRI诊断依据 磁共振检查可以确诊胎儿全前脑,并进行准确分型。

（1）无叶全前脑：大脑半球完全融合,大脑镰及半球裂隙缺失,单个原始脑室,丘脑融合（图4-8-2）。

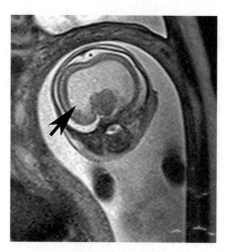

图4-8-2 无叶全前脑

T2WI示大脑半球完全融合，单一脑室（黑箭），丘脑融合，大脑镰及半球裂隙缺失

（2）半叶全前脑：大脑半球及侧脑室仅在后方分开，前方相连，单一脑室，丘脑融合或不完全融合。

（3）叶状全前脑：大脑半球及脑室分开，丘脑分开，透明隔腔消失，侧脑室前角融合。

【咨询要点】

（1）详细询问有无家族史及孕早期特殊异常病史和接触史。

（2）告知无叶全前脑和半叶全前脑预后极差。通常胎儿产后即刻死亡或于一年内死亡，极少数半叶全前脑即使能活过婴儿期，也会有严重智力低下。叶状全前脑可能会长期生存，但有不同程度的智力低下。

（3）在有生机儿前诊断者，建议优生引产并同时行胎儿染色体和基因芯片检查。

（4）下次怀孕前建议夫妇双方至孕前优生门诊咨询。

【处理原则】

（1）一旦产前筛查中发现并诊断为无叶全前脑和半叶全前脑，应建议终止妊娠。

（2）叶状全前脑属于非致死性畸形，患儿可以生存，但伴有程度不一的神经系统症状及智力低下。在国家相关法律允许的引产孕周范围内，让孕妇及家属知情自主选择是否继续妊娠。

──────── 参 考 文 献 ────────

［1］ Petryk A, Graf D, Marcucio R. Holoprosencephaly: signaling interactions between the brain and the face, the environment and the genes, and the phenotypic variability in animal models and humans[J]. Wiley Interdiscip Rev Dev Biol, 2015, 4(1): 17-32.

［2］ Petracchi F, Crespo L, Michia C, et al. Holoprosencephaly at prenatal diagnosis: analysis of 28 cases regarding etiopathogenic diagnoses[J]. Prenat Diagn, 2011, 31(9): 887-891.

［3］ 甄理, 欧燕梅, 崔诗敏, 等. 规范化早孕期超声结构筛查在诊断无脑儿及全前脑中的意义［J］. 中国优生与遗传杂志, 2012(10): 97-98.

［4］ Khalil A, Papageorghiou A, Bhide A, et al. Biparietal diameter at 11 to 13 weeks' gestation in fetuses with holoprosencephaly[J]. Prenat Diagn, 2014, 34(2): 134-138.

［5］ Griffiths PD, Jarvis D. In Utero MR Imaging of Fetal Holoprosencephaly: A Structured Approach to Diagnosis and Classification[J]. AJNR Am J Neuroradiol, 2016, 37(3): 536-543.

［6］ Kaliaperumal C, Ndoro S, Mandiwanza T, et al. Holoprosencephaly: antenatal and postnatal diagnosis and outcome[J]. Childs Nerv Syst, 2016, 32(5): 801-809.

第九节　脊　柱　裂

【疾病概述】

脊柱裂属于开放性神经管缺陷,是指脊椎中线缺损导致椎管敞开,脊髓或神经暴露。绝大部分的脊柱裂位于背侧部,偶尔位于腹侧部,即椎体裂。脊柱裂的发生率为1/1 000左右。

开放性神经管缺陷的发生机制不清,大多数脊柱裂是由多因素导致的单纯畸形,脊柱裂也可作为遗传综合征的一部分表现,环境因素如某些药物、射线,致畸因子均可能引起此病。叶酸的缺乏、丙戊酸盐或叶酸拮抗剂的应用会增加脊柱裂发病风险,补充叶酸可减少开放性神经管缺陷的发生。

根据病变部位有无明显特征分为显性脊柱裂和隐性脊柱裂;根据病变部位是否有完整皮肤覆盖分为开放性脊柱裂和闭合性脊柱裂,其中约80%为开放性脊柱裂。开放性脊柱裂伴有神经组织的暴露,隐性脊柱裂的特征是脊柱裂但不伴相应的上皮缺损,且神经组织未暴露。脊髓脊膜膨出是开放性脊柱裂的最严重状态,其特征是脊柱裂,伴有相应的皮肤缺损,有脊膜和脊髓的暴露。

开放性脊柱裂较为多见,90%以上发生在腰骶部,临床症状差异悬殊。患儿出生后在背部中线部位有一肿物突起,表面无皮肤,仅有膜状物覆盖,随年龄增大而增大,可能发生破裂。患儿可表现程度不等的下肢迟缓性瘫痪和膀胱、肛门括约肌功能障碍。脊柱裂患儿可伴发各种脑部畸形,包括脑积水、脑发育不全、多小脑回、脑裂、胼胝体发育不全、蛛网膜囊肿和前脑无裂畸形等。伴有脑积水及脑干下移时称Chiari II异常,脑积水也是患儿死亡的主要原因。

隐性脊柱裂可表现为多种不同的形式,范围从无症状的脊柱畸形到临床表现明显的脊髓及相关结构缺陷。

脊柱裂是一种严重的先天畸形,其预后与脊柱裂的发生平面有关,颈椎胸椎裂者几乎不能生存;部位越低生存率越高。生存者中仅23%能正常行走,患儿大小便失禁也很常见。Arnold-Chiari异常患儿的智商较低。也可能出现菱脑功能障碍即颅底部和颈部疼痛、眼球震颤、上肢无力、肌张力减退和强直痉挛。开放性脊柱裂,如脑脊膜膨出囊内有神经根及脊髓受压,可有运动和感觉方面障碍,预后欠佳。而隐形脊柱裂,一般预后较好。脊柱裂患者仍需专业治疗以预防、监测和处理多种会影响机体功能、生活质量和存活的潜在并发症。

【诊断依据】

1. 超声诊断依据　具备三大声像图特征。

(1) 开放性椎骨缺损:横切、纵切和冠状切面都能观察到椎骨缺损。声像图上表现为旁正中矢状面背侧椎弓的骨化中心断裂、缺失,有时可显示脊柱异常弯曲,前凸、后凸,失去正常生理弧度。横切面上关闭型的骨化中心三角形变成开放型三角形,背侧的椎弓骨化中心向两侧分开，成U形或V形（图4-9-1），这是诊断脊柱裂最重要的声像图表现。冠状切面两条平行的椎弓骨化中心在裂开处异常增宽、膨大。有时还可见脊柱侧凸畸形。

（2）软组织异常：椎骨缺失的同时，表面的软组织也有缺损，若完全缺损，皮肤延续线回声中断（图4-9-2）。多数病例有脊髓脊膜膨出或脊膜膨出，缺损处见囊性包块突起。

（3）相应的头部改变（图4-9-3）：Arnold-Chiari Ⅱ型异常，横切胎头时呈"柠檬头"，后颅窝消失，"香蕉小脑"等。

（4）部分脊柱裂胎儿合并足畸形，如马蹄内翻足。

（5）三维超声是诊断胎儿脊柱裂的较好补充。

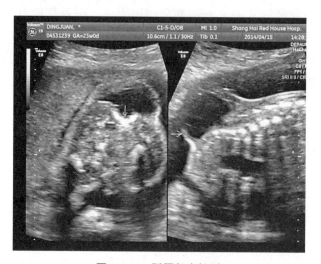

图4-9-1 骶尾部脊柱裂

椎弓骨化中心呈V形向两侧分开（向下箭头所示）；同一病例
骶尾部向外突起囊性结构（右向箭头所示）

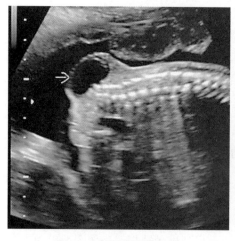

图4-9-2 骶尾部脊柱裂

箭头显示骶尾部向外突起无回声结构

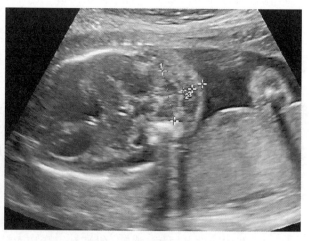

图4-9-3 骶尾部脊柱裂

头部Arnold-Chiari Ⅱ型改变（1、2、3测量键所指分别为小脑横径、后颅窝池宽、颈项软组织厚度）

2. MRI诊断依据　见图4-9-4。

（1）显性脊柱裂：椎管内容物膨出，根据是否有皮肤覆盖分为开放性脊柱裂和闭合性脊柱裂，脊膜膨出 T2WI 表现为脊椎后方突出的高信号囊性包块，伴有脊髓膨出时可见高信号包块中混杂等信号的脊髓组织。

（2）隐性脊柱裂：椎弓未融合，椎管开放，但脊膜脊髓未膨出，表面有皮肤覆盖，MRI对胎儿骨质结构分辨率较低，难以显示无脊髓脊膜膨出的隐性脊柱裂。

（3）可伴有脊髓低位、脊柱后凸、侧弯畸形等表现。

（4）开放性脊柱裂多伴有脑部异常：后颅窝池消失、小脑疝、香蕉小脑、柠檬头、脑室扩张等脑部畸形。

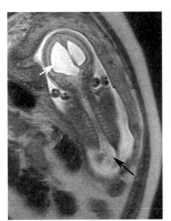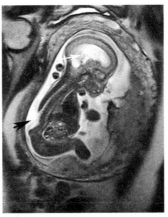

图4-9-4　开放性脊柱裂

T2WI显示骶尾部皮肤缺损，开放性脊柱裂，骶尾部膨出物内可见高信号的脑脊液和稍高信号的脊髓（黑箭），伴小脑扁桃体疝（白箭）、后颅窝池消失，严重脑积水（白箭）

3. 实验室检查　脊柱裂胎儿母血及羊水中的甲胎蛋白明显高于正常胎儿。

【咨询要点】

（1）告知脊柱裂是神经管缺陷中最常见的一类畸形，是一种严重的先天性畸形。预后与脊柱裂的发生平面有关，颈椎胸椎裂者几乎不能生存，部位越低生存率及生存质量越高。生存者中仅23%能正常行走，患儿大小便失禁也非常多见。Arnold-Chiari异常患儿的智商较低，且伴有菱脑功能障碍。

（2）脊柱裂患儿合并染色体异常、脑积水、足部畸形的概率在5% ～ 20%。产前诊断或怀疑脊柱裂的胎儿除需产前高危超声筛查外，可行胎儿染色体检查。

（3）下次怀孕前建议补充叶酸。

【处理原则】

（1）若在孕25周前（胎儿双顶径小于65 mm）诊断脊柱裂，可选择优生引产。

（2）超过可选择优生引产孕周者,结合染色体检查结果进一步咨询。

（3）出生后转儿科进一步诊治。根据情况在不同时期进行手术修复,如果脊柱裂严重,影响到神经组织,通常在生后1～2天就要进行外科手术,将暴露的神经和脊索放进脊柱椎管中,缺陷处覆盖肌肉和皮肤。及时手术的好处是可以防止由于感染或出血导致的神经系统的进一步破坏,但已经破坏的神经将不会修复,术后大小便失禁、双下肢功能问题通常都将持续存在。目前国外已经尝试开展宫内修复脊柱裂,但效果是否优于产后修复尚无定论。

参 考 文 献

[1] Ghi T, Pilu G, Falco P, et al. Prenatal diagnosis of open and closed spina bifida[J]. Ultrasound Obstet Gynecol, 2006, 28(7): 899–903.

[2] 朱晨,任芸芸,严英榴,等.胎儿开放性脊柱裂和闭合性脊柱裂的超声鉴别诊断[J].复旦学报(医学版),2016,43(2):195–200.

[3] 张蒂荣,石宇,胡海云,等.胎儿先天性脊柱裂的产前超声诊断及其预后评估研究[J].中国产前诊断杂志(电子版),2015,7(3):14–18.

[4] Amari F, Junkers W, Hartge D, et al. Prenatal course and outcome in 103 cases of fetal spina bifida: a single center experience[J]. Acta Obstet Gynecol Scand, 2010, 89(10): 1276–1283.

[5] Van Der Vossen S, Pistorius LR, et al. Role of prenatal ultrasound in predicting survival and mental and motor functioning in children with spina bifida[J]. Ultrasound Obstet Gynecol, 2009, 34(3): 253–258.

[6] Sepulveda W, Wong AE, Sepulveda F, et al. Prenatal diagnosis of spina bifida: from intracranial translucency to intrauterine surgery[J]. Childs Nerv Syst, 2017, 33(7): 1083–1099.

[7] Buyukkurt S, Binokay F, Seydaoglu G, et al. Prenatal determination of the upper lesion level of spina bifida with three-dimensional ultrasound[J]. Fetal Diagn Ther, 2013, 33(1): 36–40.

[8] Belfort M, Deprest J, Hecher K. Current controversies in prenatal diagnosis 1: in utero therapy for spina bifida is ready for endoscopic repair[J]. Prenat Diagn, 2016, 36(13): 1161–1166.

[9] Grivell RM, Andersen C, Dodd JM. Prenatal versus postnatal repair procedures for spina bifida for improving infant and maternal outcomes[J]. Cochrane Database Syst Rev, 2014, 28(10): CD008825.DOI: 10.1002/14651858.CD008825.pub2.

第十节 脑 部 肿 瘤

【疾病概述】

先天性脑部肿瘤指大脑部位的肿瘤,发病率较低。其病因不明,动物实验发现某些化学物质和病毒等可引发脑部肿瘤。根据肿瘤不同的生长部位可分为幕上型、幕下型或幕上幕下型;根据细胞类型可分为畸胎瘤、星形胶质细胞瘤、颅咽管瘤、原始神经外胚叶肿瘤、脉络丛乳头状瘤、脑膜瘤和室管膜瘤，其中畸胎瘤最为常见。肿瘤可以表现为囊性、囊实性或实质性。脑部肿瘤常会阻碍脑脊液循环，引起继发性脑室扩张。同时肿瘤可压迫附近的脑组织造成功能缺陷。

常见临床表现为大头畸形及胎儿超声检测到的颅内占位；严重脑积水较少见。在大约 1/3 的妊娠中，可因丘脑功能障碍致吞咽功能减弱而继发羊水过多。

大多数颅内肿瘤于晚孕期检出，患儿结局与肿瘤的组织学类型、大小、位置及诊断时的婴儿状况相关。患儿生存情况较差，且常见死产。

【诊断依据】

1. 超声诊断依据　主要声像图表现（图4-10-1）：颅内赘生物，往往体积较大，且内部回声混杂，如囊性实质性交错等，有时瘤内可有钙化斑点或钙化团块。脑内结构失去正常形态及径线。若发生脑脊液循环受阻则会出现脑室扩张。大型的脑部肿瘤可导致胎头增大。

有时颅内畸胎瘤可伴有高输出量心力衰竭的声像图表现，如胎儿头面部、躯干部水肿、肝脏肿大、羊水过多、胎盘水肿。

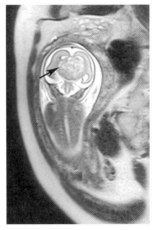

图4-10-1　脑部实性占位（箭头所示）

大多数脑部肿瘤只有在晚孕期才能做出诊断，仅少数肿瘤在中孕期时能发现。超声通常可以明确诊断，MRI则可确诊。

2. MRI诊断依据　见图4-10-2。

（1）实性、囊性、囊实性占位，可有壁结节。

（2）根据位置不同可引起不同部位的占位征象。

（3）较大者可影响脑部血供，引起脑水肿、坏死。

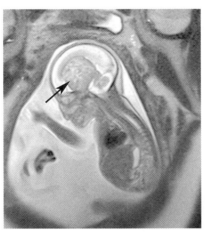

图4-10-2　颅内畸胎瘤

T2WI示颅中线实性肿块，信号混杂，边界清晰（黑箭），有占位效应（侧脑室增宽、受压变形）

【咨询要点】

（1）当超声怀疑胎儿脑部肿瘤者，建议定期超声随访，注意肿块的大小变化和对周围脑组织的影响。

（2）建议MRI检查。

（3）告知胎儿预后差。据报道产前做出脑部肿瘤诊断的均为死胎、死产或者产后迅速死亡。

【处理原则】

（1）中孕期产前诊断胎儿脑部肿瘤，建议优生引产。

（2）晚孕期产前诊断胎儿脑部肿瘤，应注意选用合适的分娩方式，尽量阴道分娩。

参 考 文 献

［1］Cassart M, Bosson N, Garel C, et al. Fetal intracranial tumors: a review of 27 cases[J]. Eur Radiol, 2008, 18(10): 2060−2066.

［2］Schlembach D, Bornemann A, Rupprecht T, et al. Fetal intracranial tumors detected by ultrasound: a report of two cases and review of the literature[J]. Ultrasound Obstet Gynecol, 1999, 14(6): 407−418.

［3］Sun L, Wu Q, Pei Y, et al. Prenatal diagnosis and genetic discoveries of an intracranial mixed neuronal-glial tumor: A case report and literature review[J]. Medicine (Baltimore), 2016, 95(45): e5378.

［4］Kostadinov S, Hanley CL, Lertsburapa T, et al. Fetal craniopharyngioma: management, postmortem diagnosis, and literature review of an intracranial tumor detected in utero[J]. Pediatr Dev Pathol, 2014, 17(5): 409−412.

［5］Uysal A, Oztekin O, Oztekin D, et al. Prenatal diagnosis of a fetal intracranial tumor[J]. Arch Gynecol Obstet, 2005, 272(1): 87−89.

［6］Kurishima C, Wada M, Sakai M, et al. Congenital brain tumor: fetal case of congenital germ cell intracranial tumor[J]. Pediatr Int, 2012, 54(2): 282−285.

［7］王海燕.产前超声诊断胎儿颅内肿瘤一例及文献复习［J］.中华医学超声杂志（电子版），2012（04）: 34-36.

［8］Severino M, Schwartz ES, Thurnher MM, et al. Congenital tumors of the central nervous system. Neuroradiology, 2010, 52(6): 531−548.

第五章
循环系统相关疾病

严英榴 曹 丽 周 园 张 斌

第一节 法洛四联症

【疾病概述】

法洛四联症（tetralogy of Fallot, TOF）是最常见的青紫型先天性心脏病（先心病），占先心病5%～10%。基本病变为：肺动脉狭窄、室间隔缺损、主动脉骑跨于室间隔之上、右心室肥厚。由于宫内期间胎儿体循环与肺循环压力相等，不表现出右心室肥厚。其发病机制不明，主要与多基因遗传缺陷及染色体畸变相关，此外母体妊娠早期病毒感染（如风疹、柯萨奇病毒感染等）以及罹患某些代谢性疾病也可能导致胎儿期心脏及大血管发育异常，其他如孕早期接触放射线、叶酸缺乏等也可能导致该病发生。

出生后患儿的临床表现主要包括：① 青紫：程度及出现的早晚与肺动脉狭窄程度相关。② 蹲踞症状：患儿于行走、玩耍时常主动下蹲片刻。③ 杵状指（趾）：表现为指（趾）膨大如鼓槌。④ 阵发性缺氧发作：多见于婴儿，表现为吃奶、哭闹或情绪激动时发生阵发性呼吸困难，严重者可突然昏厥、抽搐，甚至死亡。

法洛四联症预后取决于肺动脉瓣狭窄程度及肺部侧支循环情况。未经手术修补的TOF患者存活率低，半数会在幼年夭折，多数未经纠正的患者不能活到30岁。接受手术矫治的TOF患者可长期存活，但是存在心脏并发症的风险。

【临床诊断依据】

主要依据超声影像学诊断。特征如下：

（1）肺动脉狭窄。无论是右心室流出道、心脏短轴切面还是三血管平面，都能发现肺动脉狭窄的证据，主要表现为肺动脉管径明显小于主动脉管径（图5-1-1）。在严重肺动脉狭窄时，二维声像图上不能发现肺动脉，仅在彩色血流图上显示极细的肺动脉血流（图5-1-

2）。少数法洛四联症合并肺动脉闭锁胎儿可显示动脉导管反流信号。法洛四联症合并肺动脉瓣缺失者,声像图表现为肺动脉主干及左右肺动脉分支瘤样扩张。

（2）室间隔缺损。由于绝大部分患儿的室间隔缺损都靠近流出道的膜部,因此在四腔心平面上往往不易观察到室间隔缺损回声,如果改用左心室流出道或左心长轴切面进行扫查,即能发现室间隔连续回声出现中断（图5-1-3）。室间隔缺损的大小因人而异。

（3）主动脉骑跨。左心长轴切面可显示主动脉骑跨于室间隔上,以及扩张的主动脉（图5-1-4）。

（4）右心室肥大。在胎儿期间一般不会出现右心室肥大改变。

法洛四联症除有上述几个声像图特点外,还可能合并其他的心内或心外畸形。

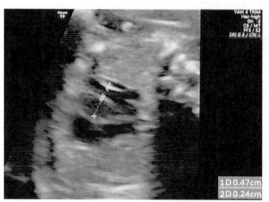

图5-1-1　肺动脉管径小于主动脉管径

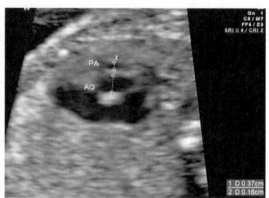

图5-1-2　严重肺动脉狭窄

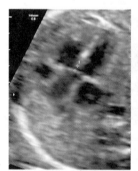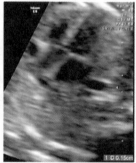

图5-1-3　室间隔缺损

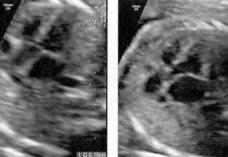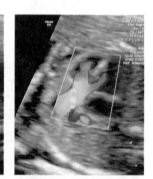

图5-1-4　主动脉骑跨于室间隔

【咨询要点】

（1）仔细询问病史及孕期有无特殊暴露等情况,产前超声发现法洛四联症,应仔细观察有无合并其他的心内或心外畸形。

（2）建议胎儿行染色体检查和基因芯片检查,特别注意排除22q11.2微缺失综合征。

（3）若在有生机儿前发现TOF,可让孕妇及其家属考虑是否终止妊娠,选择优生引产。

（4）对继续妊娠者,应定期产科随访并咨询儿科心外科医生。分娩时应有儿科医生在场。

【处理原则】

（1）孕期根据染色体检查和基因芯片检查结果再遗传咨询。

（2）出生后转儿科进一步诊治。

法洛四联症是一种进行性改变的先天性病症，严重影响着患儿的生长发育，甚至因并发症而危及生命，因此，凡经确诊的TOF都应考虑手术治疗。

手术方式包括姑息分流术和完全修复手术。对于严重低氧，肺动脉发育极差，无根治条件的患儿可先行姑息手术。姑息分流术（体肺分流或右心室流出道疏通术）在以下情况优先选择：① 法洛四联症合并肺动脉闭锁新生儿；② 肺动脉瓣环发育不良的患儿；③ 冠状动脉解剖位置不佳；④ 小于3～4个月患儿伴有药物不能缓解的缺氧发作；⑤ 体重低于2.5 kg的患儿。主要术式包括：经典Blalock-Taussig分流术，常用于3月龄以内的患儿；改良Blalock-Taussig分流术，可用于各年龄患儿，尤其是3月龄内的小婴儿；其他如Waterston分流术、Potts手术，目前已停用。对于有根治条件的患儿，首选一期根治术包括：① 右心室流出道疏通及重建；② 室间隔缺损修补；③ 合并畸形手术。单纯性法洛四联症患儿可选择生后4～6个月手术，无症状的或轻度发绀的法洛四联症患儿可选择1～2岁左右手术，早期手术可以减轻右心室肥厚和纤维化，促进肺血管的发育。单纯一期根治术死亡率为3%左右。

患儿血流动力学改变取决于右心室流出道狭窄程度。若肺动脉狭窄明显，右心室收缩时，血液通过室间隔缺损、骑跨的主动脉进入体循环引起持续青紫，低氧血症（SpO$_2$<80%）。对严重低氧血症的患儿，术前准备亦很重要，包括静脉应用PGE$_1$维持PDA开放，纠正代谢性酸中毒等。

完全修复手术的手术时限在不同医疗机构是不同的，但普遍倾向于早期手术。此外TOF儿童的长期随访证实，其神经系统发育结局较差，包括智力测试得分较低，有轻度的精细运动技能受损，以及语言运用困难。

参 考 文 献

[1] Park Myungk.实用小儿心脏病学［M］.北京：人民军医出版社，2009.

[2] Hickey EJ, Veldtman G, Bradley TJ, et al. Functional health status in adult survivors of operative repair of tetralogy of fallot[J]. Am J Cardiol, 2012, 109(6): 873-880.

[3] Miatton M, De Wolf D, Francois K, et al. Intellectual, neuropsychological, and behavioral functioning in children with tetralogy of Fallot[J]. J Thorac Cardiovasc Surg, 2007, 133(2): 449-455.

[4] Zhao Y, Abuhamad A, Fleenor J, et al. Prenatal and postnatal survival of fetal tetralogy of fallot: a meta-analysis of perinatal outcomes and associated genetic disorders[J]. J Ultrasound Med, 2016, 35(5): 905-915.

[5] Brandt JS, Wang E, Rychik J, et al. Utility of a single 3-vessel view in the evaluation of the ventricular outflow tracts[J]. J Ultrasound Med, 2015, 34(8): 1415-1421.

[6] Schellen C, Ernst S, Gruber GM, et al. Fetal MRI detects early alterations of brain development in tetralogy of fallot[J]. Am J Obstet Gynecol, 2015, 213(3): 392.e1-7.

[7] Berger-Kulemann V, Berger R, Mlczoch E, et al.The effects of hemodynamic alterations on lung volumes in fetuses with tetralogy of fallot: an MRI study[J]. Pediatr Cardiol, 2015, 36(6): 1287-1293.

[8] Arya B, Levasseur SM, Woldu K, et al.Fetal echocardiographic measurements and the need for neonatal surgical intervention in Tetralogy of Fallot[J]. Pediatr Cardiol, 2014, 35(5): 810−816.

[9] Donofrio MT, Moon-Grady AJ, Hornberger LK, et al. Diagnosis and treatment of fetal cardiac disease: a scientific statement from the American Heart Association[J]. Circulation, 2014, 27; 129(21): 2183−2242.

第二节　Ebstein畸形

【疾病概述】

Ebstein畸形（Ebstein anomaly）是一种先天性心脏缺陷，又称三尖瓣下移畸形，主要特征为三尖瓣的两个瓣叶（隔瓣和后瓣）下移至右心室，并伴有瓣叶发育不良。下移的三尖瓣将右心室分为两部分，位于瓣膜下方的右心室为功能右心室，常缩小，位于瓣膜上方的是房化右心室部，并与右心房构成一巨大心腔。一般人群发生Ebstein畸形的估计风险为每20 000名活产儿中1例，发病率无性别倾向。发病机制不明，一般认为与多基因遗传与环境因素相关。有报道妊娠早期使用锂剂的母亲生育的婴儿Ebstein畸形发病率较高。

出生后临床表现差异很大，主要根据三尖瓣样瓣叶的移位程度和功能状态。严重病例出生后几天即可出现发绀和充血性心力衰竭。症状较轻的患儿可能出现呼吸困难、疲倦、发绀和劳累后心悸。若不接受治疗，18%有症状的患儿于新生儿期死亡，30%患儿在10岁前死亡，平均死亡年龄为20岁，死因多为充血性心力衰竭。

【临床诊断依据】

主要依靠超声影像学诊断。特征是：四腔心平面上，超声可显示右心房显著增大，严重者右心房巨大；心内膜垫"十字交叉"结构消失，三尖瓣瓣叶下移至右心室，右心室相应缩小（图5-2-1）。彩色血流图上显示心室收缩期大量血液反流至右心房（图5-2-2）。

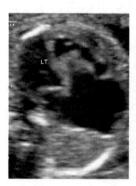
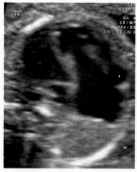
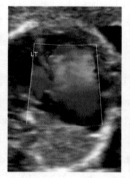
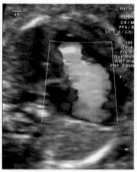

图5-2-1　三尖瓣隔瓣下移，右心房明显增大，右心室缩小　　　　图5-2-2　大量三尖瓣反流至右心房

【咨询要点】

（1）建议行胎儿染色体检查及基因芯片检查。Ebstein畸形发生率占先天性心脏病不到1%，非整倍体风险略增加，结局与染色体异常及合并的心脏异常有关。

（2）在有生机儿前，若超声诊断Ebstein畸形，可以建议终止妊娠，优生引产。

（3）对继续妊娠或孕晚期诊断者，系列超声随访很重要，因为一旦出现心力衰竭，预后均较差。

（4）出生后转儿科进一步诊治。

【处理原则】

（1）孕期根据染色体检查和基因芯片检查结果再遗传咨询。

（2）孕期定期随访超声，注意有无胎儿心力衰竭表现，必要时提前结束妊娠，转新生儿科治疗。

（3）新生儿明确诊断后，治疗根据发病年龄、畸形病变程度、合并其他病变以及临床症状来决定。无明显青紫、心功能尚可、无严重三尖瓣反流者可以随访，部分Ebstein畸形患者的症状很轻，仅需要内科治疗，包括吸入一氧化氮、强心药、利尿剂等，可有相对长的寿命和积极的生活。若临床上出现心力衰竭，发绀加重，则考虑外科手术治疗，包括三尖瓣成形术或置换术、选择性房化右心室折叠术、闭合心内分流、右心房减容成形术，以及任何有指征的心律失常手术。若右心室发育不良，则可行体肺分流术或全腔肺吻合术。大多数患者都可以手术修复。因为手术风险很高（10% ～ 25%），除非有手术指征，否则新生儿期应避免外科手术。

参 考 文 献

［1］Lupo PJ, Langlois PH, Mitchell LE. Epidemiology of Ebstein anomaly: prevalence and patterns in Texas, 1999–2005[J]. Am J Med Genet A, 2011, 155A(5): 1007–1014.

［2］Allan LD, Desai G, Tynan MJ. Prenatal echocardiographic screening for Ebstein's anomaly for mothers on lithium therapy[J]. Lancet, 1982, 2(8303): 875–876.

［3］Attenhofer JC, Connolly HM, Dearani JA, et al. Ebstein's anomaly[J]. Circulation, 2007, 115(2): 277–285.

［4］Boyle B, Garne E, Loane M, et al.The changing epidemiology of Ebstein's anomaly and its relationship with maternal mental health conditions: a European registry-based study[J]. Cardiol Young, 2017, 27(4): 677–685.

［5］Donofrio MT, Moon-Grady AJ, Hornberger LK, et al. Diagnosis and treatment of fetal cardiac disease: a scientific statement from the American Heart Association[J]. Circulation, 2014, 129(21): 2183–2242.

［6］Wertaschnigg D, Manlhiot C1, Jaeggi M, et al.Contemporary Outcomes and Factors Associated With Mortality After a Fetal or Neonatal Diagnosis of Ebstein Anomaly and Tricuspid Valve Disease[J]. Can J Cardiol, 2016, 32(12): 1500–1506.

［7］Freud LR, Escobar-Diaz MC, Kalish BT, et al.Outcomes and Predictors of Perinatal Mortality in Fetuses With Ebstein Anomaly or Tricuspid Valve Dysplasia in the Current Era: A Multicenter Study[J]. Circulation, 2015, 132(6): 481–489.

［8］Katsuragi S, Kamiya C, Yamanaka K, et al.Risk factors for maternal and fetal outcome in pregnancy complicated by Ebstein anomaly[J]. Am J Obstet Gynecol, 2013, 209(5): 452.e1–6.

［9］Yu JJ, Yun TJ, Won HS, et al.Outcome of neonates with Ebstein's anomaly in the current era[J]. Pediatr Cardiol,

2013, 34(7): 1590–1596.

第三节 大动脉转位

【疾病概述】

大动脉转位(transposition of great arteries, TGA)是指主动脉与右心室相连,肺动脉与左心室相连。主动脉、肺动脉的起始位置与两心室的连接关系左右颠倒,前后换位,同时还可包括左右心室及心房位置的转换。其发生机制不明,可能是遗传与环境的相互作用使胚胎时期动脉圆锥部发育异常所致。本病包括完全性大动脉转位和纠正性大动脉转位。完全性大动脉转位(D-TGA)占先天性心脏病的5%～7%,男性多见。其病理特点为主动脉发自右心室、肺动脉发自左心室,造成肺循环和体循环完全隔离。存在房间隔缺损、室间隔缺损、动脉导管未闭能使两个循环交通,这是患儿存活的条件。约半数的患儿为单纯D-TGA,仅存在卵圆孔未闭和动脉导管未闭,不合并其他畸形。30%～40%患儿可合并室间隔缺损(VSD)。5%患儿存在左心室流出道梗阻。患儿生后即出现青紫,新生儿期即可表现出充血性心力衰竭,如不采取外科干预,90%患儿出生后6个月内死亡。虽然TGA是新生儿及1岁以内婴幼儿发绀型先天性心脏病中最常见的畸形,常因心力衰竭而死亡,且病死率极高,但只要能及时做出正确诊断,大多数患儿则能得到有效治疗。

【诊断依据】

主要依靠超声影像学诊断。特征是:大血管失去正常解剖关系,即主动脉与肺动脉无互相交叉,表现为两者平行而出。两条平行的大血管可在左右心室上方直行向上(完全性大动脉转位,图5-3-1),也可一起弯曲向右前方然后再向左后上方行走,呈两个紧靠的C形结构(纠正性大动脉转位,图5-3-2)。超声应注意有无合并室间隔缺损,室间隔缺损的有无对产科处理有着重要临床意义。此外也应注意心内、心外有无其他异常改变。

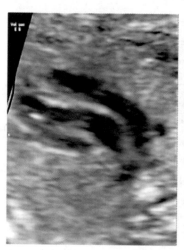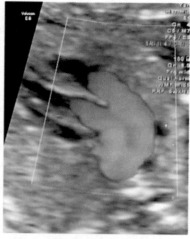

图5-3-1 完全性大动脉转位,主动脉和肺动脉平行

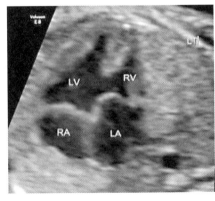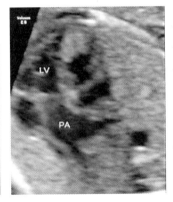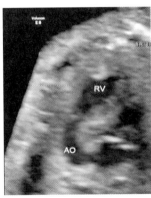

图5-3-2　纠正性大动脉转位

【咨询要点】

（1）在有生机儿前诊断完全性大动脉转位，可考虑终止妊娠，优生引产。

（2）对在有生机儿后诊断或要求继续妊娠者，应做更详细的超声检查以排除有无心脏其他部位的畸形，建议行胎儿染色体检查和基因芯片检查，包括排除22q11.2微缺失综合征。

（3）除非合并肺动脉狭窄，一般大动脉转位不会发生宫内心内衰竭，因此，产科无须特殊处理。

【处理原则】

（1）孕期根据染色体检查和基因芯片检查结果再遗传咨询。

（2）出生后禁吸氧，静脉滴注PGE$_1$维持动脉导管开放，纠正酸中毒，转儿科进一步诊治。

（3）一旦明确诊断，应尽早手术。

外科手术术式主要有动脉转位术（arterial switch operation，ASO），合并室间隔缺损患者优选推荐ASO和VSD修补术，大型室间隔缺损和肺动脉显著狭窄者推荐Rastelli术。心房转位术因并发症多目前已较少应用，ASO目前是首选的手术方法，手术死亡率约6%。近年来小儿心外科应用Lecompte术治疗小儿心室大动脉连接异常的先天性心脏病，特别适用于婴幼儿，甚至新生儿，手术结果较满意。

通过初始医疗管理［包括前列腺素（也称为前列地尔）治疗、球囊房间隔造口术（balloon atrial septostomy，BAS）］和外科矫正手术，TGA患者的生存情况获得显著改善，但存活者仍面临可能需要进一步手术干预严重并发症的风险。

参 考 文 献

[1] Ravi P, Mills L, Fruitman D, et al. Population Trends in Prenatal Detection of Transposition of Great Arteries: Impact of Obstetrical Screening Ultrasound Guidelines[J]. Ultrasound Obstet Gynecol, 2017.

[2] Vigneswaran TV, Zidere V, Miller OI, et al.Usefulness of the Prenatal Echocardiogram in Fetuses With Isolated Transposition of the Great Arteries to Predict the Need for Balloon Atrial Septostomy[J]. Am J Cardiol, 2017,

119(9): 1463-1467.

[3] Park Myungk.实用小儿心脏病学［M］.北京：人民军医出版社,2009.

[4] Domínguez-Manzano P, Mendoza A, Herraiz I, Escribano D, et al.Transposition of the Great Arteries in Fetal Life: Accuracy of Diagnosis and Short-Term Outcome[J]. Fetal Diagn Ther, 2016, 40(4): 268-276.

[5] Brandt JS, Wang E, Rychik J, et al.Utility of a Single 3-Vessel View in the Evaluation of the Ventricular Outflow Tracts[J]. J Ultrasound Med, 2015, 34(8): 1415-1421.

[6] Donofrio MT, Moon-Grady AJ, Hornberger LK, et al. Diagnosis and treatment of fetal cardiac disease: a scientific statement from the American Heart Association[J]. Circulation, 2014, 129(21): 2183-2242.

[7] Hutter PA, Kreb DL, Mantel SF, et al. Twenty-five years' experience with the arterial switch operation[J]. J Thorac Cardiovasc Surg, 2002, 124(4): 790-797.

[8] Emani SM, Beroukhim R, Zurakowski D, et al. Outcomes after anatomic repair for d-transposition of the great arteries with left ventricular outflow tract obstruction[J]. Circulation, 2009, 120(11 Suppl): S53-S58.

第四节　左心室发育不良

【疾病概述】

左心发育不良综合征（hypoplastic left heart syndrome，HLHS）是由于左心流入和（或）流出道发育不良引起的一组病变,包括左心室狭小或缺如、主动脉瓣闭锁、升主动脉发育不良、二尖瓣闭锁或发育不良等。在先天性心脏病患儿中约占1%,合并脑部畸形率高,有29%患儿存在中枢神经系统畸形,临床预后差。其发病机制不明,非综合征型HLHS的遗传具有异质性,涉及多个基因位点,包括5号染色体上的NKX2.5,以及10q22和6q23上的基因位点变异。HLHS也可能与宫内感染、梗死、选择性左室心肌病等相关。HLHS新生儿出生数小时至数天即出现心动过速、呼吸困难、肺部啰音、外周脉搏细弱及肢体厥冷。患儿可没有严重发绀,但因灌注差,可有充血性心力衰竭表现,肝大、奔马律。未经治疗的左心发育不良综合征患儿均不可避免死亡,其生后1天、生后1周、生后1个月内的病死率约为15%、70%和91%。

【诊断依据】

胎儿左心室发育不良超声诊断标准：① 四腔心切面显示二尖瓣闭锁或发育不良,心室比例失调、左心室腔小（图5-4-1）,少数病例因主动脉闭锁、二尖瓣功能正常而左心室表现为扩大；② 左心室流出道、大动脉短轴或主动脉长轴切面显示升主动脉细小且管壁回声增高,主动脉瓣闭锁或狭窄；③ 三血管气管切面可显示主动脉弓与动脉导管弓比例失调,甚至主动脉弓未显示（图5-4-2）；④ 彩超有助于判断二尖瓣、主动脉瓣是否闭锁或狭窄,主动脉弓内有无反向血流（图5-4-3）。

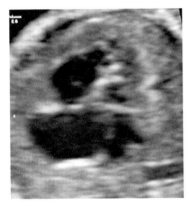

图5-4-1 左心室腔小

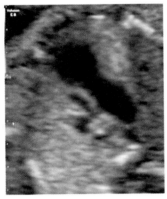

图5-4-2 主动脉弓细小

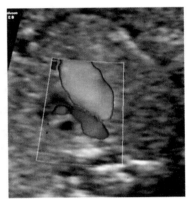

图5-4-3 主动脉内反向血流

【咨询要点】

（1）建议行胎儿染色体检查及基因芯片检查。

（2）在有生机儿前诊断左心发育不良综合征，应建议终止妊娠。

（3）在有生机儿后诊断，则应详细咨询患者，并注意检查胎儿其他部位有无畸形，告知预后情况。

【处理原则】

出生后一经诊断需立即治疗。术前准备很重要，措施包括 PGE_1 应用维持动脉导管开放，纠正代谢性酸中毒，心肌正性药物应用，维持适宜血压，必要时需机械通气支持。

外科治疗包括心脏移植和分期姑息修复。由于婴儿心脏供者缺乏，分期姑息修复已成为首选的外科方法。分期姑息手术治疗包括Ⅰ期Norwood手术或Sano手术，手术死亡率达25%，Ⅰ期修复成功婴儿中3～5年生存率约为70%；Ⅱ期Hemi-Fontan或双向腔肺动脉吻合术可减少心脏前负荷，保护心功能；Ⅲ期Fontan术可彻底分隔体、肺循环，达到生理上纠治。但是，有报道显示HLHS患儿在分期修复或心脏移植后出现明显神经发育障碍及有氧耐力下降。

── 参 考 文 献 ──

［1］Walsh MJ, Verghese GR Ferguson ME. Counseling Practices for Fetal Hypoplastic Left Heart Syndrome[J]. Pediatr Cardiol, 2017, 38(5): 946−958.

［2］Lloyd DF, Rutherford MA, Simpson JM, et al. The neurodevelopmental implications of hypoplastic left heart syndrome in the fetus[J]. Cardiol Young, 2017, 27(2): 217−223.

［3］Thakur V, Munk N, Mertens L, et al. Does prenatal diagnosis of hypoplastic left heart syndrome make a difference? − A systematic review[J]. Prenat Diagn, 2016, 36(9): 854−863.

［4］Saul D, Degenhardt K, Iyoob SD, et al. Hypoplastic left heart syndrome and the nutmeg lung pattern in utero: a cause and effect relationship or prognostic indicator?［J］. Pediatr Radiol, 2016, 46(4): 483−489.

[5] Arai S, Fujii Y, Kotani Y, et al. Surgical outcome of hypoplastic left heart syndrome with intact atrial septum[J]. Asian Cardiovasc Thorac Ann, 2015, 23(9): 1034-1038.

[6] Jones HN, Olbrych SK, Smith KL, et al. Hypoplastic left heart syndrome is associated with structural and vascular placental abnormalities and leptin dysregulation[J]. Placenta, 2015, 6(10): 1078-1086.

[7] Donofrio MT, Moon-Grady AJ, Hornberger LK, et al. Diagnosis and treatment of fetal cardiac disease: a scientific statement from the American Heart Association[J]. Circulation, 2014, 27; 129(21): 2183-2242.

[8] Ballweg JA, Dominguez TE, Ravishankar C, et al. A contemporary comparison of the effect of shunt type in hypoplastic left heart syndrome on the hemodynamics and outcome at Fontan completion[J]. J Thorac Cardiovasc Surg, 2010, 140(3): 537-544.

[9] Prsa M, Holly CD, Carnevale FA, et al. Attitudes and practices of cardiologists and surgeons who manage HLHS[J]. Pediatrics, 2010, 125(3): e625-e630.

第五节 永存动脉干

【疾病概述】

永存动脉干（persistent truncus arteriosus, PTA）是指自心底部发出一根大动脉干骑跨在室间隔上，在这条大动脉上，再分支出冠状动脉、肺动脉及主动脉供应体循环、肺循环和冠状动脉血液，其发生率占先天性心脏病的0.21%～0.34%，发病机制不明。本病总伴随室间隔缺损，为干下型或对位不良型，冠状动脉起源异常和分布异常较为常见，共干瓣多为三瓣，1/4～1/3为四瓣，二瓣少见，还常是DiGeorge综合征的一部分。

永存动脉干是一种发绀型先天性心脏缺陷，患儿出生即出现发绀，生后数天至数周出现充血性心力衰竭表现，此外患儿常出现喂养时窒息，生长发育迟缓及频繁的呼吸道感染。体格检查可发现外周脉洪大，脉压差增大。心尖区和胸骨左缘上方闻及收缩期喀喇音，S2单一响亮。

虽然偶有永存动脉干的存活患者，但在不进行手术修复的情况下结局通常不良，1岁生存率仅为15%。超出1岁的幸存者可发生严重的肺血管阻塞性疾病（即艾森曼格综合征）伴严重的发绀和功能障碍。

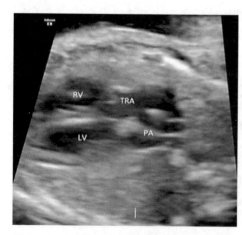

图5-5-1 大动脉干骑跨于室间隔之上，肺动脉起自大动脉的根部

【临床诊断依据】

超声影像学诊断依据：永存动脉干的声像图特点是单条大动脉骑跨在室间隔上（图5-5-1）。

于左心长轴切面显示室间隔上段回声中断,大动脉干骑跨于室间隔之上。动脉干内径明显增粗,找不到右心室流出道及主肺动脉与肺动脉瓣。通常,在三血管平面上彩超无动脉导管血流图显示。虽然左、右肺动脉发自动脉干,但是由于永存动脉干有不同的分型,故依靠二维超声做出准确的诊断及分型很困难。

【咨询要点】

(1)该病患儿生后即有发绀,出生约2周后随着肺血管阻力的降低,肺血流量增加,大量肺充血致肺动脉高压,并可致充血性心力衰竭。通常生后6个月即可出现肺血管阻塞性病变,使手术疗效降低。通常预后不良。

(2)有生机儿前诊断永存动脉干,应建议终止妊娠。

(3)对继续妊娠者,应详细超声检查有无合并其他畸形,并进行染色体检查和基因芯片检查。

(4)分娩时应充分做好新生儿抢救准备,及时转儿科诊治。

【处理原则】

(1)多数永存动脉干可产生严重的肺动脉高压,患儿于出生后早期死亡,因此永存动脉干一旦确诊即应尽早手术治疗。

(2)永存动脉干类型不同其手术方法亦不同。一般认为生后2~6周手术的效果最佳。手术死亡率为10%~30%。初始可用内科治疗稳定患儿心肺功能,在新生儿期(小于30日龄)进行一期手术修复已使得1岁时的生存率提高到80%以上,有报道一期修复后出院的患者5年、10年和15年的远期精算生存率分别为90%、85%和83%。

参 考 文 献

[1] Thompson LD, Mcelhinney DB, Reddy M, et al. Neonatal repair of truncus arteriosus: continuing improvement in outcomes[J]. Ann Thorac Surg, 2001, 72(2): 391-395.

[2] Rajasinghe HA, Mcelhinney DB, Reddy VM, et al. Long-term follow-up of truncus arteriosus repaired in infancy: a twenty-year experience[J]. J Thorac Cardiovasc Surg, 1997, 113(5): 869-878, 878-879.

[3] Donofrio MT, Moon-Grady AJ, Hornberger LK, et al. Diagnosis and treatment of fetal cardiac disease: a scientific statement from the American Heart Association[J]. Circulation, 2014, 129(21): 2183-2242.

[4] Park Myungk.实用小儿心脏病学[M].北京: 人民军医出版社,2009.

[5] Fogel MA, Crawford M.Cardiac magnetic resonance of the common arterial trunk and transposition of the great arteries[J]. Cardiol Young, 2012, 22(6): 677-686.

[6] Freire G, Miller M, Huhta J.Foetal echocardiography of transposition of the great arteries and common arterial trunk[J]. Cardiol Young, 2012, 2(6): 671-676.

[7] Swanson TM, Selamet Tierney ES, et al. Truncus arteriosus: diagnostic accuracy, outcomes, and impact of prenatal diagnosis[J]. Pediatr Cardiol, 2009, 30(3): 256-261.

［8］Naimo PS, Fricke TA, Yong MS, et al.Outcomes of Truncus Arteriosus Repair in Children: 35 Years of Experience From a Single Institution[J]. Semin Thorac Cardiovasc Surg, 2016, 28(2): 500−511.

［9］Zeng Z, Zhang H, Liu F, et al. Current diagnosis and treatments for critical congenital heart defects[J]. Exp Ther Med, 2016, 11(5): 1550−1554.

第六节　室间隔缺损与心内膜垫缺损

【疾病概述】

室间隔缺损（ventricular septal defect, VSD）简称室缺，是最常见的心脏缺损。发生率占出生婴儿的1.5‰，占所有先天性心脏病的20%。根据缺损部位的不同，室缺可分为膜部室间隔缺损及肌部室间隔缺损。室间隔缺损具有自然愈合的趋势。

心内膜垫缺损（endocardial cushion defect, ECD）是一组涉及房室隔和房室瓣（即二尖瓣和三尖瓣）的先天性心脏缺损，也被称为房室间隔缺损（atrioventricular septal defect, AVSD）或称房室通道（common atrioventricular canal, CAVC）。心内膜垫缺损是一组复杂先天性心脏畸形，占先天性心脏病的4% ～ 5%，包括房室瓣下大的室间隔缺损、房室瓣上的房间隔缺损及房室瓣本身病变，按病理解剖分型可分为部分型、过渡型和完全型房室隔缺损。发病机制主要涉及相关基因突变（如CRELD基因、DSCAM基因、ALK2基因）及染色体畸变（如21三体综合征等）。

小型室间隔缺损患儿可无症状，生长发育正常。中至重度室间隔缺损患儿可有生长发育迟缓、活动耐量降低、反复肺部感染，婴儿常见充血性心力衰竭。体格检查胸骨左缘下段可触及收缩期震颤，分流量大时心前区隆起和抬举样搏动，P2增强，心尖部闻及舒张期隆隆样杂音。部分型和过渡型房室隔缺损在无或轻度二尖瓣反流时，临床表现类似于大型房间隔缺损。心内膜垫缺损患儿体格检查常有以下发现：心前区搏动增强且向外下移位；因肺动脉高压所致第二心音（S2）肺动脉成分增强；由于经过肺动脉瓣的血流增多，所以在胸骨左侧上缘闻及收缩期喷射性杂音。部分性心内膜垫缺损常表现为：呼吸时S2宽分裂和固定分裂；胸骨左上缘闻及收缩期喷射性杂音并向肺野传导；右心室心前区搏动增强。

30% ～ 40%的膜周部和肌部室间隔缺损可在出生后3 ～ 6个月内自然闭合。随着年龄增长室间隔缺损将缩小，小型室缺自然闭合可能性更大。大型室缺婴儿生后6 ～ 8周可出现充血性心力衰竭。肺血管阻力增高最早可发生在生后6 ～ 10个月。

完全性心内膜垫缺失患儿通常在6周龄左右出现呼吸过速、喂养困难、生长迟缓、发汗和苍白等症状。心力衰竭的严重程度与心室间交通的大小、肺血管与全身血管阻力之比，以及房室瓣反流的严重程度有关。出生时即有严重肺动脉高压并迅速发展，出生后2 ～ 4个月严重充血性心力衰竭，50%患儿出生后6个月内死亡，96%患儿1岁时出现肺血管梗阻性病变。

【诊断依据】

超声影像学诊断依据如下：

（1）室间隔缺损：根据声像图室间隔连续线中断得出诊断。由于超声的界面效应，在缺损处呈现一强回声反光点。近流出道的膜部或膜周部室缺（图5-6-1），在四腔心平面上往往不易被显示，必须在左心室流出道上仔细寻找室间隔至流出道的连线有无中断。大型的肌部室缺可表现为室间隔肌部回声中断和缺损（图5-6-2）。小型的室缺则常常被漏诊（图5-6-3）。如果存在左右心室血液分流，彩超能观察到收缩期和舒张期方向相反的分流血流信号。

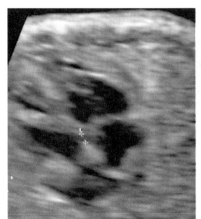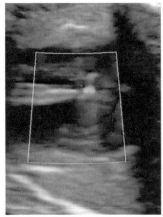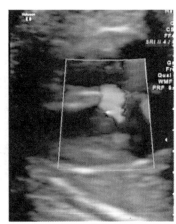

图5-6-1　膜周部小型室间隔缺损，见双向分流

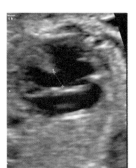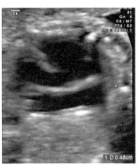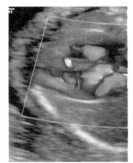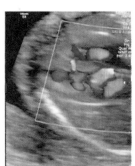

图5-6-2　大型室间隔缺损　　　　　　　　图5-6-3　小型肌部室间隔缺损

（2）心内膜垫缺损：在胎儿心脏四腔心切面上，完全性房室间隔缺损最显著的超声特点是心内膜垫十字交叉不存在，房间隔的下部和室间隔的上部缺损（图5-6-4），共同房室瓣口形成较大的房室通道，彩超图像上显示在心脏中央仅显示一条房室血流，有时心室收缩时血流反流入心房。不完全性房室通道的声像图表现常不典型，似见不太清晰的两个房室瓣回声，二尖瓣和三尖瓣位于同一水平，导致房室瓣附着点位置差异消失（图5-6-5），同时，常见房间隔下部缺失或单心房。彩超无两条平行的房室血流显示，呈V形、倒Y形或X形。

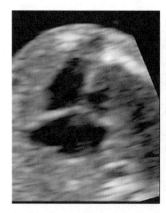
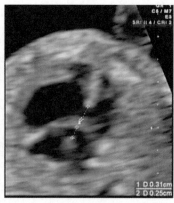
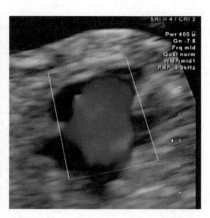

图5-6-4 完全性心内膜垫缺损,单个房室瓣

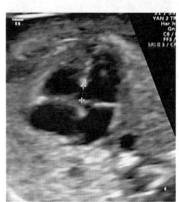
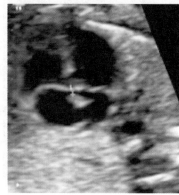
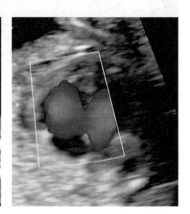

图5-6-5 二尖瓣和三尖瓣位于同一水平,部分性心内膜垫缺损

【咨询要点】

(1)产前筛查超声发现室间隔缺损者,应行胎儿心脏超声检查,仔细检查心脏和心外结构。

(2)建议行胎儿染色体检查和基因芯片检查。

(3)告知相当一部分室间隔缺损在自然演变过程中,缺损口可以自然缩小或愈合。对于缺损口直径不大、血流动力学影响较小的膜周部VSD,应采用超声心动图随访观察至学龄期,如可自然愈合,则可避免手术治疗的痛苦和费用。对于那些高位室间隔缺损伴主动脉瓣脱垂者,或婴儿期有明显症状、合并肺动脉高压倾向的缺损,应尽早在生后6个月内手术纠治,室间隔缺损修补术手术成功率高,预后良好。

(4)告知心内膜垫缺损的自然病程预后不佳,往往合并心内其他畸形或染色体异常,尤其是21三体综合征。在有生机儿前做出诊断,可建议终止妊娠,优生引产。

(5)分娩时应有儿科心脏科医生在场,做好抢救准备,必要时及时转运至儿科进一步救治。

【处理原则】

(1)待染色体及基因检查报告出来后,再进行遗传咨询。

(2)出生后治疗主要有内科治疗和外科治疗,内科治疗主要为缓解充血性心力衰竭症状。大型室缺患儿最好在生后6个月内手术，对于药物治疗有作用的患儿，可推迟手术时间，最佳手术年龄为1岁。

手术方式包括姑息性的肺动脉环束术和根治性的缺损修补手术。室间隔手术死亡率<1%，但<2月龄、伴有其他缺损、多发室缺婴儿死亡率较高。完全性心内膜垫缺损治疗原则基本同室缺，应在生后3～6个月内实施一期根治手术，手术死亡率为3%～10%。姑息性的肺动脉环束术一般不推荐使用，死亡率高达15%。增加外科风险的因素有患儿年龄小、严重房室瓣反流、左心发育不良、合并其他畸形等。此外，有10%患儿外科手术后，二尖瓣反流会变为永久性甚至更严重。合并唐氏综合征需3月龄前行心导管术，并尽快择期手术治疗，唐氏综合征本身不是高危因素。手术危险因素包括充血性心力衰竭、发绀、生长发育迟缓及中至重度二尖瓣反流。

参 考 文 献

［1］ Davey BT, Rychik J. The Natural History of Atrioventricular Valve Regurgitation Throughout Fetal Life in Patients with Atrioventricular Canal Defects[J]. Pediatr Cardiol, 2016, 37(1): 50−54.

［2］ Kleinman CS, Donnerstein RL, Devore GR, et al. Fetal echocardiography for evaluation of in utero congestive heart failure[J]. N Engl J Med, 1982, 306(10): 568−575.

［3］ Park Myungk.实用小儿心脏病学［M］.北京：人民军医出版社,2009.

［4］ Donofrio MT, Moon-Grady AJ, Hornberger LK, et al. Diagnosis and treatment of fetal cardiac disease: a scientific statement from the American Heart Association[J]. Circulation, 2014, 129(21): 2183−2242.

［5］ Du L, Xie HN, Huang LH, et al. Prenatal diagnosis of submicroscopic chromosomal aberrations in fetuses with ventricular septal defects by chromosomal microarray-based analysis[J]. Prenat Diagn, 2016, 36(13): 1178−1184.

［6］ Mosimann B, Zidere V, Simpson JM, et al. Outcome and requirement for surgical repair following prenatal diagnosis of ventricular septal defect[J]. Ultrasound Obstet Gynecol, 2014, 44(1): 76−81.

［7］ Friedberg MK, Kim N, Silverman NH. Atrioventricular septal defect recently diagnosed by fetal echocardiography: echocardiographic features, associated anomalies, and outcomes[J]. Congenit Heart Dis, 2007, 2(2): 110−114.

［8］ Mureşan D, Mărginean C, Zaharie G.Complete atrioventricular septal defect in the era of prenatal diagnosis[J]. Med Ultrason, 2016, 18(4): 500−507.

［9］ Calkoen EE, Hazekamp MG, Blom NA, et al. Atrioventricular septal defect: From embryonic development to long-term follow-up[J]. Int J Cardiol, 2016, 202: 784−795.

第七节　右心室双流出道

【疾病概述】

右心室双流出道（double outlet of right ventricle，DORV）指心室与大血管之间的连接

异常,肺动脉及大部分的主动脉均发自右心室,左心室唯一的出口是巨大的室间隔缺损(ventricular septal defect,VSD)。DORV占所有先天性心脏病的比例不到1%,临床上该病诊断常用50%原则,即一条大动脉的全部及另一条大动脉的50%以上起自解剖右心室。该病在内脏异位患者中很常见,常并发其他复杂的心脏病。其发病机制不明,可能与多基因遗传及环境因素相关。

临床表现依VSD的位置、是否存在肺动脉狭窄(pulmonary stenosis,PS)决定。① 主动脉瓣下VSD不伴PS者只有轻度发绀或无发绀,因不伴有PS,肺血增加,可导致充血性心力衰竭。此外,生长迟缓、呼吸急促和其他充血性心力衰竭体征很常见,心尖搏动明显、S2响亮及VSD型杂音(全收缩期或舒张早期杂音)。② 主动脉瓣下VSD伴肺动脉狭窄者(Fallot型)临床表现与TOF类似,生长发育迟缓,发绀常见。S2响亮单一,胸骨左缘可闻及(2~4)/6级杂音,伴或不伴震颤。③ 肺动脉瓣下VSD者(Taussig-Bing综合征)临床特点类似大动脉转位。生长迟缓、严重发绀、伴或不伴杵状指,S2响亮,胸骨左缘上方可闻及(2~3)/6级收缩期杂音,还可闻及喷射性咯喇音和肺血管杂音。④ 双动脉瓣下和远离大动脉型VSD者仅有轻度发绀。

未经治疗的不伴PS的患儿可出现严重的充血性心力衰竭以及肺血管梗阻性病变。若存在PS,则可出现发绀型先天性心脏病的并发症。Taussig-Bing综合征患者早期可出现肺血管梗阻性病变,预后不良。

【临床诊断依据】

超声影像学诊断依据:超声声像图上可见室间隔缺损,主动脉与肺动脉均发自右心室(图5-7-1),两条大血管可能表现为平行而出,也可能两者略有交叉。由于主动脉与肺动脉干的关系变化多端,识别方法不能仅仅依据血管位置而定,还应结合被跟踪大血管的分支特点综合考虑。

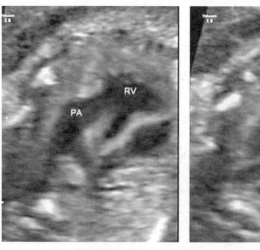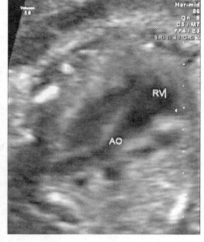

图5-7-1　主动脉与肺动脉均发自右心室

【咨询要点】

（1）在有生机儿前，诊断右心室双流出道，应建议终止妊娠，优生引产。

（2）对继续妊娠者，应详细超声检查有无合并其他畸形，并进行染色体及基因芯片检查。

（3）建议在具备NICU新生儿抢救条件的医院分娩，出生后转儿科医院进一步救治。

【处理原则】

根据DORV的解剖类型，遵循个体化原则早期进行手术矫治。该病治疗主要以手术为主，手术包括姑息性手术及根治性手术。手术方式依具体类型而异，包括内隧道、内管道法关闭VSD、REV手术、Nikaidoh手术等。根治性手术建议在新生儿期进行，若患儿一般情况差或合并其他畸形，可先行姑息性手术。整体而言，不伴PS的主动脉瓣下VSD长期预后良好，约20%患儿需要对室内隧道进行二次手术，术后患者需持续预防亚急性细菌性心内膜炎。

参 考 文 献

［1］Zidere V, Pushparajah K, Allan LD, et al. Three-dimensional fetal echocardiography for prediction of postnatal surgical approach in double outlet right ventricle: a pilot study[J]. Ultrasound Obstet Gynecol, 2013, 42(4): 421-425.

［2］Rao PS.Consensus on timing of intervention for common.congenital heart diseases: part Ⅱ — cyanotic heart defects[J]. Indian J Pediatr, 2013, 80(8): 663-674.

［3］Hartge DR, Niemeyer L, Axt-Fliedner R, et al. Prenatal detection and postnatal management of double outlet right ventricle (DORV) in 21 singleton pregnancies[J]. J Matern Fetal Neonatal Med, 2012, 25(1): 58-63.

［4］Lagopoulos ME, Manlhiot C, McCrindle BW, et al. Impact of prenatal diagnosis and anatomical subtype on outcome in double outlet right ventricle[J]. Am Heart J, 2010, 160(4): 692-700.

［5］Gedikbasi A, Oztarhan K, Gul A, et al. Diagnosis and prognosis in double-outlet right ventricle[J]. Am J Perinatol, 2008, 25(7): 427-434.

［6］Donofrio MT, Moon-Grady AJ, Hornberger LK, et al. Diagnosis and treatment of fetal cardiac disease: a scientific statement from the American Heart Association[J]. Circulation, 2014, 129(21): 2183-2242.

［7］李伯君,高长青,盛炜,等.右心室双出口的诊断与治疗［J］.中国体外循环杂志,2006,4（4）: 207-209.

［8］Park Myungk.实用小儿心脏病学［M］.北京: 人民军医出版社,2009.

第八节　心律失常

【疾病概述】

胎儿心律失常定义为任何与宫缩无关的不规律的胎儿心率，或者正常范围之外的心率

（超过110～160次/分规律的胎儿心率），发生率为1%～2%。胎儿心律失常一般分为三类：胎儿心动过速、胎儿心动过缓和不规则胎儿心律。心动过速包括室上性心动过速、心房扑动及心房颤动。心动过缓最常见的是房室传导阻滞。心律不规则有房性期前收缩、室性期前收缩，也包括房室传导阻滞。胎儿心脏传导系统在妊娠16周时功能成熟，当心脏自律性异常和（或）传导异常时产生胎儿心律失常。

胎儿心律失常的发病原因与母体疾病或（和）胎儿心脏结构异常有关。如母体循环中的自身抗体SS-A、SS-B可引起胎心率减慢的胎儿心律失常；母体焦虑或疼痛导致儿茶酚胺水平升高、母体发热或甲状腺毒症、母体应用β-肾上腺素能药或迷走神经阻断药以及胎儿缺氧、羊膜腔内感染等可致妊娠晚期窦性心动过速；母体低血压、癫痫发作、宫颈旁阻滞麻醉或者胎儿氧合受损可诱发胎儿窦性心动过缓。临床表现因心律失常类型而异，一般通过胎心电子监护、彩色多普勒及胎儿超声心动图发现及诊断。

大多数胎儿心律失常胎儿预后较好。在心脏传导阻滞伴结构性心脏病、心内膜弹力纤维增生症或有水肿的胎儿中，易发心脏功能衰竭，导致胎死宫内或新生儿死亡。

【诊断依据】

超声影像学诊断依据：对胎儿心律失常的超声心动图诊断多使用扇形导向的M型超声，并结合多普勒频谱进行检测。胎儿期间较常见及相对较常见的心律失常有房性期前收缩、室性期前收缩、房室传导阻滞及室上性心动过速。

（1）房性期前收缩（房早）：心房搏动提早出现，后面可跟随或不跟随相应下传的心室收缩波形，这取决于房早出现的时间（图5-8-1）。过早的房早会形成被阻滞的房性期前收缩。房早进入窦房结会导致房早后不完全性代偿间歇。在多普勒频谱上，下传到心室的肺小动脉波形峰值低于正常。

（2）室性期前收缩（室早）：心房节律正常，心室收缩波提早出现，室早后出现完全性代偿间歇（图5-8-2）。多普勒频谱上室早峰值低于正常。

（3）房室传导阻滞：Ⅰ°房室传导阻滞一般不能发现。Ⅱ°房室传导阻滞表现为部分心房

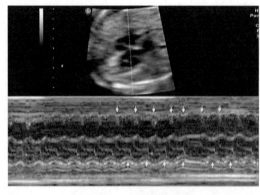

图5-8-1　房性期前收缩

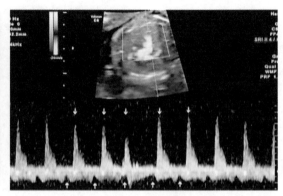

图5-8-2　室性期前收缩

搏动不能下传至心室,心房搏动与心室搏动间的距离可正常也可延长,或表现为逐渐延长直至心房搏动受阻(图5-8-3)。Ⅲ°完全性房室传导阻滞表现为心房搏动与心室搏动无任何关系(图5-8-4)。

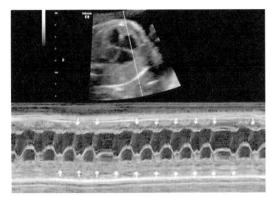
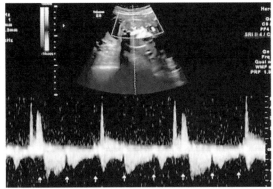

图5-8-3 Ⅱ°房室传导阻滞　　　　　　　图5-8-4 完全性房室传导阻滞

(4)室上性心动过速:一旦室上性心动过速发作,心率极快,达180～300次/分。心房率与心室率相等。心房扑动的心率在300～400次/分,常伴有房室传导阻滞。

超声心动图除可分类诊断胎儿心律失常外,还能检测其持续时间、是否伴有胎儿水肿、有无心脏结构异常和血流动力学变化等,在一定程度上可以提示心律失常胎儿的预后。

【咨询要点】

(1)仔细询问病史,注意孕妇有无孕期用药、妊娠合并症或并发症,了解有无家族史。

(2)对胎儿心律失常孕妇,应注意检查胎儿有无心脏结构异常,定期随访超声,了解检测胎儿心功能。

(3)对高龄孕妇或心脏结构异常或者合并遗传学超声软指标者,建议进行胎儿染色体和基因芯片检查。

(4)告知若心律失常持续发作,且出现胎儿心功能降低表现,则预后不良。

(5)可转院至胎儿医学中心进行严重心律失常的宫内治疗,改善预后。

(6)建议 TORCH 检查。

(7)出生后转儿科进一步诊治。

【处理原则】

根据胎儿心律失常的类型以及严重程度个体化处理。只要能有效监测胎儿的总体健康状况,可阴道试产娩出。如果不能把握胎儿的总体健康状况,则最好选择剖宫产。出生后转NICU,尽快纠正心律、抗心力衰竭和纠正酸中毒,针对不同心律失常类型采用不同的抗心律失常药物,改善预后。

参 考 文 献

[1] Jaeggi ET, Hornberger LK, Smallhorn JF, et al. Prenatal diagnosis of complete atrioventricular block associated with structural heart disease: combined experience of two tertiary care centers and review of the literature[J]. Ultrasound Obstet Gynecol, 2005, 26(1): 16–21.

[2] Shenker L. Fetal cardiac arrhythmias[J]. Obstet Gynecol Surv, 1979, 34(8): 561–572.

[3] Macones GA, Hankins GD, Spong CY, et al. The 2008 National Institute of Child Health and Human Development workshop report on electronic fetal monitoring: update on definitions, interpretation, and research guidelines[J]. Obstet Gynecol, 2008, 112(3): 661–666.

[4] 樊庆泊,盖铭英,杨剑秋.胎儿心律失常的临床意义及预后的研究[J].中华围产医学杂志,2003(05):13-16.

[5] Park Myungk.实用小儿心脏病学[M].北京:人民军医出版社,2009.

[6] Sonesson SE, Acharya G. Hemodynamics in fetal arrhythmia[J]. Acta Obstet Gynecol Scand. 2016, 95(6): 697–709.

[7] Ortiz-Garrido A, Cuenca-Peiró V, Conejo-Muñoz L, et al. Fetal Arrhythmias: Diagnosis, Treatment and Perinatal Outcome[J]. Rev Esp Cardiol (Engl Ed), 2015, 68(9): 817–819.

[8] Ho A, Gordon P, Rosenthal E, et al. Isolated Complete Heart Block in the Fetus[J]. Am J Cardiol, 2015, 116(1): 142–147.

[9] Wacker-Gussmann A, Strasburger JF, Cuneo BF, et al. Diagnosis and treatment of fetal arrhythmia[J]. Am J Perinatol, 2014, 31(7): 617–628.

[10] Donofrio MT, Moon-Grady AJ, Hornberger LK, et al. Diagnosis and treatment of fetal cardiac disease: a scientific statement from the American Heart Association[J]. Circulation, 2014, 129(21): 2183–2242.

第九节 右位主动脉弓和双主动脉弓

【疾病概述】

主动脉弓畸形是罕见的畸形,占先天性心脏病的1% ～ 3%,属于血管环畸形。右位主动脉弓指主动脉弓跨过右主支气管,沿脊柱右侧下行。罕见情况下,右位主动脉弓的降部可能会跨过中线,沿脊柱左侧下行,称为旋主动脉弓。双主动脉弓指成对的主动脉弓未能恰当地重塑,导致两条主动脉弓均与升主动脉和降主动脉相连。升主动脉在气管和食管的前方分为2支,一支弓走行于气管和食管的左侧,而另一支则走行于其右侧。两条主动脉弓在气管和食管的后方重新汇合成一支降主动脉,从而完全包绕气管和食管,形成血管环。当气管和食管完全被血管畸形所包绕时称为完全性血管环;当气管和食管未被完全包绕时称为不完全性血管环。完全性血管环包括双主动脉弓及右位主动脉弓伴迷走左锁骨下动脉和左位动脉导管或韧带。血管环可导致气管支气管树和（或）食管受到压迫，引起呼吸系统和胃肠道症状。血管环的临床表现多种多样，从新生儿的危重气道梗阻到其他方面无症状的成人中偶然被诊断不等。男性发生血管环的风险是女性的1.4～2倍。

【诊断依据】

超声影像学诊断依据：

（1）右主动脉弓：三血管气管切面上，主动脉位于气管的右侧，导管弓多位于左侧，气管位于主动脉和肺动脉之间（图5-9-1），合并左锁骨下动脉迷走时，可形成完全性血管环，包绕气管。少数病例可伴发右位导管弓，主动脉和肺动脉均位于气管的右侧（图5-9-2）。

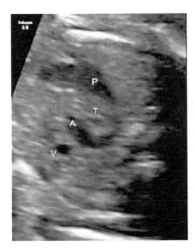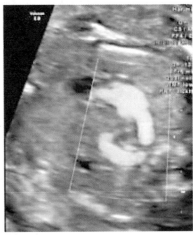

图5-9-1　主动脉弓位于气管的右侧，左位导管弓

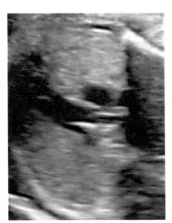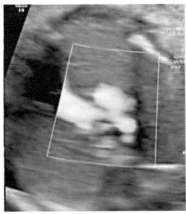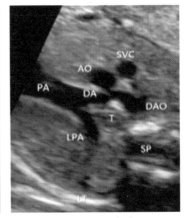

图5-9-2　主动脉位于气管的右侧，右位导管弓

（2）双主动脉弓超声诊断依据：三血管气管切面上，主动脉发出2根血管，包绕气管，形成完全性血管环（图5-9-3）。

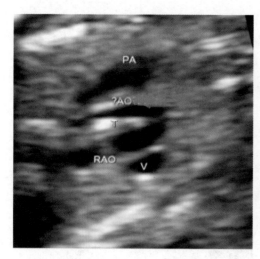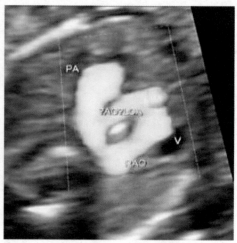

图5-9-3　双主动脉弓包绕气管

【咨询要点】

（1）告知右位主动脉弓和双主动脉弓是血管环畸形,可导致气管或食道受压。

（2）详细询问病史,结合是否有染色体疾病或遗传综合征的阳性发现决定是否进行染色体和基因芯片检查。

（3）建议胎儿心脏MRI检查。

（4）出生时应有新生儿科医生在场,需要时及时抢救和转运。

【处理原则】

有症状的患儿推荐手术治疗。对于无症状患儿,建议随访观察。在接受了手术纠正血管环的患者中,血管环患儿气管或食管受压迫的症状通常会改善,临床结局一般极好。现代血管环离断的手术死亡率几乎为0。

参 考 文 献

［1］Licari A, Manca E, Rispoli GA, et al. Congenital vascular rings: a clinical challenge for the pediatrician[J]. Pediatr Pulmonol, 2015, 50(5): 511–524.

［2］Shah RK, Mora BN, Bacha E, et al. The presentation and management of vascular rings: an otolaryngology perspective[J]. Int J Pediatr Otorhinolaryngol, 2007, 71(1): 57–62.

［3］Humphrey C, Duncan K, Fletcher S. Decade of experience with vascular rings at a single institution[J]. Pediatrics, 2006, 117(5): e903–e908.

［4］Woods RK, Sharp RJ, Holcomb GR, et al. Vascular anomalies and tracheoesophageal compression: a single institution's 25-year experience[J]. Ann Thorac Surg, 2001, 72(2): 434–438, 438–439.

［5］Backer CL, Mavroudis C, Rigsby CK, et al. Trends in vascular ring surgery[J]. J Thorac Cardiovasc Surg, 2005, 129(6): 1339–1347.

[6] Turner A, Gavel G, Coutts J. Vascular rings — presentation, investigation and outcome[J]. Eur J Pediatr, 2005, 164(5): 266–270.

[7] Backer CL, Hillman N, Mavroudis C, et al. Resection of Kommerell's diverticulum and left subclavian artery transfer for recurrent symptoms after vascular ring division[J]. Eur J Cardiothorac Surg, 2002, 22(1): 64–69.

第十节　持续性右脐静脉

【疾病概述】

持续性右脐静脉又称永久性右脐静脉（persistent right umbilical vein, PRUV）是一种胎儿血管发育异常，指个体在胎儿时期左脐静脉闭锁，右脐静脉持续存在，并参与胎儿血液循环。每次妊娠发生率为0.2%～1%。其发病机制尚未阐明，有学者认为妊娠前3个月叶酸补充不足、致畸药物、妊娠早期微小血管血栓栓塞或外部压迫导致早期左脐静脉闭塞而保留了右脐静脉供血。约74.8%的PRUV为孤立存在，并不合并其他畸形，但部分持续性右脐静脉伴发胎儿严重结构畸形（如先天性心脏病、消化系统畸形）及染色体异常。

持续性右脐静脉为胎儿良性解剖变异，单纯持续性右脐静脉通常预后较好，多在出生后6个月闭锁为一条纤维索。持续性右脐静脉合并其他结构畸形和染色体异常的患儿预后取决于其他畸形的严重程度。

【诊断依据】

超声诊断依据：腹围平面上，脐静脉转向胎体左侧，胆囊位于脐静脉的左侧（图5-10-1）。而正常情况下，脐静脉应转向胎体右侧，胆囊位于脐静脉的右侧。绝大部分持续性右脐静脉不合并其他胎儿畸形，仅少数可能会合并畸形。

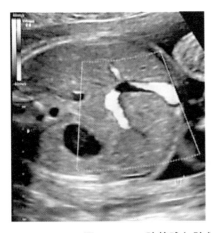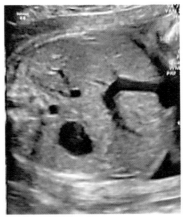

图5-10-1　脐静脉入胎儿肝脏后转向胎体左侧

【咨询要点】

（1）若持续性右脐静脉伴发其他畸形，应建议行染色体核型检查。

（2）建议胎儿心超检查。

【处理原则】

（1）根据染色体检查结果再行咨询。

（2）单纯持续性右脐静脉不需治疗。

───────── 参 考 文 献 ─────────

［1］唐英，杨太珠，罗红，等.产前超声诊断胎儿永久性右脐静脉及预后［J］.中华妇幼临床医学杂志（电子版），2010,6（3）：165-167.

［2］Hill LM, Mills A, Peterson C, et al. Persistent right umbilical vein: sonographic detection and subsequent neonatal outcome[J]. Obstet Gynecol, 1994, 84(6): 923-925.

［3］Shen O, Tadmor OP, Yagel S. Prenatal diagnosis of persistent right umbilical vein[J]. Ultrasound Obstet Gynecol, 1996, 8(1): 31-33.

［4］Weichert J, Hartge D, Germer U, et al. Persistent right umbilical vein: a prenatal condition worth mentioning?[J]. Ultrasound Obstet Gynecol, 2011, 37(5): 543-548.

［5］Wolman I, Gull I, Fait G, et al. Persistent right umbilical vein: incidence and significance[J]. Ultrasound Obstet Gynecol, 2002, 19(6): 562-564.

［6］Kinare AS, Ambardekar ST, Bhattacharya D, et al. Prenatal diagnosis with ultrasound of anomalous course of the umbilical vein and its relationship to fetal outcome[J]. J Clin Ultrasound, 1996, 24(7): 333-338.

［7］Sun L, Wang Y. Demographic and perinatal outcome data of fetuses with SUA/PRUV[J]. J Matern Fetal Neonatal Med, 2017: 1-6.

［8］Shen O, Tadmor OP, Yagel S. Prenatal diagnosis of persistent right umbilical vein[J]. Ultrasound Obstet Gynecol, 1996, 8(1): 31-33.

［9］Blazer S, Zimmer EZ, Bronshtein M. Persistent intrahepatic right umbilical vein in the fetus: a benign anatomic variant[J]. Obstet Gynecol, 2000, 95(3): 433-436.

第六章
胸 腔 病 变

黄晓微　庄　严　沈　淳　张　斌　严英榴

第一节　先天性胸腔内病变

【疾病概述】

先天性胸腔内病变（congenital thoracic malformation，CTM）主要有先天性肺囊性腺瘤样畸形（congenital cystic adenomatoid malformation，CCAM）、肺隔离症（lung sequestration，LS）、先天性上呼吸道阻塞综合征（congenital high airway obstruction syndrome，CHAOS）、先天性支气管闭锁（或狭窄）、单纯性囊肿以及先天性肺气肿等。声像图上表现为胸腔内高回声的一组病变（除外膈疝），高回声区内可伴有大小不一的无回声区。病理机制是胚胎发育过程中气道阻塞或肺实质内异常。

CTM中的绝大部分是CCAM，属肺错构瘤之一，其特点是末梢支气管过度生长，呈腺瘤样生长并损害肺泡。LS也称副肺，是肺的一部分与正常肺分离，占CTM的0.15%～6.4%。LS是胚胎期肺发育过程中部分肺芽组织与支气管树分离产生的先天性肺发育异常。病变的肺组织与正常气管、支气管不相通，血供来源于体循环而不是肺循环，常见为降主动脉的单支或多支异常动脉。临床一般分为叶内型和叶外型两种。CHAOS是由于气管、喉或声门下闭锁（或狭窄）引起的双肺对称性病变。先天性支气管闭锁（或狭窄）是支气管囊肿或纵隔肿瘤压迫一侧或某段支气管，造成支气管继发性狭窄或闭锁，该支气管所支配的肺组织增大。单纯性囊肿病变起源于前肠发育畸形，包括支气管囊肿、神经管原肠囊肿、重复囊肿等。

【诊断依据】

1. 超声诊断依据　CTM的产前诊断主要是通过影像学进行。超声表现为单侧或双侧胸腔内囊实性（高回声区内见无回声结构）或实质性病灶（均匀高回声）。MRI有助于鉴别病灶血供来源。

（1）CCAM多为单侧病变或仅累及单个肺叶，双侧仅15%，血供来自肺血管。根据Stocker分型分为3型：Ⅰ型为大囊肿型，超声表现为肺实质内单个或数个圆形无回声区，大小不一，直径2～10 cm，囊壁厚，边界清晰（图6-1-1）；Ⅱ型为小囊肿型，超声表现为多个直径<2 cm的小囊肿（图6-1-2）；Ⅲ型为"微泡型"或"微小囊肿型"，因囊泡一般<5 mm而声像图表现为致密的实质肿块，类似婴儿型多囊肾（图6-1-3）。

（2）LS病灶内有时可见一条较粗的动脉来源于降主动脉（图6-1-4），此为LS与CCAM的唯一鉴别要点，但并非每例LS都能观察到这一特征性表现，另外LS常合并CCAM，称为混合病变（hybrid form）。

（3）CHAOS特征性表现为双侧胸腔内均匀高回声，双侧病灶对称性增大，心脏被挤压

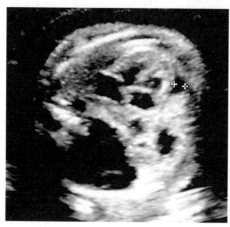

图6-1-1　CCAM Ⅰ型

右侧胸腔内高回声病灶内见大小不一无回声，无回声最大径线34 mm，伴少量胸腔积液

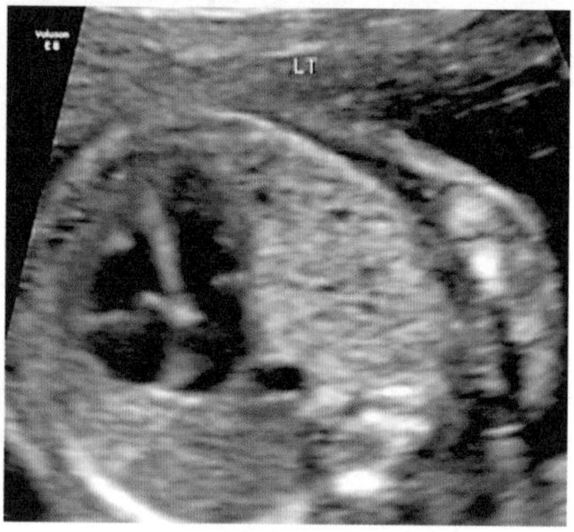

图6-1-2　CCAM Ⅱ型

左侧胸腔内高回声病灶内见多个小无回声区，心脏稍右移

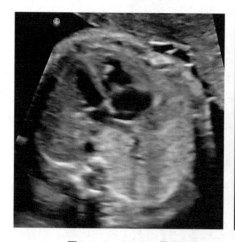

图6-1-3　CCAM Ⅲ型

胸腔内均匀一致的高回声病灶，未见胸主动脉来源血供

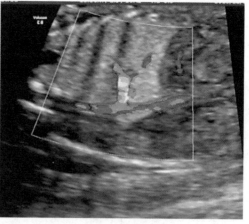

图6-1-4　肺隔离症

胸腔内均匀一致的高回声病灶，可探及胸主动脉来源血供

在中间,体积很小,膈肌受压变平或突向腹腔,常伴发腹水。

(4)先天性支气管闭锁(或狭窄)病灶呈均匀强回声,酷似CCAM。但此时声像图上除出现肺部改变外,有时还能看到引起支气管受压的囊肿或肿块,且此类病灶多靠近中线。但有时也有例外的情况,如黏液阻塞气道或肺叶蒂部扭转导致的气道部分阻塞或气管软骨缺陷导致的气道塌陷等,与CCAM(Ⅲ型)鉴别困难。

(5)单纯性囊肿病变多为单发性,体积相对较小且靠近中线,需与CCAM(Ⅰ型)鉴别。该病变与染色体异常无明显关系。

(6)先天性肺气肿:多表现为大囊肿,少数报道为多个小囊肿病灶。由于囊肿压迫支气管亦可呈支气管闭锁(或狭窄)的表现,由于产前MRI检查先天性肺气肿与CCAM(Ⅲ型)均表现为高回声信号,难以鉴别。产后CT检查先天性肺气肿可有特征性表现,从而确诊。

(7)产前超声无法确诊病变类型,Lecomte B等提出CTM拟诊策略,如图6-1-5所示。

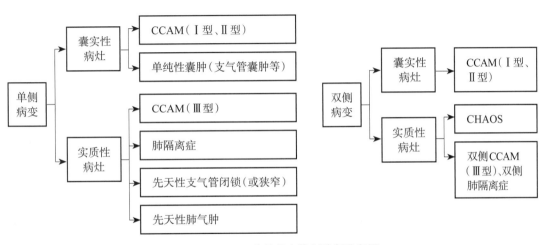

图6-1-5 CTM产前超声鉴别诊断流程图

(8)此外,纵隔肿瘤(畸胎瘤、横纹肌瘤)、心包肿瘤甚至胸腺发育异常有时也会与CCAM混淆。

(9)超声检查的目的在于发现病灶、随访病变的进展(包括病变范围变化,是否出现并发改变如纵隔移位、羊水过多及胎儿水肿等)、指导治疗(如超声引导下囊肿穿刺抽液、羊水减量、胸腔羊膜腔分流等)及探查伴发的其他肺内、肺外畸形。

(10)超声描述要点:病灶部位,实质性或囊性,囊性需描述囊肿数量、大小、囊壁厚度,彩色多普勒血流分析及周围组织受累情况,是否存在纵隔移位、羊水过多、胎儿水肿等表现。计算CCAM或LS的体积比(CCAM volume ratio, CVR; CVR=病灶长 × 宽 × 高 × 0.523/头围,测量单位cm)用于预测水肿发生,CVR>1.6时,80%可能发展为胎儿水肿。进一步MRI检查有助于确认胸腔内可疑病灶,了解病变范围及其血供及评价周围肺实质。

(11)产后所有CTM都需要行CT扫查,即使对于产前超声提示病灶"消退"者,部分产后CT检查仍可发现病灶,约45%仍需手术切除病灶。

2. MRI诊断要点

（1）先天性肺囊性腺瘤样畸形（图6-1-6）：① 多为单侧，多数累及一叶或一段肺；② 分为3型：大囊型，MRI表现为胸腔内囊性或囊实性肿块，其内见大小不等囊泡，囊泡直径>20 mm；中间型，MRI表现为胸腔内囊实性肿块，囊泡直径5 ～ 20 mm；微囊型：胸腔内高信号实性肿块，信号高于正常肺组织但低于羊水信号，信号较均匀，不能观察到明显囊泡；③ 肺动脉供血；④ 肿块较大者可引起纵隔移位、心脏受压、胎儿水肿、羊水过多等症状，与预后相关。

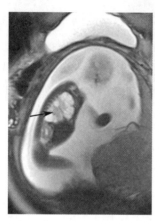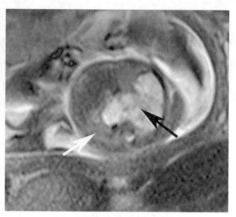

图6-1-6　右肺先天性囊性腺瘤样畸形

右肺囊实性肿块，其内见大小不等囊泡（黑箭），伴右肺及部分左肺受压（白箭）

（2）肺隔离症MRI表现：① 分为叶内型、叶外型，胎儿大多数为叶外型（图6-1-7）；② 左侧胸腔底部多见，T2WI表现为边界清楚的叶状或三角形偏实性肿块，信号高于肺组织但低于羊水信号；③ 体循环供血，可与先天性肺囊性腺瘤微囊型鉴别；④ 合并胸腔积液时可导致肺发育不良及胎儿水肿。

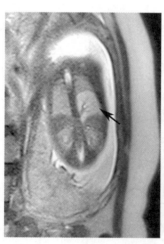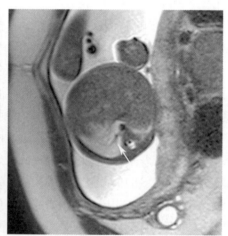

图6-1-7　叶外型肺隔离症

左肺下方实性肿块（黑箭），可见主动脉血供（白箭）

【咨询要点】

（1）告知CTM患儿的预后取决于病灶的病变类型、病灶大小、自然进程、是否压迫周围脏器、是否合并肺外畸形或其他综合征等。若胸腔病灶进行性增大，影响胎儿心肺功能，可能发生胎儿水肿、胸腔积液、心力衰竭、胎死宫内及预后不良可能。

（2）预后良好发生率：CCAM和LS存在较高的自然消退率（CCAM自然消退率为30%～50%，LS自然消退率约68%），无胎儿水肿者存活率高达95%。先天性肺气肿预后好，可通过产后CT确诊。

（3）预后不良因素：CTM病灶增大可影响肺发育，压迫纵隔可出现纵隔移位、羊水过多和胎儿水肿表现。双侧病变或单侧病变范围大于50%，CVR>1.6，伴胎儿非免疫性水肿等为主要的预后不良因素；伴水肿者如未进行宫内干预，死亡率几达100%，但个别严重病例亦有报道病变程度减轻甚至消失。

（4）合并肺外畸形：CCAM约25%可合并肺外畸形。LS常可合并其他种类的前肠发育异常，如气管食管瘘、重复食管、神经管原肠囊肿、食管憩室、支气管原囊肿等，约10%的LS患儿合并有肺外畸形。CTM合并肺外畸形者根据肺外畸形的性质和严重程度决定处理方式，继续妊娠者建议行羊水穿刺染色体检查和基因芯片检查。

（5）合并遗传综合征：CHAOS可见于某些遗传综合征，如Fraser综合征，其表现包括CHAOS、肾脏畸形、并指（趾）及隐睾，预后不良，建议终止妊娠。孤立的CHAOS病变有存活可能，但需在有NICU及新生儿外科抢救设备的机构分娩，采用剖宫产时宫外治疗（ex utero intrapartum treatment，EXIT）。

（6）孕期定期产检，每3～4周高危B超随访胎儿生长发育、肺部病变、羊水量等情况，注意有无胎儿水肿、胸腹水、心力衰竭征象，必要时进行相关处理。

（7）新生儿出生后转儿科进一步诊治，告知胸腔疾病手术治疗的相关方案、风险及可能预后。

【处理原则】

（1）分娩时机选择：估计预后良好者可期待至足月分娩；估计预后不良的建议及早终止妊娠。若妊娠32周后出现胎儿水肿则主张提前终止妊娠。

（2）宫内治疗：CCAM合并胎儿水肿未行宫内治疗者死亡率几达100%，新生儿多出现进行性加重的呼吸窘迫，即使急诊手术切除肺叶亦可因肺发育不良死于肺动脉高压。故妊娠32周前出现胎儿水肿或急性羊水过多继续妊娠者可行宫内治疗以改善预后。

宫内药物治疗：倍他米松可提高胎儿存活率（达56.2%），减退胎儿水肿（约80%患儿水肿消退），控制病变范围增长。

介入手术：若水肿继续进展，则需进行介入手术，无须再给予第二疗程药物。手术方法包括羊水减量，胎儿胸腔穿刺抽吸囊液，胎儿胸腔羊膜腔分流，胎儿开胸手术病灶切除，供应血管栓塞或射频消融等。羊水穿刺放液适用于急性羊水过多；胎儿胸穿抽液适用于单个大的囊肿,但常因囊液短期积聚而需反复穿刺,有报道出现胎盘早剥、胎儿肺出血、脑梗死而致早产儿死亡;胎儿胸腔羊膜腔分流适用于单个大囊肿抽液无效或多个相互贯通的囊肿或单纯胸腔积液,术后存活率高达75%;胎儿开胸手术切除肺叶适用于实性或多发性囊性病变;如成功阻断供应血管,则50%患儿无须产后进一步治疗。目前宫内治疗方法技术上可行且安全,但早产、胎膜早破等问题仍是宫内治疗的"绊脚石"。

(3)产后手术:病灶持续存在,可继发肺炎、呼吸窘迫和自发性气胸等,少数报道癌变。多数病例于产后行病变肺叶切除术,术前需CT扫查明确病变范围。产后发生进行性加重的呼吸窘迫者可急诊手术,症状轻微者可于产后3~15个月手术,胸腔镜肺叶切除可缩短住院时间及术后胸腔置管时间,安全美观。产后手术切除病变肺叶并发症少,长期随访结局良好。产后无症状者是否行预防性肺叶切除尚存争议,推荐的手术时机在产后1个月到2岁,多数主张产后6~12个月手术。

对于肺隔离症的治疗目前的认识是叶内型肺隔离症易引起反复或持续性肺部感染,一般可行肺叶切除术。叶外型因与正常肺组织分开,常发生在左侧胸腔,故有可能做单纯的隔离肺切除术,但因常伴其他先天性畸形,尤其在新生儿先天性膈疝时多见,故预后较差。

(4)产后随访:对于产前超声发现病灶消退的病例,产后仍需常规行CT检查,产后X线胸片检查灵敏度仅61%,产后CT仍为目前确定CTM病变部位、范围及类型最准确的方法。由于CCAM存在癌变潜能,对病灶持续存在且无症状未行手术治疗者需密切随访。

参 考 文 献

[1] 严英榴,杨秀雄.产前超声诊断学[M].2版.北京:人民卫生出版社,2012:322-331.

[2] Lecomte B, Hadden H, Coste K, et al. Hyperechoic congenital lung lesions in a non-selected population: from prenatal detection till perinatal management[J]. PRENATAL DIAGNOSIS,2009,29(13): 1222-1230.

[3] Zeidan S, Gorincour G, Potier A, et al.Congenital lung malformation: Evaluation of prenatal and postnatal radiological findings[J]. Respirology, 2009, 14(7): 1005-1011.

[4] Bush A, Hogg J, Chitty LS. Cystic lung lesions – prenatal diagnosis and management[J]. Prenatal Diagnosis, 2008, 28(7): 604-611.

[5] Zeidan S, Hery G, Lacroix F, et al. Intralobar sequestration associated with cystic adenomatoid malformation: diagnostic and thoracoscopic pitfalls[J]. Surgical Endoscopy and other international techniques, 2009, 23(8): 1750-1753.

[6] Wang Y, Gu Y, Zhang X, et al. Congenital pulmonary airway malformation of lung in fetus: a clinicopathological analysis[J]. Zhonghua Bing Li Xue Za Zhi, 2015, 44(4): 266-269.

[7] 俞钢.临床胎儿学[M].北京:人民卫生出版社,2016:182-198.

第二节　先天性膈疝

【疾病概述】

先天性膈疝（congenital diaphragmatic hernia，CDH）是指腹腔内容物通过横膈上的裂孔或缺损进入胸腔。膈疝在活产儿中的发生率为1/2 200，85%～90%的膈疝为左侧膈疝，10%为右侧膈疝，2%为双侧膈疝。60%为孤立性膈疝，40%为复杂性膈疝或综合征类疾病。

CDH可以为散发性，也可有家族史，在有家族史的病例中，遗传方式不详，可能是多因素的隐性遗传。兄弟姐妹中的再发生率是2%，男性多于女性（男：女＝2：1）。约40%的病例可合并其他部位的畸形，染色体异常发生率5%～15%，尤其是18三体综合征，CDH还与多种遗传综合征有关，如Fryns综合征、Berkenstsdt综合征、Bieber综合征等。

正常膈肌为一穹窿状膈膜，将胸腔与腹腔隔开。膈肌在胚胎4～12周由以下4个部分融合而成：① 原始横隔形成膈肌的腹侧部；② 胸腹膈膜形成膈肌的背外侧部；③ 食管系膜形成膈肌的背正中部；④ 两侧体壁和背外侧体壁向内侧伸展形成膈肌的周缘部。膈肌的发育过程中如果某一部分发育不全或融合失败，就会造成相应的缺损。

大部分CDH腹腔脏器疝入胸腔的时间在妊娠10～12周，此时腹壁的生理性中肠疝消失，肠管回缩进腹腔，腹压升高。腹腔脏器进入胸腔，造成患侧胸腔内的肺受压，纵隔推向对侧，对侧肺也受压，引起肺发育不良。腹腔脏器疝入越早、越多，纵隔移位往往越明显，肺发育受损就越严重。同时肺血管分支内径亦缩小，肺小动脉肌层持续维持胎儿型，产后常出现肺动脉高压。肺发育不良和肺动脉高压是影响新生儿存活率的主要因素。

先天性膈疝是新生儿外科极危重病之一。膈疝总体预后较差，肺发育不良可引起产后呼吸功能不全和即刻死亡。单纯性膈疝死亡率为30%～40%，合并其他畸形死亡率显著增高。围生期死亡率30%～90%。大约30%的先天性膈疝胎儿会出现流产，即便是刚出生时存活的新生儿也会有30%～50%在转运途中死亡。重症膈疝的平均治愈率在50%～60%。影响预后的因素主要包括肝疝、对侧肺发育不良，对侧肺血管发育不良，是否合并其他部位畸形、综合征或染色体异常。肺发育不良和肺动脉高压是影响单纯性膈疝预后的主要因素，右侧膈疝、疝入物越大、疝入时间越早对肺发育的影响越严重，预后越差。

【诊断依据】

CDH产前主要通过影像学诊断，包括超声和MRI。影像学诊断包含以下几个方面：① 诊断CDH；② 检查是否存在合并畸形；③ 预后评价。

1. **CDH 的超声诊断**　通常超声不能显示膈肌上的缺损，只有当腹腔内容物疝入胸腔才能做出诊断，这也就是有些膈疝要到中孕期甚至晚孕期或产时腹压增高时才能做出诊断的原因。已报道的产前超声膈疝及膈膨升检出率均数大于70%（18% ～ 87%），但大多数产前漏诊的膈疝均较小且为单纯性膈疝，预后相对较好。

CDH超声表现为胸腔内占位性病变，可伴有心脏纵隔移位，大多数发生于左侧，占膈疝活产儿的85%，发生于右侧为12% ～ 15%，双侧者<5%。病灶多为混合性，根据疝入胸腔的内容物不同而呈不同声像图表现。左侧膈疝多可见胸腔内胃泡无回声结构和（或）肠管不均质高回声，肠梗阻时可见扩张迂曲的肠管低回声，仔细观察可见胃泡和肠管的变形或蠕动现象。此外，可伴有腹围缩小，腹腔内胃泡未显示。右侧膈疝较易漏诊，因为肝脏和右肺回声极为接近。高分辨率超声仪胸腔病灶内可见肝脏内细小的胆管回声，彩色多普勒超声检查发现胸腔病灶内异常位置的肝内静脉或静脉导管有助于诊断。严重病例可见心脏纵隔移位，羊水过多和胎儿水肿。早孕期出现膈疝可伴有颈项透明层（NT）增厚。晚孕期动态观察胎儿呼吸样运动时，可见吸气时腹腔脏器的矛盾运动（图6-2-1）。

2. **鉴别诊断**

（1）膈膨升（eventration of diaphragm）：膈膨升较罕见，约占先天性膈肌病变的5%。由于膈肌局部肌纤维完全或部分缺失，局部膈肌菲薄，膈顶抬高，可达第4至第2肋间水平（图6-2-2）。右侧多于左侧。膈膨升突入胸腔的腹腔脏器表面有膜包裹，但超声不能显示该层膜。只有存在胸水的情况下，超声才能显示腹腔脏器表面有膜限制。无胸水的膈膨升在超声中只能发现腹腔脏器被抬高。广泛的膈膨升产前难以与膈疝鉴别。膈膨升同样影响肺发育，右侧膈膨升亦可导致非免疫性水肿，但总体上预后优于膈疝。

（2）先天性膈肌麻痹（congenital diaphragmatic paralysis, CDP）：产前难以诊断。膈肌受膈神经及下段肋间神经支配。膈肌麻痹可以是单侧或双侧，表现为膈肌位置抬高。单侧病变通常伴有先天性心脏病变，与广泛的膈膨升难以鉴别。双侧病变通常伴有先天性中枢神经系统病变。

（3）先天性胸腔内病变（congenital thoracic malformation, CTM）：CTM与CHD均可表现为胸腔内无回声和高回声结构，可继发纵隔移位、羊水过多和胎儿水肿。但CTM腹腔内可见胃泡，实质病灶表现为均匀的高回声，CHD疝入的肠管表现为不均质高回声伴有变形和蠕动现象，肝脾疝入则回声强度相对偏低，可显示细条状胆管回声及肝内静脉血流。

（4）对于发现膈疝的病例，超声应仔细检查胎儿是否合并其他畸形。

3. **预后评价**　确认肝脏是否疝入胸腔对评价预后很重要，超声显示肝脏疝入较困难，MRI可以很好地显示肝是否疝入胸腔。肺发育不良和肺动脉高压是影响单纯性膈疝预后的主要因素，超声和MRI可以定量测量肺大小和容积，评价肺血管化，这些信息有助于预测新生儿结局和并发症的发生风险，帮助决定妊娠期处理、分娩时机和分娩方式、产后处理等。肺发育超声评价指标包括肺径线、右肺面积、肺头比（lung-to-head ratio, LHR）、肺容积等。目前最常用的超声评价指标见表6-2-1。若超声发现羊水过多，胎儿水肿和胸腹水，说明胎儿已有心力衰竭，随时可能死亡。

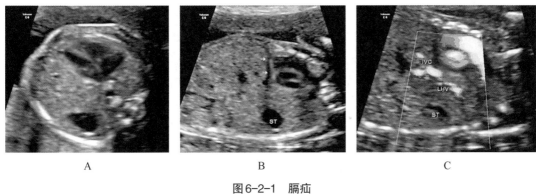

A	B	C

图 6-2-1 膈疝

四腔心切面见心脏右移,胸腔内见胃泡无回声及含细小胆管结构的稍高实质回声(A),矢状切面显示横膈中断,胃泡等腹腔内容物疝入胸腔内(B,箭头表示横膈水平),矢状切面显示疝入胸腔的实质结构内含肝内静脉(C),此例为膈疝(胃泡及肝脏左叶疝入胸腔)。ST,stomach,胃泡;LHV,left hepatic vein,肝左静脉;IVC,inferior vena cava,下腔静脉

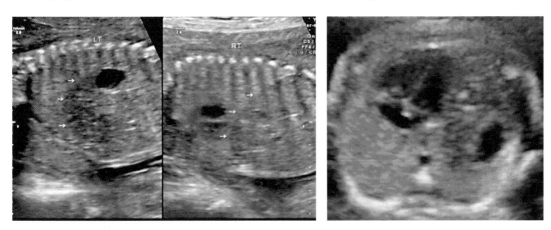

图 6-2-2 膈膨升

矢状切面显示左侧横膈胎高,膈肌低回声未见明显中断(左图);横切面四腔心水平见心脏右移,胃泡位于胸腔水平(右图),产后得以证实

表 6-2-1 产前影像学检查评价膈疝胎儿肺发育不良和肺动脉高压最常用的预测指标

	影 像 方 法	检 查 方 法
LHR(肺头比)	US	膈疝对侧肺长×宽/胎儿头围(单位:mm)
实测/预期 LHR	US	实测 LHR×100/预期 LHR
肝疝体积/胸腔容积	MRI	疝入胸腔的肝脏体积×100/胸腔体积
实测/预期胎儿肺体积	MRI	实测胎儿双侧肺体积/预期胎儿双侧肺体积
McGoon 指数	US	双侧肺动脉分支内径之和/胸主动脉内径(膈疝水平)
修正的 McGoon 指数	MRI	双侧肺动脉分支内径之和(横切面)/胸主动脉内径(膈疝水平)
肺动脉高压指数	MRI	左肺动脉内径(横切面)×10/小脑蚓部长度(矢状面)

注:US(ultrasound,超声检查),MRI(magnetic resonance imaging,磁共振检查)。

4. MRI在CDH诊断中的应用 MRI在CDH诊断和预后评价中的应用日益广泛,这是由于MRI的空间分辨率和组织特性优于超声,观察视野更广,可从多个平面完整细致地观察胎儿解剖,且不受胎儿体位和孕妇腹壁透声的影响,尤其适用于晚孕期。MRI的优势主要体现在以下几个方面:确定肝脏位置,测定双侧肺容积和疝入的肝容积,用于预后评价。

MRI诊断依据包括以下几点(图6-2-3):

(1)直接征象:膈肌缺损——MRI难以显示膈肌缺损处,与膈膨升难以鉴别。

(2)间接征象:腹腔脏器疝入胸腔,胸腔内可见胃泡、肝脏、肠道显示,肺脏、心脏及纵隔受压移位。

(3)腹腔内脏器空缺,腹围较小。

(4)左侧多见,少数为右侧及双侧。

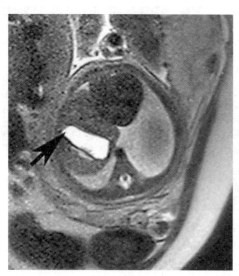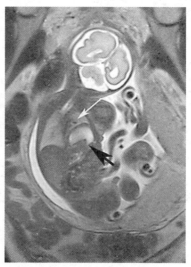

图6-2-3 左侧膈疝

T2WI示左侧胸腔处出现高信号的胃泡和等信号的肝脏(黑箭),左肺受压变小(白箭)

【咨询要点】

(1)告知膈疝可造成胎儿肺发育不良。肺头比(LHR)、肝脏位置是评估膈疝预后的重要指标。对左侧膈疝,有报道肺径线<第5百分位数或肺径线与胸围之比<0.09者不能存活。右肺面积/右侧胸腔面积>50%者存活率大于86%,反之<25%。LHR>1.6存活率高于83%,介于1~1.6者存活率约66%,<1者存活率16%。三维超声或MRI测定肺容积率在预测膈疝存活率方面与LHR没有显著差异。测定双侧肺容积/预期肺容积<(15%~25%)提示死亡率增高。MRI测定肝疝/胸腔容积越大提示预后不良。MRI不仅可预测胎儿存活率,还可以预测产后肺动脉高压的严重性。若超声发现羊水过多,胎儿水肿和胸腹水,说明胎儿已有心力衰竭,随时可能死亡。但影响膈疝预后的因素是多

方面的,包括分娩孕周和出生体重,术前内科治疗效果等,因此对产后结局的预测仍相当困难。

（2）建议胎儿染色体核型检查。

（3）对于重症膈疝,孕期在胎儿镜下球囊阻塞气道和出生前取出球囊,或者使用产时子宫外处理并建立体外膜肺氧合（EXIT-to-ECMO）的方式,也是挽救新生儿生命的一条途径。

（4）膈疝胎儿均应在三级医院分娩,建议剖宫产。需要有专业的新生儿医师、新生儿外科医师以及ECMO团队。膈疝患儿出生后需要呼吸机辅助通气,减少胃肠充气,禁食、胃肠减压、开塞露通便,及时转运至儿科医院。

【处理原则】

（1）宫内治疗:目的是逆转胎肺发育不良,促进胎肺生长。膈疝胎儿的宫内治疗,虽在国外分阶段已取得较多进展,但总体治愈率不高。在我国宫内治疗还处于起步、研究阶段。包括药物和手术治疗。地塞米松（Dex）、Dex-TRH治疗可改善各项肺成熟度的形态学监测指标。国外已开展开放式胎儿宫内膈疝修补术,但术后胎儿生存率令人失望。气管闭塞术（feto endoscopic tracheal occlusion, FETO）主要针对严重先天性膈疝伴有肝疝的患儿,术后存活率可高达50%。闭塞气管有两种途径:① 开放性气管闭塞术;② 胎儿镜下气管闭塞术。气管闭塞术的治疗要求是:① 妊娠周期不超过28周;② 对于左侧CDH,手术指征为出现肝疝,LHR<1.0。34周左右胎儿镜下取出气囊或剖宫产时宫外治疗（ex utero intrapartum treatment, EXIT）取出气囊。

（2）产后手术治疗:出生后行膈肌修补术。目前主张在肺动脉高压消退、呼吸循环稳定后进行手术,产后24小时内手术的小于5%,超过50%的患者在出生5天后手术。有条件者可以考虑使用体外膜氧合器（extracorporeal membrane oxygenation, ECMO）。但ECMO要求新生儿体重>2 kg及肝素化治疗,其实际治疗效益证据不足。目前对非重症膈疝,多采用胸腔镜下微创手术。膈疝术后可能存在胃食管反流、反复肺炎、肺不张等情况。

参 考 文 献

［1］严英榴,杨秀雄.产前超声诊断学［M］.2版.北京:人民卫生出版社,2012:322-331.

［2］李胜利.胎儿畸形产前超声诊断学［M］.北京:人民军医出版社,2004:251-256.

［3］Leonor A, Francois G, Reto M. Imaging findings in fetal diaphragmatic abnormalities[J]. Pediatr Radiol, 2015, 45(13): 1887-1900.

［4］Kevinc P. Lally. Congenital diaphragmatic hernia-the past 25（or so）years[J]. Journal of pediatric surgery, 2016, 51(5): 695-698.

［5］Grisaru-Granovsky S, Rabinowitz R, Ioscovich A, et al.Congenital diaphragmatic hernia: review of the literature in reflection of unresolved dilemmas[J]. Acta Paediatrica, 2009, 98(12): 1874-1881.

［6］俞钢.临床胎儿学［M］.北京:人民卫生出版社,2016:199-208.

第三节 食 管 闭 锁

【疾病概述】

食管闭锁（esophageal atresia，EA）是指食道某段闭锁或缺如，发病率约1/3 500。

食管起源于前肠，胚胎3～6周时前肠腔内出现两条纵嵴，两者汇合将前肠腔分隔成腹侧的气管和背侧的食管。如果两条纵嵴不能正常汇合则形成不同形式的气管食管瘘（tracheoesophageal fistula，TEF），90%以上EA伴有TEF。如果此时原始食管内胚层上皮过度增殖造成管腔暂时闭塞，其后再通障碍则形成EA。根据EA的解剖特点，一般分为5种类型（图6-3-1），其中C型最常见（约85%）。

50%～70% EA合并其他部位畸形和遗传综合征，如VECTERL综合征，表现为椎体异常、肛门直肠闭锁、心血管畸形、气管食管瘘、肾脏异常及肢体畸形。EA也与染色体异常有关（发生率为5%～10%），如21三体综合征和18三体综合征。

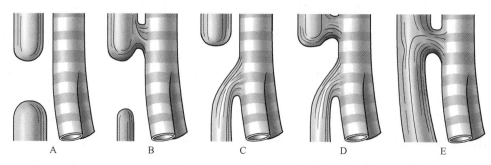

图6-3-1　EA的Gross分型

A型：EA，不合并TEF（8%）；B型：EA伴近端TEF（3%）；C型：EA伴远端TEF（85%）；D型：EA合并
近端与远端TEF（<15）；E型：TEF，不合并EA（4%）

EA因常伴羊水过多发生早产。预后与是否合并其他部位畸形、是否合并染色体异常及遗传综合征、分娩孕周及产前是否做出诊断有关。足月分娩且染色体正常，无其他合并畸形，及时手术者几乎都能存活。合并畸形或染色体异常，预后取决于异常的类型和严重程度，存活率为0～58%。

【诊断依据】

EA产前难以明确诊断，这是因为产前超声无法直接显示食管，间接征象缺乏特异性，报道的产前检出率为10%～50%。通常因羊水过多而怀疑存在胃肠道梗阻可能，羊水过多合并胃泡小或胃泡未显示可提高诊断阳性预测值达44%～56%，但均缺乏特异性。即使声像图上有胃泡显示或羊水量正常也不能排除EA，因为90%以上EA有TEF，A型100%存在羊水过多和小胃泡，其他四种类型仅46%可见这两个征象。超声或MRI显示颈部或胸腔内食道闭锁盲端的袋状无回声结构即闭锁上端食道扩张（尤其在胎儿吞咽动作时，可时显时无）是目前提高产前诊断率的焦点，诊断特异性高，不管是否存在TEF均可显示，但灵敏度仅57%。EA造成的羊水过多通常出现在中孕中期后。对于怀疑EA的病例，超声应仔细检查胎儿是否合并其他畸形。

鉴别诊断：任何因素影响吞咽功能都可造成胃泡小或不显示，合并羊水过多（图6-3-2）。如CTM、CDH引起的纵隔移位，面部畸形如唇腭裂、口腔畸胎瘤，中枢性吞咽障碍等。

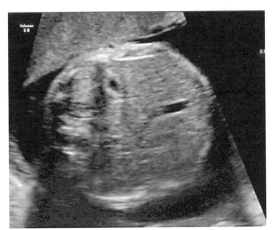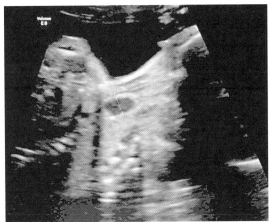

图6-3-2　食管闭锁

腹围平面见胃泡极小（左图），颈部见时显时无的扩张囊型结构（右图），此例同时合并羊水过多，为食管闭锁，染色体核型正常

【咨询要点】

（1）告知食道闭锁的相关预后。

（2）建议胎儿染色体核型检查。

（3）建议胎儿心脏超声检查。

（4）定期超声随访，注意羊水量变化，羊水过多者必要时可行羊水减量预防早产。

（5）建议选择有条件治疗或可及时转运新生儿至儿外科专业医师就诊的产科医院进行分娩。产后禁水、禁奶，以免窒息。

【处理原则】

（1）食道闭锁胎儿出生后禁食，近端食道盲端留置胃管，持续低负压吸引或定期抽吸痰液，上半身抬高，注意呼吸，如有呼吸困难，建议气管插管机械辅助通气。

（2）食道闭锁出生后通过食道造影X线检查明确诊断，支气管镜有助于术前确定TEF的位置，尤其是术中难以发现的近端TEF。需要儿外科手术修补治疗，术前仔细心超检查排除心脏畸形及主动脉弓位置异常,以利于手术方式选择。目前多采用胸腔镜下微创手术,不合并畸形者存活率达90% ~ 95%或以上,合并畸形和体重<1 500 g可影响预后。

(3)EA术后可能发生中、远期呼吸和胃肠道后遗症(胃食管反流、食管炎、吻合口狭窄等情况),需要规律的综合体检直至成年。

─────── 参 考 文 献 ───────

[1]严英榴,杨秀雄.产前超声诊断学[M].2版.北京:人民卫生出版社,2012:322-331.

[2]Filippo P, Anna LB, Sonia B, et al. Preoperative management of children with esophageal atresia: current perspectives[J]. Pediatric Health, Medicine and Therapeutics, 2017, 8: 1-7.

[3]De Jong EM, de Haan MAM, Gischler SJ, et al. Pre- and postnatal diagnosis and outcome of fetuses and neonates with esophageal atresia and tracheoesophageal fistul[J]. Prenatal Diagnosis, 2010,30(3): 274-279.

[4]Salomon LJ, Sonigo P, Ou P, et al.Real-time fetal magnetic resonance imaging for the dynamic visualization of the pouch in esophageal atresia[J]. Ultrasound in Obstetrics & Gynecology, 2009, 34(4): 471-474.

[5]Stoll C, Alembik Y, Dott B, et al.Associated malformations in patients with esophageal atresia[J]. European Journal of Medical Genetics, 2009, 52(5): 287-290.

第四节　胸腔积液

【疾病概述】

胸腔积液(pleural effusion)也称胸水,是指液体异常积聚在胎儿胸膜腔内。其特点是多为乳糜液,大部分为单侧胸腔积液,右侧多于左侧,发生率为1/10 000活产,男性略高于女性。胸腔积液可以是原发性液体积聚于胸腔,也可以是全身疾病的一个继发性表现。淋巴液产生过多或回流受阻可造成胸腔积液如乳糜胸,引起免疫性和非免疫性水肿的全身因素均可造成胸腔积液,包括感染性因素、免疫性水肿、母胎输血、胎儿贫血、染色体异常、胎儿胸腔内病变(CTM、CDH等)、胎儿心脏畸形或心律失常等。

胸水量随孕周增加而增加,约22%病例可能逐步减少或消失,单侧胸腔积液且无合并水肿或羊水过多的病例即使大量胸腔积液亦可能自发消退。胸腔积液会影响肺发育,严重时造成纵隔移位,静脉回流受阻,进而引起充血性心力衰竭、胎儿水肿和腹水。纵隔移位和食管受压影响羊水吞咽,可造成羊水过多。

预后主要取决于肺发育情况,有无合并胎儿水肿、染色体异常及原发病变等。6% ~ 17%胸腔积液合并染色体异常,25%合并胎儿结构畸形。自发消退且无合并胎儿水肿者100%存活,胸腔积液进展后出现胎儿水肿者存活率38%,早产及孕早期出现胸腔积液者存活率下降,羊水多少不影响预后但可引起早产而降低存活率。

【诊断依据】

1. 超声影像学诊断　声像图上表现为胸腔内无回声液体,单侧多见,右侧多于左侧。双侧胸水者左、右侧胸腔的积液量可不一致。少量胸腔积液时,可见到肺缘尖位于液体中,借此与心包积液鉴别;单侧大量积液可将纵隔推向对侧,肺脏漂浮在胸水中,且明显小于正常。继发性胸腔积液时,超声检查可能发现原发病变(如胸腔内病变或心脏病变)。全身水肿同时可见皮下水肿、腹水、羊水过多、胎盘增厚等(图6-4-1)。

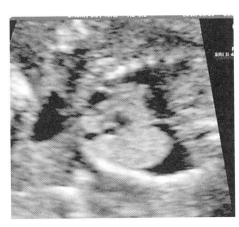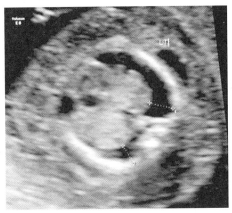

图6-4-1　双侧胸腔积液

双侧胸腔内无回声,肺叶漂浮其间(左图为矢状切面,右图为四腔心切面)

2. MRI诊断依据　T2WI显示胸腔内弧形高信号环绕肺组织,与等或稍高信号的肺组织形成对比,肺可被压缩(图6-4-2)。

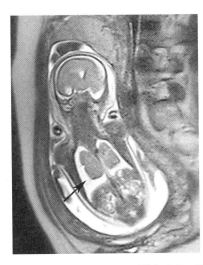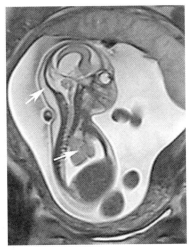

图6-4-2　双侧胸腔积液

T2WI示胸腔内两肺边缘可见高信号液体环绕(黑箭),肺被压缩(白箭),伴头皮、后颈部、胸背部皮肤水肿(白箭)

【咨询要点】

（1）针对胸腔积液的病因进行相关检查，如母血TORCH及细小病毒检测，ABO血型、Rh血型及抗体筛查，Kleihauer-Betke检测母胎输血，多普勒检测胎儿大脑中动脉流速峰值了解有无胎儿贫血，羊水穿刺胎儿染色体检查等。

（2）告知胸腔积液自然进程及影响预后的相关因素。

（3）孕期每周超声随访，包括胸水量的变化、羊水量、有无出现胎儿水肿、腹水及原发病变进展等。如积液消退可每两周超声随访。

（4）需在有NICU及新生儿抢救设备的机构分娩。

【处理原则】

（1）期待治疗：适用于原发性、少量胸腔积液者。有自发消退可能，存活率达73%～100%。

（2）宫内治疗：对系列超声胸腔积液迅速增加、出现胎儿水肿或羊水过多的患者，建议胸腔穿刺抽液或胸腔羊膜腔分流术。由于胸腔穿刺抽液存在液体短期内再次积聚的缺点，故而建议36周前行胸腔羊膜腔分流术，37～38周后于分娩前行胸腔穿刺抽液以利于新生儿复苏。有报道胸膜固定术即胸膜腔内注射OK-432可使胸腔积液消退。继发性胸腔积液治疗原则根据原发病变处理。

预后评估方法：超声了解肺发育（见本章第二节先天性膈疝），或超声引导下胸水抽吸后观察肺膨胀情况可帮助评估胎儿预后。若抽出胸水后出现肺膨胀，肺体积明显增大，说明肺发育良好，预后相对较好；反之，抽出胸水后肺膨胀不明显，且肺组织呈团块状，则估计肺发育很差，预后不良。

参 考 文 献

［1］严英榴,杨秀雄.产前超声诊断学［M］.2版.北京：人民卫生出版社,2012：322-331.

［2］Yinon Y, Kelly E, Ryan G. Fetal pleural effusions[J]. Best Practice & Research in Clinical Obstetrics & Gynaecology, 2008, 22(1): 77-96.

第七章
消化系统相关疾病

赵　蔚　沈　淳　桂玉燕　庄　严　张　斌　严英榴

第一节　十二指肠闭锁或狭窄

【疾病概述】

十二指肠闭锁（duodenal atresia）或狭窄（stenosis）是胎儿、新生儿常见的消化道疾病，其发生率约1/5 000妊娠，1/10 000～1/5 000活产儿，占小肠闭锁的37%～49%。

消化道是由胚胎期前肠、中肠和后肠衍生而来。前肠衍生为口咽、食管、胃和十二指肠的上1/3；中肠衍生为十二指肠的下2/3、小肠、升结肠和横结肠近端2/3；后肠衍生为横结肠远端1/3、降结肠、直肠和肛门。在妊娠早期（孕6～7周），随着内胚层上皮细胞增生，肠道部分变得闭塞；在孕8～10周，闭塞的肠腔管腔再次空泡化，肠道完成管腔化再贯通。发生十二指肠闭锁或狭窄的原因尚未阐明。多数学者认为胚胎发育过程中十二指肠的空腔化过程障碍即胚胎期肠管的管腔空泡化、再贯通异常是导致本病的主要原因，少数可能是肠道血管栓塞造成肠道发育障碍。

目前发现大部分病例为散发病例，但有的病例则有常染色体隐性遗传的家族史。十二指肠闭锁或狭窄可以单独发病或者是VATER综合征的一部分，另外此病与21三体综合征关系密切，约30%的病例合并21三体综合征。十二指肠闭锁胎儿中有20%～30%存在先天性心脏病。十二指肠闭锁或狭窄也可合并环状胰腺。

妊娠早期胎儿的肠腔是塌陷的。孕13周后可在肠腔中观察到液体，到孕20周时通常可见。最早可于孕18周观察到肠道蠕动，并且可在孕28周后辨认出小肠的肠襻。十二指肠闭锁或狭窄可以发生在十二指肠任何部位，以十二指肠第二段多见，尤以壶腹附近最多见。

产前诊断为十二指肠闭锁或狭窄的患儿出生后在新生儿期需要手术治疗。不合并染色体异常或其他畸形的十二指肠闭锁或狭窄患儿，通过新生儿时期手术治疗，总体治愈率在95%以上，预后良好。十二指肠闭锁或狭窄患儿术后肠功能恢复时间一般2～4周，比低位小肠梗阻患儿术后肠功能恢复所需时间一般要更长。十二指肠闭锁或狭窄患儿合并一些特殊情况,如apple-peel型肠闭锁、短肠综合征或合并严重心脏畸形、染色体异常情况,可能影响手术后恢复和预后,其存活率约75%。其他影响预后的因素还包括分娩时胎龄、出生体重以及肠道自身条件。

肠旋转不良虽也属于十二指肠梗阻疾病之一,但与十二指肠闭锁或狭窄病因不同,其产前发现及诊断率明显低于十二指肠闭锁或狭窄。在肠旋转不良并发中肠扭转、肠坏死的情况下,患儿病情危重,严重者亦可危及生命。

【诊断依据】

1. 超声诊断要点

(1)典型的超声表现为胎儿上腹部可见"双泡征"(图7-1-1),位于左侧者为胃,右侧者为扩张的十二指肠近端,两者之间有一长条形囊状结构相通,是扩张的幽门管。由于幽门管的肌肉相对较厚,使其图像显示该处狭小而其两侧膨大。典型的十二指肠闭锁声像图往往出现在孕24周后,但也有少数在24周前做出诊断。有时胎儿呕吐,胃内容物可通过食管反吐到羊水,而使胃泡表现为正常大小。因此,羊水过多的孕妇而胃泡大小正常者,不能完全排除十二指肠闭锁或狭窄,应嘱其定期复查。此外,胃小弯切迹或胃蠕动的收缩环特别明显时也可以出现"双泡征"声像图,但这些假象的"双泡"均在中线的左侧,而真正的十二指肠闭锁或狭窄第二个"泡"总在中线的右侧。

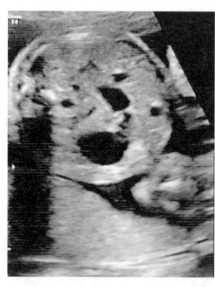 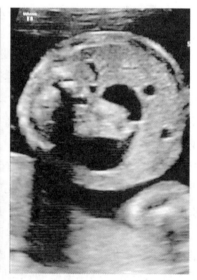

图7-1-1　双泡征

(2)羊水过多开始出现时间的早晚以及羊水过多的严重程度,取决于十二指肠闭锁或狭窄的发生时间和严重程度,以及是否合并其他影响羊水吸收的发育畸形。

如果在妊娠中期前段,胎儿胃和十二指肠还未出现明显扩张时进行妊娠中期解剖结构筛查,则可能漏诊。如果十二指肠因狭窄(不完全性阻塞)而非闭锁,或胎儿吞咽受到抑制而十二指肠没有扩张(如同时存在食管闭锁),产前诊断同样可能会漏诊(图7-1-2)。

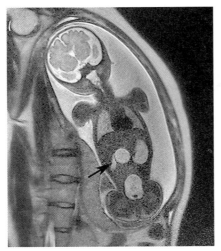 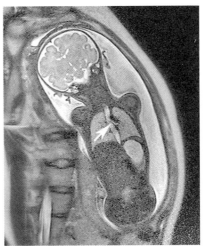

图7-1-2　十二指肠狭窄

腹部双球征(黑箭),伴食道扩张(白箭)

2. MRI诊断依据

(1)双泡征,T2WI呈高信号,T1WI呈低信号。

(2)可伴有羊水过多。

【咨询要点】

(1)告知胎儿十二指肠狭窄或闭锁的可能预后。

(2)建议胎儿染色体检查

(3)建议胎儿心脏超声检查。

(4)出生后应禁食,及时转运至儿科医院治疗。

【处理原则】

(1)根据胎儿染色体检查结果进一步咨询。

(2)出生后观察有无呕吐、腹胀,以及胎粪排出情况,并可在生后4～6小时给患儿拍摄腹部正、侧位片,了解肠道充气情况及梗阻部位。

(3)对确诊十二指肠狭窄或闭锁的患儿,需要转诊儿外科进行手术治疗,手术是治疗的唯一方法。转运期间应注意患儿保暖、禁食,可留置胃管,持续负压吸引,避免误吸引起的窒息。

参 考 文 献

[1]李海泽,朱红丽,董会武.胎儿先天性十二指肠闭锁超声表现1例[J].中国超声医学杂志,2009,25(8):802.

［2］李辉,李胜利,宋文龄.胎儿异常超声诊断图谱［M］.济南：山东科学技术出版社,2009：106.

［3］吴秀明,吕国荣.先天性十二指肠闭锁或狭窄22例产前超声检查分析［J］.中国超声医学杂志,2008,24（9）：848-850.

［4］Hemming V, Rankin J. Small intestinal atresia in a defined population: occurrence, prenatal diagnosis and survival［J］. Prenat Diagn, 2007, 27(13): 1205-1211.

［5］严英榴,杨秀雄.产前超声诊断学［M］.北京：人民卫生出版社,2012：364-367.

［6］黄福光,黄品同.胎儿与小儿超声诊断学［M］.北京：人民卫生出版社,2008：108-110.

［7］李胜利,戴晴,李辉,等.胎儿产前诊断教程［M］.北京：人民军医出版社,2009：160-161.

［8］Hancock BJ, Wiseman NE. Congenital duodenal obstruction: the impact of an antenatal diagnosis[J]. J Pediatr Surg, 1989, 24(10): 1027-1031.

第二节　肠管回声增强

【疾病概述】

肠管回声增强（echogenic bowel），又称肠管强回声,是一种声像图表现,不是一种疾病。是指肠管（尤其是小肠）回声增强,其强度与骨回声相似。回声增强可以表现为弥散性的或局灶性的,在无阴影的界限分明的区域中是均匀的,且回声增强主要位于胎儿下腹部和盆腔。在所有中孕超声检查中有0.2%～1.8%的胎儿被诊断为肠管强回声。

多数肠管强回声胎儿随访结果正常,但也有一部分胎儿被证实合并异常,例如染色体异常（以21三体综合征常见）、宫内感染（巨细胞病毒感染等）、小肠闭锁、珠蛋白生成障碍性贫血、少量腹水、肠梗阻、胎儿宫内发育迟缓、囊性纤维化等。正常胎儿的肠管回声增强常常在数周内消失,无不良后遗症。确定肠管回声增强是孤立表现还是合并其他异常是决定预后的主要因素。

【诊断依据】

超声诊断要点：无论采用横切或纵切面,声像图上胎儿肠管始终呈强回声反射。此时减低增益,对照肠管回声强度与骨回声强度,显示可更为明显。肠管强回声主要见于下腹部中央的小肠,若是结肠则位于腹腔周边部位且靠近腹壁（图7-2-1）。诊断时应把超声增益调至最低（此时骨骼呈白色）,常以髂骨翼作为对照标准,比较肠管回声与骨的回声强度。

临床上有专家将回声增强分为3级。最严重的是3级,即亮度超过骨骼,2级为亮度与骨相同,而1级则是肠管回声低于骨骼。目前国际上普遍采用2级及以上,予以报告,1级则不描述。由于肠管回声增强的诊断受超声传感器的频率的影响,只有在使用5 MHz或更低频率的传感器时,我们才诊断肠管回声增强。较高频率的传感器很难区分正常与异常的肠管回声,会导致肠管回声异常的过度诊断。

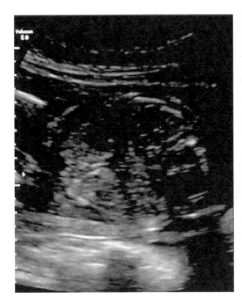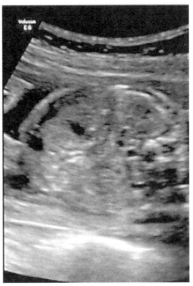

图7-2-1 肠管强回声

【咨询要点】

（1）告知肠管回声增强是胎儿染色体异常的软指标之一，根据具体情况建议是否行胎儿染色体检查。

（2）若肠管回声增强合并肠管扩张或腹水等情况，不排除消化道畸形或感染可能，需要孕期密切动态随访。

（3）建议母血TORCH检查和咨询。

（4）怀疑珠蛋白生成障碍性贫血可行胎儿相关基因检测。

（5）告知若不合并消化道畸形、宫内感染或染色体异常的单纯肠管回声增强胎儿，出生后随访，大部分无临床症状，可不需要进一步治疗。

【处理原则】

怀疑有消化道畸形的新生儿，生后宜谨慎开奶，观察胎粪色泽、腹胀、呕吐等症状，需要在适当检查、明确诊断后，排除消化道畸形后开奶为宜。如检查证实消化道畸形，需要积极手术治疗。多数消化道畸形经手术治疗，疾病预后良好。如为肠闭锁患儿，一期手术根治，如为胎粪性腹膜炎患儿，生后可能需要分期手术。总体而言，肠管回声增强胎儿在排除染色体异常或严重宫内感染所致的胎儿宫内发育迟缓造成可能的预后不良之后，多数预后良好。

———— 参 考 文 献 ————

［1］Aboujaoude R, Alvarez J, Ganesh V, et al. Is testing for Gytomegalovirus and cystic fibrosis indicated in members of a nonwhite pregnant population in whom the fetus has an echogenic bowel[J]. American Journal of Perinatology, 2006, 23(5): 319-323.

[2] Bornstein E, Sheiner E, Barnhard Y, et al. The association of maternal BMI with fetal echogenic intracardiac focus and echogenic bowel. J Matern Fetal Neonatal Med, 2010, 23(8): 781-784.

[3] 罗青, 王伟群, 葛群, 等. 胎儿肠管强回声与胎儿异常的相关性分析[J]. 中国妇幼保健, 2009, 24(16): 2223-2224.

[4] Deole N, Engneer N. Fetal and neonatal outcome of isolated fetal hyperechogenic bowel[J]. Ultrasound in Obstetrics & Gynecology, 2012, 36(S1): 147.

[5] Iruretagoyena JI, Bankowsky H, Heiser T, et al. Outcomes for fetal echogenic bowel during the second trimester ultrasound[J]. J Matern Fetal Neonatal Med, 2010, 23(1): 1271-1273.

[6] Goetzinger KR, Calhill AG, Macones GA, et al. Echogenic bowel on second-trimester ultrasonography: evaluating the risk of adverse pregnancy outcome[J]. Obstet Gynecol, 2011, 117(6): 1341-1348.

[7] 谭舒尹, 杜娟, 黄婧, 等. 胎儿肠管回声增强的产前诊断结果及其临床意义分析[J]. 中国妇幼保健, 2013, 28: 3015-3017.

[8] Mailath-Pokorny M, Klein K, Klebermass-Schrehof K, et al. Are fetuses with isolated echogenic bowel at higher risk for an adverse pregnancy outcome? Experiences from a tertiary referral center[J]. Prenat Diagn, 2012, 32(13): 1295-1299.

第三节　肝囊肿

【疾病概述】

胎儿先天性肝囊肿较为少见。肝囊肿可分为孤立性(单纯性)囊肿和多囊肝两种。孤立性肝囊肿多发生于肝右叶,可为一个或数个,囊肿大小不等,囊肿亦可呈多房性,很少出现合并症,且囊肿与胆管系统不相通。在单个的肝囊肿病例中女婴更多见,男女比例约 1 : 2。目前无孤立性肝囊肿家族遗传的相关报道。而多囊肝有明显遗传倾向,囊肿大小不等,充满整个肝脏。在多囊肾中33%可伴有多囊肝或肝囊肿。

肝囊肿被认为起源于异常胆管或肝内胆囊周围腺体,也可能是胎儿患胆管炎,使肝内胆管远端管腔闭塞,近端胆管扩张引起。

发现胎儿先天性肝囊肿时应与胎儿肝脏实质性占位进行鉴别诊断。肝脏实质性占位以新生儿肝血管瘤(良性)最多见,占70% ~ 80%,肝血管瘤患儿多数预后较好,部分出生后需要经历瘤体生长期、高峰期再进入消退期,局限、体积小的肝血管瘤随访中并发症少,巨大或弥漫性肝血管瘤患儿可能会出现心力衰竭、血小板减少综合征(K-M综合征)等,需要口服药物、输注血液制品、介入治疗等,能积极配合、坚持治疗者,仍可有良好结局。肝脏实质性占位中其次为肝母细胞瘤(恶性)占15%,肝母细胞瘤为小儿常见恶性肿瘤之一,肝母细胞瘤需要手术治疗及联合化疗,病灶完整切除并辅以规范化疗者,5年生存率为70% ~ 80%,

手术瘤体残留、复发、转移者,生存率降低。肝脏实质性占位中其他肿瘤占5%,如肝间质性错构瘤(良性)等,良性病灶手术切除后不需要化疗,但建议定期复查随访。

此外在诊断先天性肝囊肿时,还应注意与胎儿胆囊、胆总管囊肿、胰腺囊肿、胎儿肝内段脐静脉曲张相鉴别。胆总管囊肿或胰腺囊肿适时需要手术治疗,但并非都需要在新生儿期处理。

肝囊肿患儿在新生儿期多数可以没有相关症状,可以暂不处理,需要密切观察随访,囊肿持续增大或出现临床症状者,建议手术治疗,如果肝囊肿小且没有临床症状,可以长期随访。

多囊肝的预后与是否有多囊肾、是否有染色体异常及肝纤维化、肝硬化进展情况密切相关。

【诊断依据】

1. 超声诊断要点

(1)孤立性肝囊肿表现为壁薄的类圆形无回声区,内部可无或有纤薄的分隔(图7-3-1、图7-3-2),囊肿内无血流信号(图7-3-3)。

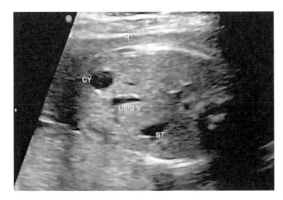

图7-3-1 肝囊肿

CY,肝囊肿;UMB V,脐静脉;ST,胃泡;RT,右侧

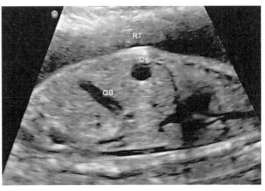

图7-3-2 肝囊肿

CY,肝囊肿;GB,胆囊;RT,右侧

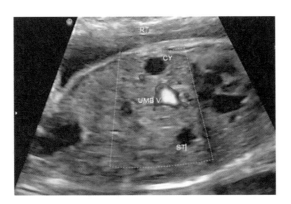

图7-3-3 肝囊肿

CY,肝囊肿;UMB V,脐静脉;ST,胃泡;RT,右侧

（2）多囊肝表现为肝脏增大，形态失常，肝内布满密集、大小不等的无回声区，各无回声区间的分隔纤细、光滑，病灶内看不见正常的肝实质回声。囊肿内无血流信号，本病常合并有肾囊肿。

（3）多囊肝还有一种特殊类型，称为"微泡型"或"粟粒型"多囊肝，较少见，因囊泡微小，声像图仅见几个很小的圆形无回声区，而整个肝区呈弥漫性回声增强增粗。

2. 鉴别诊断　应与胎儿肝脏实质性占位进行鉴别诊断。腹部有囊性肿块的胎儿应该进行详细、系统的超声检查，以确定囊肿的来源，并排除可能存在的多发畸形。如发现胎儿多囊肝，则应留意是否有多囊肾的存在。胎儿MRI对确定囊肿来源以及它与其他组织的解剖关系非常有帮助。

【咨询要点】

（1）可行MRI检查。

（2）孕期拟诊肝囊肿，需要与肝脏实质性占位相鉴别。

（3）告知胎儿先天性肝囊肿的预后。

（4）孕期定期超声随访。

（5）出生后转儿科进一步诊治。

【处理原则】

（1）超声检查发现胎儿肝囊肿后可继续妊娠至生后进一步详细检查，对于明确囊肿者，可以观察、保守治疗。若囊肿较大，出现相关症状，如压迫、感染等，建议手术治疗；如若多囊肝合并多囊肾，则预后不良风险增加。

（2）对于肝血管瘤患者，无症状者应定期随访观察，有症状者应积极治疗；对于肝母细胞瘤，限期手术治疗，术后规范化化疗，仍有较好预后；新生儿时期肝脏占位、性质无法确定者，需要行探查活检，通过病理检查明确诊断。

参 考 文 献

［1］冯卓颖.二维超声检测胎儿占位一例［J］.中国超声医学工程学会成立30周年及第十二届全国超声医学学术大会论文汇编,2014,6(20):414-415.

［2］蔡雪珍,刘倚河,贺艳平.超声诊断胎儿先天性孤立性肝囊肿一例［J］.实用医技杂志,2009,16(10):818.

［3］邓学东.产前超声诊断与鉴别诊断［M］.北京:人民军医出版社,2013:192.

［4］李学会,苏建芬.超声诊断胎儿肝囊肿1例报告［J］.贵州医药,2016,40(11):1221-1222.

［5］黄福光,黄品同.胎儿与小儿超声诊断学［M］.北京:人民卫生出版社,2008:113-114.

［6］Bronstein M, Nizar K, Weiner Z. Significance of early prenatal diagnosis of fetal hepatic cyst[J]. J Clin Ultrasound, 2009, 37(2): 65-68.

［7］Recinos A, Zahouani T, Guillen J, et al. Congenital Hepatic Cyst[J]. Clin Med Insights Pediatr, 2017, 11: 1-4.

［8］Brozzetti S, Miccini M, Bononi M, et al. Treatment of congenital liver cysts. A surgical technique tailored through a 35-year experience[J]. Ann Ital Chir, 2013, 84(1): 93-98.

第四节　脐 膨 出

【疾病概述】

脐膨出（omphalocele）是指腹壁中线包括肌肉、筋膜和皮肤缺损，腹腔内容物突入脐带内，表面以腹膜和羊膜覆盖。缺损发生在脐带根部，脐带/脐血管在脐膨出疝囊的顶端插入。脐膨出的发病率为 1/7 000 ～ 1/4 000 活产婴儿，并随着母亲年龄增长而增加。男性发病较女性为多，约为 3：2。

在胚胎发育的第 4 ～ 5 周，平坦的胚胎向 4 个方向和（或）平面折叠：头侧、尾侧、左侧和右侧。每个折叠在脐部交汇，从而闭合胚外体腔。侧面的折叠形成腹壁的侧面部分，头侧和尾侧的折叠形成上腹部和下腹部。如果胚胎时期外胚层皮肤向中线包卷失败，可形成腹壁缺损。如果胚盘侧面的折叠未关闭，可形成较大的腹壁缺损，腹腔内容物（包括肝脏）即可疝出。胚胎发育的第 4 ～ 5 周，也是胎儿肠和肝的快速生长时期，因此肠管、胃泡、肝脏是最常见的腹壁缺损膨出物。在发育的第 6 周（或末次月经算起的第 8 周），腹腔暂时太小以至于不能容纳所有内容物，导致肠在脐带根部突出至残留的胚外体腔。这时间段暂时的胎儿胚外体腔被称为生理性中肠疝，在末次月经后第 9 ～ 11 周时通过超声可见。如果胚外体腔内的肠管不能回到腹腔内，可发生单纯的中线脐膨出。在发育中，肝脏不会与像胎儿的肠管一样生理性地迁移至腹腔外。因此，肝脏绝不会在生理性中肠疝中出现。生理性中肠疝的还纳发生在末次月经后第 12 周。因此在 12 周后，脐孔处的膨出不再是生理性的。

脐膨出多为散发性，部分与染色体异常有关。新生儿脐膨出中染色体异常占 35% ～ 58%，最常见的染色体异常是 18 三体综合征和 13 三体综合征，其次为 21 三体综合征、45XO 及三倍体。与单纯脐膨出相比，合并其他解剖学结构异常的胎儿具有非整倍体的风险更高。在伴发的结构异常中，频率较高的有：其他的胃肠道异常、心脏缺陷（高达 50% 的病例）、泌尿生殖系统异常、口面裂、神经管缺陷、膈缺损、羊水过多及生长受限。

目前已发现脐膨出与以下几种综合征有关，包括：Beckwith-Wiedemann 综合征（脐膨出、低血糖、巨舌、巨体、巨内脏、面中部发育不良、胚胎肿瘤易感性高、常染色体显性遗传疾病）、Cantrell 五联征（指脐上中线处腹壁缺损、胸骨下段缺损、前膈缺损、心包缺损和心脏畸形）、OEIS 综合征（脐膨出、膀胱外翻、肛门闭锁、脊柱缺陷）、CHARGE（眼器官先天裂开与脑神经缺损、心脏缺损、后鼻孔闭锁、生长发育迟缓、生殖器异常、耳异常）、裂联合征（至少存在如下缺陷中的 2 项：神经管缺陷、口裂、脐膨出、膈疝）、羊膜带序列征、Shprintzen 综合征、Carpenter 综合征、Goltz 综合征、Marshall-Smith 综合征、Meckel-Gruber 综合征、Ⅱ型耳-腭-

指(趾)综合征等。在单独脐膨出的胎儿中,Beckwith-Wiedemann综合征的患病率非常高(10%～20%)。

脐膨出还与母体肥胖、选择性5-羟色胺再摄取抑制剂宫内暴露之间存在轻度相关性。脐膨出也与男性性别及多胎妊娠有关。

脐膨出胎儿的存活率与是否伴发其他畸形密切相关,伴发严重畸形时,存活率可低至20%;不合并其他畸形的脐膨出胎儿预后良好,同时不合并其他畸形的脐膨出缺损大小不是影响预后的主要因素,小型脐膨出可一期手术修补,巨大脐膨出可能需要分期腹壁修补,但大多数病例均可手术修复后恢复良好。

【诊断依据】

1. 超声诊断要点 孕12周后,超声显示腹前壁包块,内容物可包含任何腹腔脏器,肠管最常见,胃、肝和脾都可能部分或全部出现在膨出的包块内,仅有肠管的脐膨出占少数(10%～25%)(图7-4-1)。有时脐膨出包块内还可见腹水暗区。声像图上肝脏回声均匀,内部显示细管道状结构。肠管回声不均,强弱不一,多数情况下回声偏强。脐带连接于脐膨出表面,彩色多普勒显示脐血管出入脐膨出包块内,行走于包块的表面(图7-4-2)。较大的脐膨出有时不易发现其与脐带的确切连接部位。脐膨出表面有腹膜和羊膜覆盖,但有时不易观察到其存在。如发现膨出包块呈圆形,表面规则,则多提示有膜覆盖。当合并腹水时,则较易观察到膜的回声。

常规超声筛选有必要进行胎儿脐部纵横切面的检查,只有清楚显示胎儿正常的脐带插入部,才可排除脐膨出。但较小的脐膨出有时会漏诊,估计与肠蠕动时肠管回缩至腹腔内有关,任何突出于脐带根部的结构如果不是脐血管,几乎都可以肯定是小型脐膨出的肠襻。

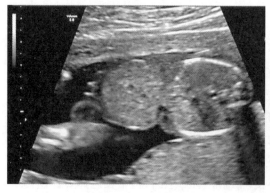

图7-4-1　脐膨出

表面有腹膜和羊膜覆盖

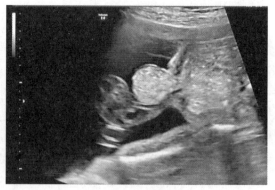

图7-4-2　脐膨出

脐带连接于脐膨出表面

2. 鉴别诊断 脐膨出主要是与腹裂相鉴别。腹裂也是一种较常见的腹壁缺损,但属于非中线缺损。多数腹裂缺损位于脐带右侧,表面无膜状物覆盖,脐根部正常(图7-4-3)。

　　另外, 腹裂缺损相对较小, 突出物多为肠管, 少有肝脏突出 (图7-4-4)。同时, 较易发生肠梗阻和肠管扩张。腹裂胎儿羊水AFP升高明显, 然而由于脐膨出有相对厚的囊壁, 限制了甲胎蛋白 (AFP) 的 "漏出", 所以脐膨出AFP的升高水平没有腹裂明显。

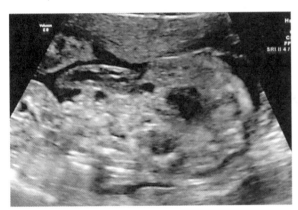

图7-4-3　腹裂

表面无膜状物覆盖, 脐根部正常

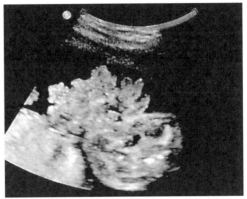

图7-4-4　小型腹裂

突出物为肠管

　　小的脐膨出易与脐疝相混淆。脐疝内也含有肠管及大网膜, 但脐疝在中孕期极少见。理论上脐疝表面有皮肤及皮下脂肪覆盖, 但实际上超声无法鉴别表面覆盖物的层次。

　　此外, 需与大型脐膨出鉴别的还有体蒂异常和泄殖腔外翻。体蒂异常和泄殖腔外翻多为巨大的腹壁缺损, 大部分内脏突出体外且有脐带异常如脐带过短、单脐动脉, 甚至无脐带。胎儿腹腔内脏 (多为肝脏) 与胎盘相贴, 胎体活动极度受限, 胎儿脊柱异常弯曲也较常见。

　　3. MRI诊断依据　　见图7-4-5。

　　(1) 膨出腹壁外的包块, 表面覆盖腹膜。

　　(2) 包块内容物可含有肝、小肠。

　　(3) 脐带入口紧贴疝囊, 位于疝囊顶端。

　　(4) 范围可较大。

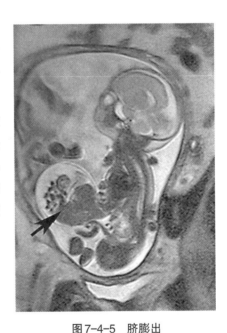

图7-4-5　脐膨出

腹部包块样膨出, 表面有腹膜, 膨出内容物包括肝脏及肠道, 伴腹水 (黑箭)

【咨询要点】

　　(1) 建议进行胎儿染色体检查和基因芯片检查。当拟诊Beckwith-Wiedemann综合征时可通过细胞遗传学检测涉及染色体11p15的异常, 更多的分子遗传学检测可提高检测率 (阳性结果包括DMR2甲基化缺失、DMR1甲基化增加、存在父源性11p15单亲二倍体或

CDKN1C序列突变）。

（2）脐膨出再发的风险取决于基础病因。如果胎儿为染色体三体，再发的风险为1%。对于核型正常的不合并其他畸形的脐膨出，再发的风险小于1%。但若发现父母的染色体存在平衡易位，再发的风险增加。家族性Beckwith-Wiedemann综合征有关的脐膨出病例可能是常染色体显性遗传的，再发风险为50%。

（3）建议胎儿心脏超声检查。

（4）孕期定期超声检查，随访胎儿生长指标和羊水量变化。

（5）建议在三级医疗中心产检和分娩。没有直接证据显示剖宫产可提高无并发症的脐膨出的结局，剖宫产应在有产科指征时进行。对于巨型脐膨出（指包含肝脏，或膨出直径大于5 cm的脐膨出）可在妊娠≥39周时选择性剖宫产，以避免难产、破裂、感染和出血。

（6）脐膨出患儿的转运需要注意保暖；如羊膜囊无破裂，其水分及热量丢失远不如腹裂严重，可不必定期向膨出物浇洒温热的无菌生理盐水。如羊膜囊破裂，肠管外露，则处理同腹裂患儿，即可用无菌生理盐水袋包裹外露肠管，或用干净保鲜膜包裹患儿外露肠管在内的下2/3身体，并在转运途中定期向肠管上浇洒温热的无菌生理盐水，可明显减少水分及热量丢失。

【处理原则】

（1）在患儿呼吸稳定情况下，首先无菌包裹腹壁缺损区域，以减少热量丢失和不显性水分丢失。

（2）出生后禁食、不予喂养。建立静脉通路，静脉补液。

（3）出生后及时转运，转运过程中需要注意保暖、创面保暖和保湿。

（4）巨型脐膨出术后多需要机械辅助通气、静脉使用抗生素。

（5）手术治疗：小型脐膨出（膨出直径小于5 cm）者多数可一期手术治疗，在不合并严重心脏畸形或染色体异常的情况下，术后恢复比腹裂患儿快，预后好。大型脐膨出或合并严重心脏畸形或染色体异常者，生后多选择非手术的保守治疗。一期自然愈合后形成腹壁疝，等待6个月至1岁左右行腹壁肌层修补术。大型脐膨出患儿术后可能存在胃食管反流、反复肺部感染、行为发育异常等情况。Beckwith-Wiedemann综合征患儿脐膨出术后仍需要密切随访，部分患儿可能存在巨舌需要舌整形术或随访中发现腹腔实体肿瘤需要进一步治疗。腹裂患儿术后肠功能恢复慢于脐膨出，但其合并其他畸形概率低于脐膨出。

----- 参 考 文 献 -----

[1] Mac Bird T, Robbins JM, Druschel C, et al. Demographic and environmental risk factors for gastroschisis and omphalocele in the National Birth Defects Prevention Study[J]. J Pediatr Surg, 2009, 44(8): 1546-1551.

[2] Richardson S, Browne ML, Rasmussen SA, et al. Associations between periconceptional alcohol consumption and craniosynostosis, omphalocele, and gastroschisis[J]. Birth Defects Res A Clin Mol Teratol, 2011, 91(7): 623-630.

[3] Frolov P, Alali J, Klein MD. Clinical risk factors for gastroschisis and omphalocele in humans: a review of the literature[J]. Pediatr Surg Int, 2010, 26(12): 1135-1148.

[4] 李勇.超声显像诊断胎儿脐膨出与腹裂畸形5例分析[J].中国误诊学杂志,2006,6(15):3037-3038.

[5] Juhasz-B Ss I, Goelz R, Solomayer EF, et al. Fetal and neonatal outcome in patients with anterior abdominal wall defects (gastroschisis and omphalocele)[J]. J Perinat Med, 2012, 40(1): 85-90.

[6] 严英榴,杨秀雄.产前超声诊断学[M].北京:人民卫生出版社,2012:343-347.

第五节 巨 结 肠

【疾病概述】

先天性巨结肠(hirschsprung disease,HD)为先天性肠神经元发育异常疾病,一般累及乙状结肠及直肠,少数累及降结肠,偶尔累及升结肠、回盲部及小肠。真正的病变在远端肠管无神经节细胞,受累肠段的肠壁肌间神经丛和黏膜下神经丛内神经节细胞缺乏、减少或未成熟,无髓鞘性的副交感神经纤维数量增多且变粗,因此又称为肠管无神经节细胞症(aganglionosis),其结果导致无神经节细胞的肠段无功能,进而引起肠梗阻。HD发病率在不同人种中有所差异,白种人发病率约1/6 500,黑种人发病率约1/4 700,亚洲人发病率约1/3 500。常见型巨结肠男性发病率明显多于女性,男女比例约4∶1;而在长段型巨结肠中男女发病比例为(1.5~2)∶1。

一般认为HD的病因是一种多基因遗传和环境因素共同作用的结果。已在HD患者中发现了至少8种基因突变,主要受累的基因是RET基因。2%~3%的HD患者合并有唐氏综合征,其他染色体异常也可使HD的风险增加。与HD相关的单基因综合征包括:Bardet-Biedl综合征、软骨-毛发发育不全、先天性中枢性低通气综合征、多发性内分泌腺肿瘤综合征2型、Mowat-Wilson综合征、Smith-Lemli-Opitz综合征、Waardenburg综合征。本病可以散发,也可有家族史,文献报道家族发病率为1.5%~7%,为性连锁遗传或常染色体显性遗传。环境因素如孕早期母体发生病毒或细菌感染、外伤、缺血、缺氧、药物等刺激,导致肠内神经节细胞发育异常也可引起先天性巨结肠。神经母细胞向神经节细胞分化过程出现障碍和肠内神经节细胞的加速破坏也可促发这种疾病。

先天性巨结肠引起的肠梗阻是功能性肠梗阻,产前超声诊断较困难,可能出现的超声表现为肠管扩张。20%~25%的HD患者合并有先天畸形,如肾积水和肾脏发育不全等。大约5%的HD患者有先天性心脏病。

巨结肠是新生儿低位肠梗阻常见疾病之一。主要表现为便秘、腹胀和呕吐。大多数先天性巨结肠胎儿出生后可经保守治疗改善症状,之后择期行一期根治术。部分巨结肠患儿在新生儿时期症状较重,或保守治疗效果差,或因严重感染(如小肠结肠炎、败血症等)需要先行肠造瘘术,之后择期二期根治术。巨结肠根治术后绝大多数患儿可以恢复达到良好的控便和排便功能,且大部分患者可具有较好的生存质量,但仍有少数患儿存在肠道功能异常,如污粪、术后仍便秘等,可能与病变段长切除肠管较多,或切除肠管不够,残留功能异常肠管,术后排便感觉异常,术中过度牵拉致括约肌损伤等有关,术后家属积极配合医生对患儿进行肠道管理及定期复查,及时处理术后常见问题,可有效改善排便功能,提高生存质量。巨结肠最严重并发症为小肠结肠炎,小肠结肠炎可发生在巨结肠根治术前和术后,出现小肠结肠炎不及时治疗可增加死亡率。

【诊断依据】

超声诊断要点:先天性巨结肠产前超声诊断较为困难,特别是程度较轻、无明显结肠扩张时,更是无法诊断。有时能在下腹部见到扩张的结肠回声,扩张的肠管呈S形、C形(图7-5-1),蠕动少,肠管内透声差,充满斑状强回声、不均质低回声(图7-5-2),一般不会出现羊水过多。因此,不易在产前做出诊断,更不易在有生机儿前获得诊断。

巨结肠产前发现和诊断罕见,如果产前能够发现异常并拟诊巨结肠,可能需要考虑长段型巨结肠或全结肠型巨结肠。

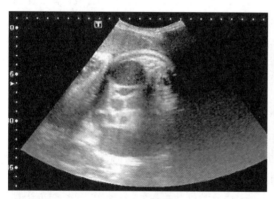

图7-5-1　巨结肠
扩张的结肠呈S形、C形

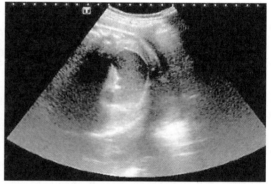

图7-5-2　巨结肠
肠管内透声差,充满斑状强回声、不均质低回声

【咨询要点】

(1)建议胎儿染色体核型检查及基因芯片检查。

(2)建议高危超声定期复查。注意肠管扩张程度、羊水量以及有无合并其他系统畸形。多数胎儿的肠管轻度扩张可无临床意义,其生后随访可无异常。胎儿肠管扩张需要孕期动态观察,病情变化加重者可能提示不同预后。

(3)拟诊巨结肠的胎儿,出生后禁食,观察胎粪排出情况及有无腹胀、呕吐等症状,出生后24小时未排便,合并腹胀、呕吐情况,需要拍腹部正、侧位片,提示末端小肠梗阻或结肠梗阻,更支持拟诊巨结肠。及时转运至有儿外科的专业医院诊治。

【处理原则】

（1）诊断明确的巨结肠需要手术治疗。手术治疗切除无神经节的肠管和部分扩张功能受影响的肠管，手术年龄可选择出生后2～3个月进行。多数预后良好。

（2）巨结肠最终诊断依赖于病理，直肠黏膜吸引活检损伤小，无须麻醉，适用于新生儿、小婴儿，大年龄儿童需要麻醉下直肠全层活检才能病理明确诊断。

参 考 文 献

［1］谢红宁.妇产科超声诊断学［M］.北京：人民卫生出版社,2005：118-120.

［2］李胜利.胎儿畸形产前超声诊断学［M］.北京：人民军医出版社,2004：296.

［3］黄福光,黄品同.胎儿与小儿超声诊断学［M］.北京：人民卫生出版社,2008：461-462.

［4］李胜利,戴晴,李辉,等.胎儿产前诊断教程［M］.北京：人民军医出版社,2009：162.

［5］Parisi MA, Kapur RP. Genetics of Hirschsprung disease[J]. Curr Opin Pediatr, 2000, 12(6): 610-617.

［6］Pini Prato A, Musso M, Ceccherini I, et al. Hirschsprung disease and congenital anomalies of the kidney and urinary tract (CAKUT): a novel syndromic association[J]. Medicine (Baltimore), 2009, 88(2): 83-90.

［7］Chumpitazi BP, Nurko S.Defecation disorders in children after surgery for Hirschsprung disease[J]. J Pediatr Gastroenterol Nutr, 2011, 53(1): 75-79.

第六节　胆 道 疾 病

【疾病概述】

胎儿胆道疾病包括胆囊发育不全、胆囊缺如、胆囊增大、双胆囊畸形、胆囊内强回声及胆总管囊肿、囊肿型胆道闭锁等。

胎儿时期易检出的胆道疾病有胆道囊性畸形和胆囊内强回声，其中胆道囊性畸形包括胆总管囊肿（choledochal cyst, CC）和囊性胆道闭锁（cystic biliary atresia, CBA）。胆总管囊肿分5型，其中Ⅰ型囊肿型最常见，也是产前能发现的类型。胆总管囊肿多出现于妊娠中期，新生儿患病率为1/15 000～1/10 000，患儿中黄色人种为主，多见于女孩，男女比为1：（3～4）。胆道闭锁为肝内外胆管的闭塞性畸形，新生儿发病率为1/15 000～1/8 000，在日本、南亚和中国的发病率较高，女婴较男婴发病率略高，男女发病比例为1：（1.4～1.7）。胆道闭锁产前诊断困难，仅约10%患者伴有肝外胆管的囊性扩张，可以在孕期超声检查发现。孕期产前超声极少诊断胆囊发育不全或胆囊缺如。孕期诊断胆囊缺如胎儿需要考虑是否合并胆道闭锁。

胆总管囊肿起因于胚胎期畸形，与胰胆管发育畸形有关。胆总管囊肿可能为胰液反流入胆管并破坏胆管壁或胆总管远端狭窄引起的胆总管扩张，也有部分学者认为其发生与胆管先天性结构薄弱或交感神经缺如有关。胆囊发育不全或胆囊缺如可合并其他先天畸形，尤其合并十二指肠闭锁、胆道闭锁、多脾综合征、先天性囊性纤维化等。胆囊增大可与某些染色体畸形相关。胎儿胆囊内强回声多为胆囊结石或胆泥或胆固醇结晶，胆结石自发性消失的可能性较小；胆泥或胆固醇结晶常为一过性超声表现，多自发性消失。

胎儿胆道疾病预后取决于是否存在染色体异常相关疾病，是否为胆道闭锁或合并其他组织器官畸形。胆总管囊肿经手术治疗后，总的远期预后良好。

【诊断依据】

1. 超声诊断要点

（1）胆囊强回声：胎儿胆囊于孕15周后可被超声检出，胎儿胆囊回声亦与成人相近。胎儿胆囊内强回声多数具有胆囊结石的声像特征，部分类似胆囊内浓缩胆汁的声像表现，具体分3型：① 孤立性强回声团：表现为胎儿胆囊内孤立性团状强回声，呈圆形或椭圆形，形态较规则，边界清晰，后方有弱声影，体位改变时可移动位置；② 多发颗粒状强回声：本型最多见，胎儿胆囊内可见多个直径为0.2～0.5 cm的颗粒状强回声，可堆积成团，后方有弱声影，体位改变时其位置及形态可改变；③ 胆囊内沉积性回声：胎儿胆囊内见带状或团状中等回声，无声影，其后方胆囊壁显示清晰，体位改变时位置不移动。

（2）胆道囊性畸形：当观察到胎儿右上腹囊性包块，壁薄、不蠕动，与肝内胆管或胆囊相通，不与胃泡相通，应作为诊断胆道囊性畸形的要点（图7-6-1）。相关研究显示若囊肿较大（>3 cm），更多考虑为胆总管囊肿；而若囊肿较小（<2.5～3 cm），则不能排除胆道闭锁可能。胆道来源的囊肿CDFI显示囊肿内无血流信号（图7-6-2）、在囊肿后方可探及伴行的门静脉，可将囊肿与扩张的血管、脐静脉肝内段等鉴别。

2. 鉴别诊断　胆道囊性畸形需与其他腹部囊性包块如十二指肠闭锁、卵巢囊肿、肠系膜囊肿、网膜囊肿、泌尿系统异常及肾上腺囊肿等鉴别。十二指肠闭锁表现为胎儿上腹部的"双泡征"，与胃泡相通，偶可见蠕动；而卵巢囊肿、肠系膜囊肿、网膜囊肿、泌尿系统异常及

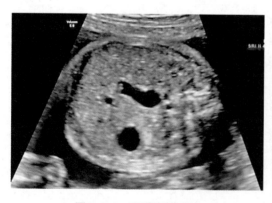
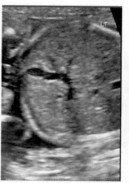
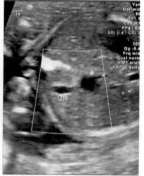

图7-6-1　胆道囊性畸形

胎儿右上腹囊性包块，壁薄、不蠕动，与肝内胆管或胆囊相通，不与胃泡相通

图7-6-2　胆道囊性畸形

GB，胆囊；LT，左侧

肾上腺囊肿等与肝胆关系不密切,囊肿旁无伴行的门静脉血流。若超声显示部分胆总管囊肿与胆道相通,有此特征者可进一步证实为胆总管囊肿。

胆总管囊肿产前主要表现为胆囊旁的单一囊肿结构。需要与肝囊肿、肾上腺囊肿和肾囊肿、十二指肠重复畸形和胆囊重复畸形相鉴别,后两者相对少见。

胆总管囊肿患儿胆囊充盈好,但胆总管远端有狭窄而不能顺利将胆汁引流至十二指肠,因此囊肿体积逐渐增大;相反,在胆道闭锁患儿中,胆囊充盈差、囊壁致密纤维化,被无黏液分泌的上皮细胞覆盖,肝内胆管上皮细胞增生、纤维化,流入胆总管的胆汁量较少,因此不易观察到逐渐增大的囊肿。胆囊形态对于胆总管囊肿及胆道闭锁的鉴别诊断也很重要,因此,当胆道囊性畸形合并胆囊缺如或萎缩时应首先考虑胆道闭锁的可能,而胆总管囊肿中通常胆囊可正常显示。

【咨询要点】

(1)结合病史、胆道疾病的类型、是否合并多发畸形,决定是否进行胎儿染色体检查。

(2)建议MRI检查。

(3)妊娠期间对囊肿不需要干预与处理,也不影响分娩方式。

(4)新生儿出生后注意观察大便颜色、黄疸情况,需要进一步详细检查,如磁共振胆道成像(MRCP)、同位素等,以便排除胆道闭锁。

【处理原则】

诊断明确的胆总管囊肿需要手术治疗。目前多选择在出生后2～6月龄采用腹腔镜下微创手术,一期根治术,囊肿切除＋空肠-肝管Rou-en-Y吻合术。绝大多数预后良好。胆总管囊肿早期手术治疗可以保护肝功能,防止胆道感染、梗阻性黄疸加重、肝硬化可能,切除囊肿还能防止囊壁癌变。

孕期怀疑胆道闭锁、出生后确诊的患儿,建议尽早手术治疗,最好不超过2～3月龄。胆道闭锁患儿通常可先采取Kasai手术,之后60%～65%的患儿在不同年龄仍需要肝移植。不治疗的胆道闭锁平均在1～1.5岁因肝硬化死亡。

──── **参 考 文 献** ────

[1] 张一休,孟华,欧阳云淑,等.产前超声诊断胎儿胆道囊性病变的价值[J].中华超声影像学杂志,2010,5(19):427-430.

[2] Casaccia G, Bilancioni E, Nahom A, et al. Cystic anomalies of biliary tree in the fetus: is it possible to make a more specific prenatal diagnosis?[J]. J Pediatr Surg, 2002, 37(8): 1191-1194.

[3] Lee IH, Kim GJ. Fetal choledoehal cyst diagnosed at 22 weeks of gestation by three-dimensional ultrasonography: a case report[J]. J Korean Med Sci, 2008, 23(5): 909-911.

[4] Caponcelli E, Knisely AS, Davenport M. Cystic biliary atresia: an etiologic and prognostic subgroup[J]. J Pediatr Surg, 2008, 43(9): 1619-1624.

［5］Ben-Ami M, Perlitz Y, Shalev S, et al. Prenatal diagnosis of extrahepatic biliary duct atresia[J]. Prenat Diagn, 2002, 22(7): 583-585.

［6］Davenport M, Tizzard SA, Underhill J, et al. The biliary atresia splenic malformation syndrome: a 28-year single-center retrospective study[J]. J Pediatr, 2006, 149(4): 393-400.

第七节　胎粪性腹膜炎

【疾病概述】

胎粪性腹膜炎(meconium peritonitis, MP)是指胎儿由于各种原因在宫内即发生消化道穿孔,肠穿孔部位多发生于回肠末端,胎粪进入腹腔后引起胎儿腹腔内无菌性炎症,造成肠粘连、肠梗阻、可以有钙化形成的一类疾病。多为散发,容易漏诊,且男女发病率无明显差异。出生后短期内出现腹膜炎和(或)肠梗阻症状,是新生儿及婴儿常见的急腹症之一,随着产前诊断和治疗水平的提高,近年来胎粪性腹膜炎患儿的存活率不断升高,由原来的存活率50%～60%上升至三级儿童专科医院中的治愈率达80%以上。

导致胎粪性腹膜炎的病因主要包括:① 先天畸形(如肠闭锁、肠狭窄、小肠憩室或肠重复畸形)、肠粘连、肠扭转或肠套叠所致的肠梗阻;② 肠壁肌层薄弱或部分缺损、肠管神经支配紊乱、肠系膜血管栓塞等导致的肠管壁病变;③ 宫内感染(巨细胞病毒、风疹病毒及人类微小病毒B19等)导致的肠壁血管炎、坏死穿孔;④ 常染色体隐性遗传病中的囊性纤维化;⑤ 不明原因的自发性肠穿孔。

如果MP的病因是消化道闭锁或狭窄,其病理过程有三个阶段:肠管扩张期、穿孔腹膜炎症期及腹水吸收腹腔钙化期。肠管扩张期主要特征有肠管扩张,即肠梗阻的表现。一旦穿孔,发生化学性腹膜炎,扩张的肠管消失或扩张程度减轻,出现胎儿腹水、羊水过多。若穿孔自行愈合,腹水可渐渐吸收,腹腔内钙化;若穿孔持续存在,肠管内容物不断流入腹腔,在腹腔钙化的同时,形成假性囊肿。如果有膈疝者,可出现胸腔内钙化强回声及胸水等。出生后可表现为游离气腹、肠梗阻型、腹膜炎型和无症状型。前三者多见,需要手术治疗,无症状型少见,可保守治疗。

MP预后取决于引起胎粪性腹膜炎的原因及出生后临床症状与感染程度。无症状型的胎粪性腹膜炎患儿预后相对较好,不须手术治疗;而超声检查除有腹腔钙化灶外,还有其他超声表现,如大量腹水、肠管扩张明显、假性囊肿形成,则提示可能为较严重的胎粪性腹膜炎,出生后需要分期手术,且预后取决于术前、术后全身感染情况及剩余健康肠道的条件。有文献报道,产前诊断的MP患儿的死亡率低于新生儿时期诊断的MP患儿,因此,孕期早诊断有益于改善胎粪性腹膜炎患儿的预后。

【诊断依据】

超声诊断要点 与MP的病理发展过程一致,其超声表现亦呈动态变化。如果胎粪性腹膜炎由肠闭锁穿孔引起,则穿孔前可显示典型的肠梗阻声像图表现,如肠管扩张、肠蠕动活跃等。一旦穿孔,则原先扩张的肠管消失或部分消失,腹腔内出现游离液体暗区(图7-7-1)。非肠梗阻穿孔所致的胎粪性腹膜炎,有时也能出现腹水征。以后,游离的腹水可逐渐减少,或变得稠厚,腹水暗区内出现细小密集光点,或条索状光带(粘连带),且与周围肠管、大网膜连在一起形成不规则强回声包块,内部可出现钙化灶回声(图7-7-2)。另一种情况是游离腹水逐步形成包裹性积液,声像图表现为囊肿样结构,与周围固定的肠曲在一起。同时,在盆、腹腔内,肠曲表面、肝脏表面,甚至是膈肌表面都可有散在钙化斑点显示。胎儿期由于鞘状突未闭,胎粪或腹水可流入外阴形成鞘膜积液或外阴水肿。很多病例还可能因为肠梗阻或肠穿孔愈合后所致的肠狭窄,影响胎儿吞咽羊水导致羊水过多,但羊水过多并非胎粪性腹膜炎的特征性表现。

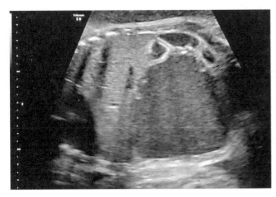

图7-7-1 胎粪性腹膜炎

由肠闭锁穿孔引起,穿孔后原先扩张的肠管消失或部分消失,腹腔内出现游离液体暗区

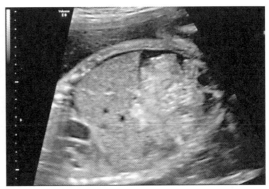

图7-7-2 胎粪性腹膜炎

非肠梗阻穿孔所致,腹水暗区内出现细小密集光点或条索状光带与周围肠管、大网膜连在一起形成不规则强回声包块,内部钙化灶回声

【咨询要点】

(1)告知胎粪性腹膜炎的可能病因及相关预后。

(2)建议TORCH检查。

(3)孕期定期超声复查,注意肠管扩张、羊水量以及患儿生长发育等情况。

(4)孕期可能出现羊水过多,评估相关风险,对症处理。

(5)一般情况下,胎粪性腹膜炎胎儿可选择经阴道分娩,如胎儿大量腹水、腹围过大、阴道分娩困难或有产科指征,选择剖宫产。对孕妇一定要阴道分娩但胎儿腹围过大、经阴道分娩困难情况下,可在分娩前,对有大量腹水病例行经腹壁胎儿腹腔穿刺抽吸腹水,以缩小胎儿腹围后分娩。除非必要,一般不建议如此操作。

(6)拟诊胎粪性腹膜炎胎儿出生后即禁食,观察腹部情况、胎粪排出量与性状、呕吐等,拍摄腹部正、侧位片,评估胎粪性腹膜炎类型,及时转运至儿科医院进一步检查及治疗。

【处理原则】

(1)诊断或怀疑胎粪性腹膜炎的患儿出生后需要严格禁食。喂养可加重腹腔感染,导致感染性休克,危及患儿生命。转运中除需要保暖外,还需注意呼吸情况,大量腹水造成膈肌上抬,影响正常呼吸运动时,可气管插管带呼吸机转运,没有此条件者,可先抽取腹水,减少腹腔压力,缓解呼吸困难,确保转运安全。

(2)胎粪性腹膜炎可能因为腹腔炎症与粘连,需要行小肠造瘘术,在腹腔炎症吸收、粘连改善后行二期手术。因肠闭锁引起的胎粪性腹膜炎在条件允许的情况下,可行一期肠吻合术。部分肠闭锁患儿可能存在短肠综合征。

参 考 文 献

[1] Saleh N, Geipel A, Gembruch U, et al. Prenatal diagnosis and postnatal management of meconium peritonitis[J]. J Perinat Med, 2009, 37(5): 535-538.

[2] 张连军,裴玉芳,魏春雷,等.新生儿急腹症的X线表现分析[J].中国中西医结合影像学杂志,2016,14(4):480-482.

[3] 李胜利.胎儿畸形产前超声诊断学[M].北京:人民军医出版社,2004:525-529.

[4] Keskin U, Karasahin KE, Ozturk M, et al. Prenatal diagnosis of the acute meconium peritonitis secondary to ileum volvulus perforation: a case report[J]. Fetal Pediatr Pathol, 2015, 34(1): 9-13.

[5] Nam SH, Kim SC, Kim DY, et al. Experience with meconium peritonitis[J]. J Pediatr Surg, 2007, 42(11): 1822-1825.

[6] 黄轩,方群.胎粪性腹膜炎的产前诊断和处理[J].国外医学(妇产科学分册),2006,33(6):395-398.

[7] 沈淳.胎粪性腹膜炎与胎儿腹腔钙化[J].临床外科杂志,2011,19(8):513-514.

第八节　下消化道梗阻

【疾病概述】

下消化道梗阻(lower digestive tract obstruction)分为小肠梗阻和结肠梗阻,小肠梗阻的发生率为1/5 000活产,结肠梗阻的发生率为1/20 000活产。

下消化道肠梗阻可以是原发性(肠闭锁或肠狭窄),也可以是继发性(肠扭转或肠套叠)。原发性肠闭锁或肠狭窄包括小肠闭锁或狭窄、结肠闭锁和肛门闭锁。小肠闭锁或狭窄可以发生在小肠的任何部位,但以近端空肠(30%)和远端回肠(35%)最为常见。高达6%

的病例存在多处闭锁。结肠闭锁与狭窄较为少见，占所有肠闭锁的5%～10%。肛门闭锁亦是常见畸形，发生率在活产儿中约为1/5 000。

下消化道梗阻的病因尚未完全阐明。肠管局部血循环中断和肠道的管腔化再通过程发生障碍导致小肠闭锁和结肠闭锁。除此之外，腹壁缺陷，如腹裂、脐膨出、膀胱外翻可以伴发结肠闭锁，可能与泌尿生殖窦周围间充质不匀称生长引起泄殖腔形状改变有关。部分结肠闭锁被认为可能与肠形态异常、胎儿期水痘感染及家族遗传有关。

产前超声检查很难诊断肛门闭锁。超声图像怀疑肛门闭锁的征象有孕早期肠管扩张、结肠内钙化和怀孕后期持续远端肠管扩张。对超声拟诊肛门闭锁的胎儿行的MRI检查，是一项重要的辅助检查，与超声检查相比具有互补作用。肛门闭锁合并其他畸形较为多见，如脊柱、肢体、食道、气道、心脏、泌尿生殖系统发育异常等，约占50%。

小肠梗阻的预后与梗阻部位、累及肠管长度、有无肠穿孔、分娩原因、出生体重，以及有无合并其他先天性畸形有关。一般情况下，小肠梗阻部位越低，术后肠功能恢复可能相对越快。若不手术，肠闭锁患儿无法存活，但若及时手术治疗，存活率超过90%，且患儿长期生存质量较好。肠梗阻患儿少数预后不良，主要原因是合并其他先天异常、诊断延迟或者是未能诊断出先天性巨结肠并发小肠结肠炎。肛门闭锁患儿分低位肛门闭锁和高位肛门闭锁，低位肛门闭锁患儿手术治疗效果较好，高位肛门闭锁患儿术后效果取决于肛门括约肌发育、骶尾骨发育情况和有无合并畸形，其总体手术效果较低位肛门闭锁要差些，部分患儿术后需要通过肠道管理改善症状和提高生存质量。肛门闭锁总病死率低于5%。

【诊断依据】

1. 超声诊断要点　超声对下消化道肠梗阻的诊断为间接诊断。小肠梗阻声像图上只能显示梗阻上方扩张的肠管，位于胎儿腹中部，管径>8 mm，呈多个扩张的无回声区（图7-8-1），旋转探头，可见相邻的无回声区之间相通（图7-8-2）。梗阻部位越高声像图表现越早；反之，梗阻部位越低图像表现相对就越迟。一般都在孕24周或26周后方能做出诊断。有时孕中期超声仅发现肠管强回声，孕晚期以后才出现肠管扩张，肠管扩张随孕周增加而变

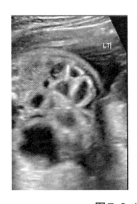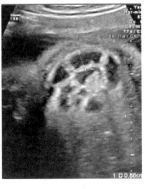

图7-8-1　小肠梗阻

梗阻上方扩张的肠管

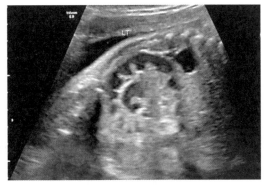

图7-8-2　小肠梗阻

旋转探头，可见相邻的无回声区之间相通

得越来越明显。羊水过多也是肠梗阻的表现之一,梗阻部位越高,羊水过多出现越早,也越为明显。低位肠梗阻者羊水量往往正常。

结肠梗阻可以在产前超声声像图上无明显异常发现。偶尔结肠稍扩张,表现为胎儿下腹见围绕腹腔外周向盆腔中央走行的条形或弧形管状结构,管径在25周内>7 mm,足月时多在18 mm以上,但这很难与正常胎儿孕晚期结肠轻度扩张相鉴别,两者羊水量均可以正常。

注意有时胎儿部分肠管扩张是一过性的或生理性的。这可能与各种原因引起的一过性肠管缺血有关,当肠管血供恢复后,扩张的肠管即恢复正常;或是由于妊娠晚期胎儿形成的胎粪在肠腔内堆积所致,出生后如无排便障碍即可恢复正常。所以,在妊娠期间,对扩张肠管行超声检查不能满足于一次检查结果,对不能确诊的异常发现应动态跟踪观察。

2. MRI诊断依据

(1)近端结肠扩张。

(2)远端结肠内没有胎粪充盈。

3. 实验室检查 测量羊水中胰脂酶、胆酸、胆红素的含量,可间接反映有无小肠梗阻,这是由于小肠梗阻时,胎儿有宫内呕吐现象,造成羊水中胰脂酶和胆酸含量升高,同时羊水中的小肠酶(双糖酶)活性则出现下降。

结肠闭锁时,羊水中肠微绒毛酶下降,可能是正常胎儿宫内期间肠道内某些物质会经过肛门排入羊水中,而结肠闭锁时则无法排出。

【咨询要点】

(1)详细询问病史和家族史。定期高危超声随访,注意观察有无羊水过多、腹腔积液、胎粪性腹膜炎、假性囊肿形成以及肠管扩张变化的情况。

(2)对伴发其他结构畸形或有肠管回声增强的胎儿,应行羊膜腔穿刺、胎儿核型分析和囊性纤维化基因突变分析。必要时需对患儿父母进行遗传检测。

(3)建议MRI检查。

(4)建议胎儿心超检查。

(5)除非有剖宫产的产科指征,一般可等到足月经阴道分娩。但对肠管极度扩张、肠蠕动活跃的病例可以考虑适当提前分娩,减少宫内肠穿孔风险,但不建议小孕周早产。建议至三级医院分娩。

(6)出生后禁食,及时转运至儿科医院。

【处理原则】

拟诊肠闭锁、肛门闭锁胎儿出生后观察腹部情况、胎粪排出情况及呕吐等情况。肛门闭锁患儿经体格检查可以明确诊断。肠闭锁患儿需要拍摄腹部正、侧位片。诊断明确的肠闭锁或肛门闭锁患儿,需要禁食、胃肠减压、静脉补液,尽早完善术前检查及准备,由新生儿外科医生接诊治疗。

参 考 文 献

［ 1 ］毛利萍.胎儿下消化道梗阻的超声诊断探讨［J］.医学信息,2015,28（34）: 319.

［ 2 ］吕德华.动态观察声像图变化对胎儿下消化道梗阻的诊断意义［J］.赣南医学院学报,2012,32（3）: 344-345.

［ 3 ］Cdombani M, Feny M, Ioga C, et al. Magnetic resonance imaging in the prenatal diagnosis of congenital diarrhea[J]. Ultrasound Obste Gynecol, 2010, 35(5): 560-565.

［ 4 ］何丽莉.超声在诊断小儿胃肠道梗阻性疾病中的应用及进展［J］.国际儿科学杂志,2011,1（1）: 63-65.

［ 5 ］Baglaj M, Carachi R, Lawther S. Multiple atresia of the small intestine: a 20-year review[J]. Eur J Pediatr Surg, 2008, 18(1): 13-18.

［ 6 ］Touloukian RJ. Diagnosis and treatment of jejunoileal atresia[J]. World J Surg, 1993, 17(3): 310-317.

［ 7 ］Hertzberg BS. The fetal gastrointestinal tract[J]. Semin Roentgenol, 1998, 33(4): 360-368.

［ 8 ］Stoll C, Alembik Y, Dott B, et al. Evaluation of prenatal diagnosis of congenital gastro-intestinal atresias[J]. Eur J Epidemiol, 1996, 12(6): 611-616.

［ 9 ］Iacobelli BD, Zaccara A, Spirydakis I, et al. Prenatal counselling of small bowel atresia: watch the fluid![J]. Prenat Diagn, 2006, 26(3): 214-217.

［ 10 ］Estroff JA, Bromley B, Benacerraf BR. Fetal meconium peritonitis without sequelae[J]. Pediatr Radiol, 1992, 22(4): 277-278.

第八章
泌尿生殖系统相关疾病

任芸芸　孙　莉　胡雁来　沈　剑　桂玉燕　庄　严　张　斌　严英榴

第一节　肾盂增宽／肾积水

【疾病概述】

胎儿肾积水（hydronephrosis）指肾盂增宽伴或不伴肾盏扩张，是常见的产前超声检查发现，尤其在男性胎儿中比较多见。不同孕周肾盂增宽的标准不一，一般认为中孕中期，肾盂前后径值（renal pelvic diameter，RPD）<5 mm/晚孕期<7 mm为正常。5～10 mm/7～15 mm为轻度肾盂增宽，>10 mm/15 mm为中度肾盂增宽。当符合下述任何一条者时可诊断肾积水：① 孕周<33周，RPD≥5 mm；33周以后，RPD≥7 mm；② RPD/肾脏前后径>0.28；③ 肾盏扩张。

胎儿肾积水最常见的病因是暂时性肾积水、肾盂输尿管连接部梗阻（ureteropelvic junction obstruction，UPJO）和膀胱输尿管反流（vesicoureteral reflux，VUR）。其他病因包括：巨输尿管、多囊性肾发育不良、输尿管囊肿、后尿道瓣膜症（posterior urethral valves，PUV）、异位输尿管、梅干腹综合征、脐尿管囊肿、双集合系统、尿道闭锁、巨膀胱-小结肠-肠蠕动过缓综合征。肾积水是60余种遗传性和散发性畸形综合征中多发畸形的表现之一。

肾盂增宽在大部分情况下是一种暂时性的生理状态，RPD在中期妊娠<6 mm或在晚期妊娠<8 mm的轻度肾积水通常与暂时性肾积水有关。暂时性肾积水可能与发育早期的肾盂输尿管连接部暂时性缩窄有关，母体的孕酮水平也被认为与胎儿轻度肾盂扩张有关。这种缩窄会随着胎儿成熟恢复正常。约60%的新生儿肾积水是暂时性或生理性的，并无临床意义，出生后多会逐渐消退。

UPJO的病理机制尚不清楚，最常见的原因是肾盂输尿管连接处狭窄，个别病例有多段间断狭窄。少见的原因有迷走血管或束带的压迫、肾盂输尿管连接处瓣膜梗阻、输尿管高位、输尿管起始部扭曲折叠等。

VUR分为原发性和继发性：原发性主要为胚胎发育过程中，输尿管膀胱壁间段过短所致；继发性主要是由于膀胱梗阻性病理因素所致。尿路梗阻和VUR可妨碍肾脏的正常发育和（或）引发肾损伤。

PUV病因不清，可能是多基因遗传，其发生可能是尿生殖膈分化不全所致。部分胎儿合并有其他畸形，包括心脏畸形、肠旋转不良、肛门闭锁和膀胱直肠瘘，小部分胎儿可有染色体畸形。

梨状腹综合征（prune belly syndrome，PBS），病因不明确，可能与中胚层发育缺陷有关。典型的PBS主要表现为三联征：腹壁肌肉缺失、双侧腹内睾及尿路异常。尿路异常主要表现为不同程度的肾积水、肾发育不良、输尿管迂曲扩张、膀胱扩大及前列腺部尿道扩张。常伴有呼吸道、消化道、心血管系统及运动系统异常。

巨膀胱-小结肠-肠蠕动过缓综合征是一种常染色体隐性遗传病，由于平滑肌功能异常，肠道梗阻及泌尿道梗阻均为功能性梗阻而非器质性梗阻。

一般而言，出现严重的肾脏和泌尿道先天畸形（congenital anomalies of the kidney and urinary tract，CAKUT）的可能性随RPD的严重程度增加而上升。双侧受累将增加严重肾畸形和出生后肾功能受损的风险。

【诊断依据】

1. 超声诊断要点　不同孕周肾盂扩张的诊断标准有所不同，不同文章中肾盂增宽的标准也有所不同。于中孕中期在双肾横切面上测量肾盂前后径，肾盂前后 <5 mm/晚孕期 < 7 mm为正常。5 ～ 10 mm/7 ～ 15 mm为轻度肾盂增宽，>10 mm/15 mm为中度肾盂增宽。

输尿管扩张表现为管状、弯曲的无回声区，直径从几毫米到2 ～ 3 cm，常合并肾盂积水（图8-1-1）。单侧肾盂输尿管积水膀胱及羊水量正常，双侧时出现羊水量减少。

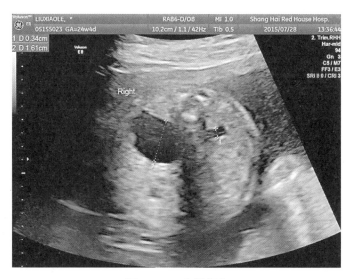

图8-1-1　右肾积水

孕24⁺⁴周，左侧肾盂前后径3.4 mm，右侧肾盂前后径16.1 mm

产前诊断肾脏异常中的50%为肾盂积水，伴或不伴输尿管扩张。超声评价胎儿泌尿道扩张必须注意以下几个方面：羊水量、扩张的程度、出现的时间、单侧还是双侧、有无合并其他器官系统异常。

肾功能受损导致胎儿尿量（羊水）减少。输尿管扩张可能提示VUR或肾盂输尿管连接部远端尿路梗阻（如输尿管囊肿、巨输尿管或PUV）。肾实质变薄和（或）皮质囊肿提示肾皮质损伤或发育受损。肾皮质强回声可能提示肾实质发育异常（发育不良），可能与VUR或梗阻有关。膀胱壁增厚和小梁形成等膀胱异常提示膀胱远端尿路梗阻（如PUV）。此外，近端尿道扩张（"钥匙孔"征）可能提示有膀胱壁增厚和肾积水的男性胎儿存在PUV。输尿管囊肿可见于膀胱内，当它紧靠尿道时可以引发梗阻。羊水过少与肾功能受损程度相符，这是累及双肾或独肾的严重肾脏病的一个相应特征。

2. MRI诊断要点　见图8-1-2。

（1）肾盂肾盏增宽积水。

（2）输尿管梭形、囊状扩张。

（3）积水下方可见鸟嘴样狭窄。

（4）膀胱或羊水量可正常。

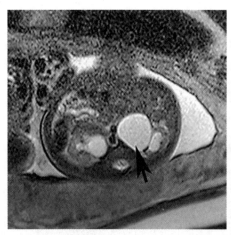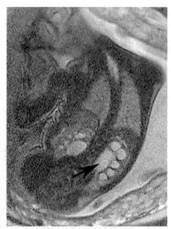

图8-1-2　双肾积水

双侧肾盂肾盏扩张，肾盂输尿管连接处扩张（黑箭）

【咨询要点】

（1）单独肾盂扩张，染色体异常的风险较低，为1%～3%。非染色体异常的遗传综合征风险为6%～8%。如果合并其他异常建议行胎儿染色体检查。对于肾积水胎儿，应仔细检查有无泌尿生殖系统畸形和肾外畸形。应评估唐氏综合征的临床危险因素和超声标志。如果还检查到其他胎儿畸形，母亲是高龄孕妇，或者母亲在早期或中期妊娠筛查时血清学异常，则应提供遗传咨询服务并进行基因检测。

（2）动态超声随访。在羊水量正常的情况下，单侧肾积水胎儿应在孕32～34周重复产前超声检查,以评估病情并指导产后评估;双侧肾积水的胎儿应在诊断后2～3周重复超声检查,以评估病情进展情况和羊水量。肾积水消退的胎儿不需要进一步产前或产后评估。

（3）大部分孕中期超声检查轻度扩张的病例属于生理状态,在妊娠晚期或出生后1年以内消退,在胎儿出生后2年内,自然消退占30%～40%,需要外科手术的占20%～50%。

（4）为了降低羊水过少所致其他不良结局的风险(如脐带受压),可能需要提前分娩。

（5）出生后转儿科进一步诊治。

【处理原则】

（1）结合染色体检查结果进一步咨询。

（2）如果在有生机儿前发生胎儿泌尿道严重梗阻合并羊水过少,建议终止妊娠。梗阻不严重,应定期超声随访。梗阻严重者可考虑宫内手术穿刺引流。必要时提前终止妊娠,于新生儿期手术。

（3）胎儿手术:并没有良好的证据支持胎儿手术可以改善肾脏结局,但将泌尿道梗阻性畸形胎儿的尿液引流到羊膜腔内,可保持羊水量,刺激肺发育,进而可能改善肺部发育和生存率。国外实验性治疗已经开展,包括经皮穿刺置入胎儿膀胱-羊膜腔引流管,胎儿膀胱造口术或肾盂造口术,甚至经皮穿刺微型内镜尿道瓣膜消融术。但这些手术的并发症率高,包括引流管移位、尿腹、早产、绒毛膜羊膜炎。此外,在多数病例中,不可逆的肾脏发育不良已经发生,尽管手术在技术上是成功的,还是经常会有死胎、死于肺发育不良或伴有终末期肾病的情况出现。

参 考 文 献

［1］Nef S, Neuhaus TJ, Sparta G, et al. Outcome after prenatal diagnosis of congenital anomalies of the kidney and urinary tract[J]. Eur J Pediatr, 2016, 175(5): 667−676.

［2］Chou CY, Chen LC, Cheong ML, et al. Frequency of postnatal hydronephrosis in infants with a renal anterior-posterior pelvic diameter > 4 mm on midtrimester ultrasound[J]. Taiwan J Obstet Gynecol, 2015, 54(5): 554−558.

［3］Arora S, Yadav P, Kumar M, et al. Predictors for the need of surgery in antenatally detected hydronephrosis due to UPJ obstruction — a prospective multivariate analysis[J]. J Pediatr Urol, 2015, 11(5): 248e1−5.

［4］Torres Montebruno X, Martinez JM, Eixarch E, et al. Fetoscopic laser surgery to decompress distal urethral obstruction caused by prolapsed ureterocele[J]. Ultrasound Obstet Gynecol, 2015, 46(5): 623−626.

［5］Scarborough PL, Ferrara E, Strorm DW. Should prenatal hydronephrosis that resolves before birth be followed postnatally? Analysis and comparison to persistent prenatal hydronephrosis[J]. Pediatr Nephrol, 2015, 30(9): 1485−1491.

［6］Ruano R, Sananes N, Sangi-Haghpeykar H, et al. Fetal intervention for severe lower urinary tract obstruction: a multicenter case-control study comparing fetal cystoscopy with vesicoamniotic shunting[J]. Ultrasound Obstet Gynecol, 2015, 45(4): 452−458.

第二节 重 复 肾

【疾病概述】

重复肾（duplex kidney）是指一个肾脏有两个肾盂肾盏系统，分别连接两条输尿管。大多数情况下，下肾盂的输尿管与膀胱的连接部位正常，上肾盂的输尿管与膀胱连接位置较低，或连接到阴道或尿道。由于该输尿管往往有狭窄或反流引起输尿管扩张，故出现继发性上肾盂扩张。上方的输尿管囊性扩张并突向膀胱形成输尿管囊肿，又称输尿管疝。发生率约1/9 000。

重复肾的形成是由于胚胎时期输尿管芽主干出现分叉所致。重复肾病理形态有3型：① 发育型，重肾发育好，实质厚；② 积水型，重肾外形变大，肾盂扩张积水，肾实质变薄，似肾积水改变，可同时伴输尿管扩张积水，梗阻部位多位于输尿管膀胱连接处或肾盂输尿管连接处；③ 发育不良型，肾体积明显减小，肾实质少，部分呈囊泡状。

多数重复肾可以无特殊临床症状，常偶然发现。临床发现的重复肾，多表现为上肾和输尿管的扩张积水，此为上输尿管末端梗阻所致，多有异位开口，可有突入膀胱腔内的输尿管末端囊肿。小婴儿中泌尿道感染较为常见，较大患儿可表现为尿滴沥、湿裤。下肾输尿管的反流也是临床上较多见的现象，有泌尿道感染的重复肾患儿中，有约70%可存在下位肾的膀胱输尿管反流。出生后具体的临床表现可以有：① 泌尿道感染：无论是由于膀胱输尿管反流还是输尿管梗阻，都可以引起泌尿道感染。可为无症状菌尿，可出现发热，重者可表现为严重的败血症。② 尿失禁：输尿管开口异位于括约肌远端，可表现为尿滴沥，多见于较大的女孩，男孩罕见。③ 尿潴留：输尿管末端巨大囊肿若挡住膀胱出口，可出现机械性梗阻，可发生尿潴留或充盈性尿失禁。④ 腹部包块：继发于梗阻的巨大肾积水。⑤ 睾丸附睾炎：男性患儿中，输尿管开口异位于生殖道所致。⑥ 生长发育迟滞：反复泌尿道感染，慢性消耗，可致生长发育迟滞。

很多重复肾无临床症状，有时是在体检时发现。有临床症状的重复肾预后也比较好。

【诊断依据】

1. 超声诊断要点　重复肾多数为单侧性，典型表现（图8-2-1）：一侧肾脏有互不相通的两个肾盂，上肾盂扩张，下肾盂正常；与上肾盂相连的同侧输尿管扩张，膀胱内可有输尿管囊肿（即输尿管疝）。不合并输尿管肾盂扩张或轻度扩张的重复肾产前诊断漏诊率很高。

在声像图上，典型的重复肾有三大特点：① 双肾盂伴上肾盂扩张。病变侧肾脏有上下两个互不相通的肾盂，且多数是上肾盂扩张，而下肾盂大小正常。有时上肾盂严重扩张，下肾盂往往被推移到后下方。② 输尿管扩张。下腹部盆腔内见扩张迂回的输尿管回声。③ 输尿管囊肿，表现为一球状囊泡，位于膀胱内并突向腔内，大者可突入尿道甚至阴道。如果膀胱空虚或过度充盈则会影响输尿管疝的显示。但并非所有的重复肾胎儿都存在上述三大声像图特

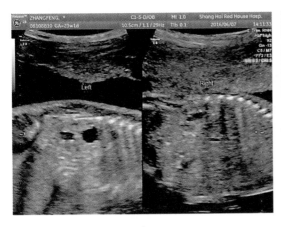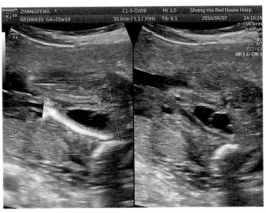

A　　　　　　　　　　　　　　B

图 8-2-1　孕 23^{+1} 周，左侧重复肾，右肾正常

A. 左肾矢状切面，见两个肾盂；B. 膀胱内见输尿管囊肿

征，有时不典型的病例产前仅发现肾盂扩张或/和输尿管扩张；不合并输尿管肾盂扩张或轻度扩张的重复肾产前极易漏诊。发现双肾盂及输尿管囊肿时重复肾的可能性极大。

2. MRI诊断要点　见图 8-2-2。

（1）一侧肾可有两组肾盂肾盏，伴或不伴有输尿管扩张，部分可有双输尿管（完全重复肾）。

（2）对侧肾可无异常或也为重复肾。

【咨询要点】

（1）告知重复肾的发生原因及相关预后。

（2）定期超声随访。

（3）出生后转儿科泌尿外科进一步治疗。

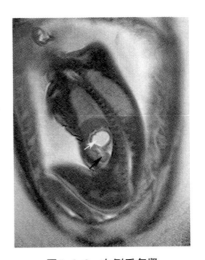

图 8-2-2　左侧重复肾

上部重复肾肾盂积水（白箭），下部重复肾盂无积水（黑箭）

【处理原则】

孕期除超声随访外，无须特殊处理。出生后，无症状者可不做干预，尤其在新生儿期，可先保守治疗，随访观察。梗阻明显、有泌尿道感染者可根据情况做相应处理。重复肾表现多样，常有多个临床问题存在，需要根据患儿病情，个体化治疗。

常用的治疗方法有：

（1）内科保守治疗：对于肾输尿管积水或膀胱输尿管反流的患儿，可予口服预防性抗生素，预防尿路感染。

（2）外科手术治疗：对于梗阻较重，反复尿感内科治疗效果不佳者，可根据病情采用相应的手术方法。

1）输尿管囊肿切开术：适用于囊肿致上输尿管严重梗阻者。

2）输尿管再植术：包括单根输尿管再植和双根输尿管再植，对于输尿管梗阻或膀胱输尿管反流者，可根据情况选择术式。

3）输尿管-输尿管端侧吻合术：适用于上输尿管梗阻，下输尿管无反流者，可行上输尿管-下输尿管端侧吻合术解除梗阻。

4）重复上肾切除术：对于上肾无功能或功能极差，并有梗阻积水，尤其是有反复感染者，可考虑上半肾切除术。

参 考 文 献

[1] Dias T, Sairam S, Kumarasiri S. Ultrasound diagnosis of fetal renal abnormalities[J]. Best Pract Res Clin Obstet Gynaecol, 2014, 28(3): 403-415.

[2] Kari JA, Habiballah S, Alsaedi SA, et al. Incidence and outcomes of antenatally detected congenital hydronephrosis[J]. Ann Saudi Med, 2013, 33(3): 260-264.

[3] Oktar T, Acar O, Atar A, et al. How does the presence of antenatally detected caliectasis predict the risk of postnatal surgical intervention［J］? Urology, 2012, 80(1): 203-206.

[4] Adiego B, Martinez-Ten P, Perez-Pedregosa J, et al. Antenatally diagnosed renal duplex anomalies: sonographic features and long-term postnatal outcome[J]. J Ultrasound Med, 2011, 30(6): 809-815.

[5] Doery AJ, Ang E, Ditchfield MR. Duplex kidney: not just a drooping lily[J]. J Med Imaging Radiat Oncol, 2015, 59(2): 149-153.

[6] Horst M, Smith GH. Pelvi-ureteric junction obstruction in duplex kidneys[J]. BJU Int, 2008, 101(12): 1580-1584.

[7] Rubenwolf P, Ziesel C, Beetz R, et al. Presentation, Management and Long-Term Outcome of Ureteropelvic Junction Obstruction in Duplex Kidneys[J]. J Urol, 2015, 194(2): 427-432.

[8] Chen CP, Liu YP, Huang JP, et al. Prenatal evaluation with magnetic resonance imaging of a giant blind ectopic ureter associated with a duplex kidney[J]. Ultrasound Obstet Gynecol, 2008, 31(3): 360-362.

第三节 肾 缺 如

【疾病概述】

肾缺如（renal agenesis）是由于在胚胎发育25 ～ 28天后肾原基没有分化。输尿管、肾脏及肾动脉均缺如。双侧肾缺如发生率为（1 ～ 2）/5 000，男性占75%，单侧肾缺如发生率约1/1 000，男女比为1.8 ∶ 1，左侧多见，有家族倾向。肾缺如可以是单独散发异常，也可以是染色体异常或遗传综合征的一个表现。

单侧肾缺如的病例中，有48% ～ 65%的病例存在其他泌尿道异常，最常见的是膀胱输尿管反流（28% ～ 41%）、输尿管膀胱连接处梗阻（11% ～ 18%），以及肾盂输尿管连接处梗阻（6% ～ 7%）。单侧肾缺如的单脐动脉发生率增加。输精管缺失是男性肾缺如最常见的生殖系统异常，其他还有附睾尾、精囊壶腹和射精管缺如。在女性，纵隔子宫相对常见，其他还有单角子宫和同侧子宫角输卵管的缺如,双子宫和先天性无阴道综合征,但性腺正常。

单侧肾缺如患者预后极好,生存率与年龄和性别匹配的对照组相近。然而,也有资料显示,这类患者肾功能障碍、蛋白尿和高血压的发病风险增加,透析率较高。

【诊断依据】

1. 超声诊断要点 双侧肾缺如声像图特征:未见肾脏回声,膀胱不显示,严重羊水过少发生在妊娠17周以后,反复检查未见膀胱。肾区未见肾脏回声,肾上腺平躺。在冠状面,彩超未见腹主动脉的肾动脉分支(图8-3-1)。

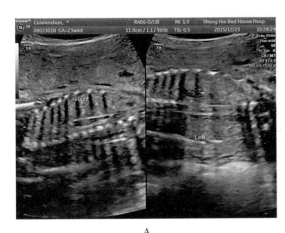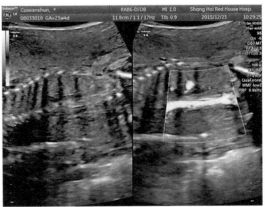

A   B

图8-3-1 孕21⁺²周,双肾缺如

A.双肾区未见肾脏组织回声,双侧肾上腺平躺;B.未见腹主动脉双肾动脉分支

若为单侧肾缺如,声像图上仅在脊柱一侧观察到肾脏而另一侧缺如。

2. MRI诊断要点 见图8-3-2。

(1)可为单侧或双侧。

(2)单侧缺如:一侧肾窝内未见肾脏,膀胱及羊水量正常,需排除单侧异位肾。

(3)双侧缺如:少见,双肾及膀胱均未见,伴严重羊水过少,需排除双侧异位肾,双侧异位可在其他区域找到肾脏,膀胱及羊水无异常。

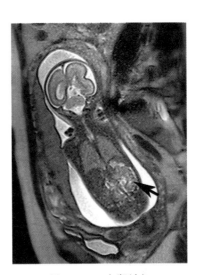

图8-3-2 右肾缺如

右侧肾区未见肾脏,左肾形态位置无异常(黑箭)

【咨询要点】

(1)肾缺如合并染色体畸形的风险率较低,合并遗传综合征的风险较高。当肾缺如合并其他器官系统畸形时,包括心脏、脑部及骨骼系统畸形时,建议行胎儿染色体检查

除外染色体异常。

（2）双侧肾脏缺如是致死性畸形。双肾发育不良时羊水减少甚至无羊水,小儿呈未成熟的衰老状。双肾发育不良约40%是死产,即使出生时存活,亦因肺发育不良很难超过48小时。一旦诊断建议终止妊娠。

（3）单侧肾脏缺如预后较好,但常影响对侧肾脏以及内生殖器官。半数以上患儿有同侧输精管缺如。10%～15%的男性和25%～50%的女性合并生殖系统畸形。男性可有附睾尾、输精管、精囊壶腹和射精管的缺如;女性可有单角子宫和同侧子宫角输卵管的缺如,以及双子宫和有中隔的子宫,但性腺正常。

（4）单侧肾发育不良,对侧肾患病的机会并不增加,但若对侧也患病则其预后要比有两个正常肾者差。分娩后儿科进行肾功能检查。可建议检查父母肾脏。

【处理原则】

（1）双侧肾缺如是致死性畸形,一旦诊断建议终止妊娠。

（2）单侧肾缺如预后良好,但合并生殖系统畸形的风险增加。

（3）真性肾缺如本身无须处理。但有时肾脏存在但发育不良,尤其是异位发育不良肾,易被诊断为"肾缺如",出现症状者,如女孩尿滴沥,需通过手术找到并切除发育不良的肾脏。

参 考 文 献

[1] Vikraman SK, Chandra V, Balakrishnan B, et al. Impact of antepartum diagnostic amnioinfusion on targeted ultrasound imaging of pregnancies presenting with severe oligo-and anhydramnios: An analysis of 61 cases[J]. Eur J Obstet Gynecol Reprod Biol, 2017, 212: 96-100.

[2] Perlman S, Lotan D, Dekel B, et al. Prenatal compensatory renal growth in unilateral renal agenesis[J]. Prenat Diagn, 2016, 36(11): 1075-1080.

[3] Clinton CM, Chasen ST. Unilateral Fetal Renal Abnormalities: Are They Really Isolated [J]? J Ultrasound Med, 2016, 35(3): 561-564.

[4] Oh KY, Holznagel DE, Ameli JR, Sohaey R. Prenatal diagnosis of renal developmental anomalies associated with an empty renal fossa[J]. Ultrasound Q, 2010, 26(4): 233-240.

[5] Dias T, Sairam S, Kumarasiri S. Ultrasound diagnosis of fetal renal abnormalities[J]. Best Pract Res Clin Obstet Gynaecol, 2014, 28(3): 403-415.

第四节　多囊性肾脏疾病

虽然肾囊肿或肾囊性变存在于多种小儿肾脏疾病中,但"多囊肾"这一术语仅用于以下2

种疾病：常染色体隐性遗传性多囊肾（autosomal recessive polycystic kidney disease，ARPKD），以前称为婴儿型多囊肾；常染色体显性遗传性多囊肾（ADPKD），又称成人型多囊肾。

（一）常染色体隐性多囊性肾疾病

【疾病概述】

常染色体隐性多囊性肾疾病（ARPKD）也称Potter Ⅰ型，发生率为1/40 000～1/20 000。呈常染色体隐性遗传，染色体6p21上的PKHD1基因突变，累及双侧肾脏。双侧肾脏对称性增大，充满了皮质囊肿和扩张的集合管。病变累及肾脏和肝脏，根据临床症状出现的时间，分为胎儿期、新生儿期、婴儿期、幼年期。集合系统呈囊性梭形扩张，肾脏呈海绵状，皮质与髓质之间无明显分界，切面显示扩张的集合管从髓质到皮质放射性排列。随着肾脏累及的严重程度不同，肾功能衰竭症状出现的时间亦有所不同，常合并肝纤维化和门脉高压。

ARPKD根据起病年龄、肾小管病变的严重程度和肝损害的程度分为4型：① 胎儿型：肾脏增大显著，90%以上的肾小管囊状扩张，宫内或出生时出现肾功能衰竭，或出生后因肺发育不良死于呼吸功能衰竭导致围生期或新生儿期死亡。② 新生儿型：60%的肾小管受累，双肾体积比胎儿型相对小，轻度肝脏纤维化，患儿多在1岁内死于肾功能衰竭。③ 婴儿型：约25%的肾小管扩张，在出生后3～6个月出现临床症状，表现为中度肝脏纤维化，肝脏增大，门脉高压，进行性肾脏功能衰竭。④ 少年型：约10%的肾小管累及，以肝脏病变为主，表现为肝脏纤维化，门脉高压，在6个月～1岁后出现症状。

【诊断依据】

1. 超声诊断要点　产前诊断的ARPKD局限于严重类型。由于肾实质内多个扩张的集合管产生的声波界面效应，ARPKD声像图表现为双侧肾脏对称性增大，仍保持肾脏外形，肾

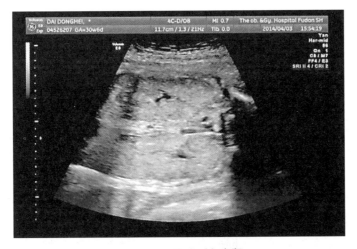

图8-4-1　婴儿型多囊肾

孕30⁺⁶周。双肾增大，保持肾脏外形，双肾回声增强，皮质髓质分界不清。无羊水

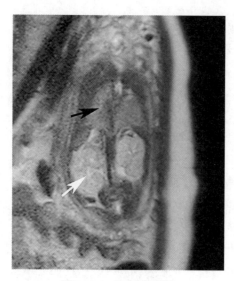

图8-4-2 双侧多囊肾

双肾增大,信号增高,呈"大白肾"(白箭),羊水过少、膀胱未充盈、双肺发育不良,信号降低(黑箭)

脏实质回声增强,皮质髓质分界不明显,羊水过少,膀胱不显示(图8-4-1)。有些病例在妊娠晚期才出现典型的声像图特征。

2. MRI诊断要点 见图8-4-2。

(1)分婴儿型多囊肾及成人型多囊肾。

(2)双肾一致性增大,大量小囊,信号增高,呈"大白肾"。

(3)婴儿型多囊肾常伴有羊水过少、肺发育不良,出生后存活率低。成人型多囊肾羊水量正常。

【咨询要点】

(1)ARPKD是常染色体隐性遗传性疾病,怀疑胎儿ARPKD时,应询问有无家族史及孕产史,孕妇夫妻双方肾脏检查。应告知罹患婴儿型多囊肾病患儿的父母,他们的每个孩子或新的胎儿将有1/4的概率患病(但疾病表现在不同儿童中可能不同),1/2的概率成为携带者。

(2)告知婴儿型多囊肾预后视病变严重程度而定。发病越早预后越差,胎儿期发病预后极差,往往死胎、死产或产后立即死亡,多死于肺发育不全及严重肾衰竭。新生儿期发病及婴儿期发病者也往往出现严重肾衰竭,死于产后数月或数年。幼年期发病的患者由于肾脏本身病变较轻,常可存活至成年。

(3)在有生机儿前诊断婴儿型多囊肾者,可建议优生引产。

【处理原则】

产前超声检查怀疑胎儿产前诊断的ARPKD新生儿往往由于长期宫内羊水过少发生肺发育不良,出生后往往死于呼吸功能衰竭。对新生儿的初始处理集中在呼吸支持治疗,常常需要机械通气。

对于有足够的肺功能并在新生儿期存活下来的婴儿或新生儿期后才发病的患者,其他需要处理的问题包括:低钠血症、高血压、喂养困难以及因喂养不良导致的生长障碍等。

发展为终末期肾病(end stage renal disease,ESRD)的患者需要肾替代治疗(renal replacement therapy,RRT)。对于ESRD新生儿,透析是唯一的RRT选择,血液透析和腹膜透析都已用于ARPKD新生儿,治疗选择根据每个医疗中心的经验和可行性决定。如果行腹膜透析,可能需要做单侧或双侧肾切除,以适应透析需要的腹膜透析液的量。肾移植是ESRD患儿的首选治疗,因为不存在疾病复发,结局非常好,特别是对患儿生长和生存质量。可能需要行肾切除术以适应新的移植物的植入。此外,移除原来受累的肾脏将帮助移植后血压的控制。

由于ARPKD是一种进展性疾病,应定期监测血压;肾脏状态需至少1年1次通过监测血清肌酐来评估。对于那些肾脏受累更严重的患者,检测要更频繁;肝脏状态需每年通过体格检查和实验室检查(包括全血细胞计数和肝功能检查)以及超声检查评估。同时应评估生长和营养状况。

(二)常染色体显性多囊性肾疾病

【疾病概述】

常染色体显性多囊性肾疾病(autosomal dominant polycystic kidney disease,ADPKD)又称为成人型多囊肾、Potter Ⅲ型,发病率为0.1%~0.5%。属常染色体显性遗传的疾病,基因突变位点位于第16号染色体PKD1基因及第4号染色体PKD2基因。临床表现差异很大,以肾囊肿的发生、发展和数目增加为特征。肾外异常包括肝脏、脾脏囊肿,颅内血管瘤等。

成人型多囊肾病变过程较慢,出现症状的年龄也不完全一样,多数病例在30岁之后才出现肾脏功能逐渐下降等临床症状,平均发病年龄在35岁左右。有些患者可以始终不出现症状。有的则表现为腰痛、肾脏增大、肾功能不全及尿毒症,超过半数患者可有高血压。但也有婴儿期或新生儿期发病的报道。多数新生儿肾功能和血压也都表现为正常,少数严重者可导致新生儿死亡。

【诊断依据】

超声诊断要点 产前ADPKD超声表现为双肾中度增大,皮质回声增强,有时肾皮质内见大小不等的囊性结构,皮质髓质分界明显,膀胱及羊水量正常,产前往往在中孕期晚期或晚孕期超声表现才比较明显(图8-4-3)。

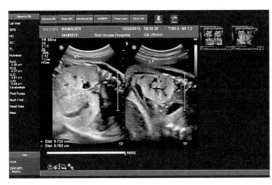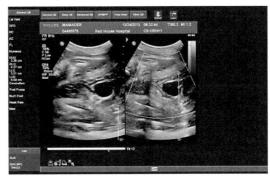

A   B

图8-4-3 成人型多囊肾

孕34^{+2}周。A.双侧中度增大,回声增强,肾实质内见小囊性结构;B.膀胱显示

在整个妊娠期,肾脏始终处于发育成熟过程中,不同孕周正常肾脏回声亦有所不同。随着妊娠的进展,肾脏的回声逐渐减低,到了晚孕期,肾皮质内见低回声的肾椎体。在中孕晚期或晚孕期,超声检查发现双肾偏大,皮质回声增强,应考虑有ADPKD的可能。

可以从肾脏体积大小、回声、皮质髓质分界、有无膀胱、羊水量是否正常,以及遗传模式等几方面与常染色体隐性多囊性肾疾病进行鉴别。

【咨询要点】

（1）了解有无成人型多囊肾的家族史，孕妇夫妻双方应进行肾脏超声检查。

（2）告知成人型多囊肾为常染色体显性遗传病，他们的每个孩子或新的胎儿将有1/2的概率患病。

（3）在有生机儿前做出诊断并发现羊水少者，可选择终止妊娠。

（4）有生机儿后诊断或继续妊娠者，应定期超声随访，特别注意羊水量。

【处理原则】

本病无法治愈，治疗目的在于防止并发症和保存肾功能。巨大囊肿可行去顶减压术，以缓解症状。尿毒症者需做透析和肾移植。

参 考 文 献

[1] Erger F, Brüchle NO, Gembruch U, et al. Prenatal ultrasound, genotype, and outcome in a large cohort of prenatally affected patients with autosomal-recessive polycystic kidney disease and other hereditary cystic kidney diseases[J]. Arch Gynecol Obstet, 2017, 295(4): 897−906.

[2] Yagel S, Cohen SM, Porat S, et al. Detailed transabdominal fetal anatomic scanning in the late first trimester versus the early second trimester of pregnancy[J]. J Ultrasound Med, 2015, 34(1): 143−149.

[3] Rajanna DK, Reddy A, Srinivas NS, et al. Autosomal recessive polycystic kidney disease: antenatal diagnosis and histopathological correlation[J]. J Clin Imaging Sci, 2013, 29(3): 13−16.

[4] Sherwani RK, Kumar A, Rahman K, et al. Autosomal recessive polycystic kidney disease: the importance of autopsy of suspected cases and genetic counselling[J]. BMJ Case Rep. 2010; 2010: bcr0320102843.doi: 10.1136/bcr.03.2010.2843.

[5] Euser AG, Sung JF, Reeves S. Fetal imaging prompts maternal diagnosis: autosomal dominant polycystic kidney disease[J]. J Perinatol, 2015, 35(7): 537−538.

[6] Wu M, Wang D, Zand L, et al. Pregnancy outcomes in autosomal dominant polycystic kidney disease: a case-control study[J]. J Matern Fetal Neonatal Med, 2016, 29(5): 807−812.

[7] Chaumoitre K, Brun M, Cassart M, et al. Differential diagnosis of fetal hyperechogenic cystic kidneys unrelated to renal tract anomalies: A multicenter study[J]. Ultrasound Obstet Gynecol, 2006, 28(7): 911−917.

第五节　多囊性发育不良肾

【疾病概述】

多囊性发育不良肾（multicystic dysplastic kidney，MCDK），又称为Potter Ⅱ型。发病率为1/5 000 ～ 1/2 000活产儿，是一种先天性肾脏疾患，表现为集合管囊样扩张。病变多数累及一侧肾脏，少数累及一侧肾脏的一部分或双侧肾脏，与妊娠早期发生输尿管闭锁或梗阻有关。多为散发性,很少有家族史,再发的概率很小。可发生在一些综合征中,这些综合征包括常染色体隐性遗传病,如Meckle-Gruber综合征、Dandy-Walker、短肋多指综合征等和常染色体显性遗传病,如Apert综合征,或是发生在染色体缺损的病例中。

多囊性肾发育不良为复杂的先天性肾病,最终导致中肾芽基不能发育、闭锁或早期尿路梗阻。病变的肾脏增大且失去正常椭圆形,内含大小不等多个囊泡,少数病例表现为仅有数个囊泡。囊泡多终止于集合管,并位于肾脏的中央,其周围是结缔组织。多囊性发育不良的肾脏通常是没有任何功能的,绝大部分多囊性肾发育不良患者没有任何临床症状,大部分在产前经超声发现。出生时或新生儿早期出现常见的表现的形式包括:大的多囊性肾,通常表现为质硬的、结节状的腹块,有症状的并发症非常少见。胎儿单侧多囊性发育不良肾,发生对侧肾脏及下泌尿道畸形的可能性增加。也可能合并心脏、胃肠道、中枢神经系统的异常。累及单侧肾脏时,胎儿预后良好;双侧肾脏累及则是一种致死性畸形。

【诊断依据】

1. 超声诊断要点　见图8-5-1。

(1)大多数病例在中孕期诊断,肾脏失去正常的外形,肾实质内多个大小不等的囊性结构,囊性结构互不相通,观察不到正常的肾脏实质,肾脏体积的大小取决于囊性结构的大小及数量。

(2)病变累及一侧肾脏或一侧肾脏的一部分时,膀胱可见,羊水量正常。双侧肾脏累及时,观察不到膀胱,羊水过少。

(3)同侧肾动脉缺如或很细。

(4)与肾积水鉴别:肾盂肾盏积水时,也表现为肾区多个囊性无回声区,但仔细观察,囊性结构为屈曲管道状,相互沟通,肾皮质存在。

单侧多囊性发育不良肾,应仔细超声检查,除外对侧肾脏及其他器官系统有无异常。

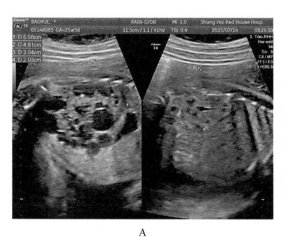
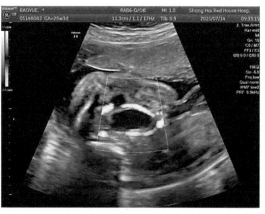

A　　　　　　　　　　　　B

图8-5-1　多囊性发育不良肾

孕25^{+3}周。A. 双肾矢状切面。左肾56 mm×46 mm,右肾30 mm×20 mm,左肾实质内多个大小不等囊泡,囊泡间互不相通;B. 膀胱及羊水量正常

2. MRI诊断要点　见图8-5-2。

（1）男性多见。

（2）受累肾脏形态异常，无正常形态，呈大小不等囊泡，囊腔互不相通。

（3）常伴同侧输尿管发育不良。对侧肾可正常或有伴发畸形。

（4）多为单侧发病，双侧发病时羊水过少，膀胱不充盈。

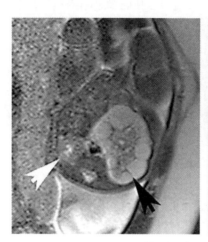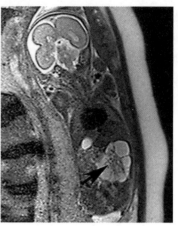

图8-5-2　右侧多囊性发育不良肾

右肾增大，呈大小不等囊泡，囊泡不相通（黑箭），左肾无异常（白箭）

【咨询要点】

（1）若孕期发现胎儿双侧MCDK，病变累及双侧肾脏，告知胎儿预后差，应终止妊娠。

（2）单纯MCDK时，染色体异常的风险相对较低，但当合并其他器官系统异常时，染色体异常的风险增加，应建议孕妇行羊水穿刺，除外胎儿染色体异常。

（3）单侧MCDK时，胎儿预后取决于合并畸形；单纯性MCDK时，预后良好。

（4）孕期定期超声密切随访。

（5）出生后转儿科进一步诊治。

【处理原则】

绝大部分多囊性肾发育不良的患者无须任何治疗，少数需要手术切除，以下是广为接受的肾切除术的明确指征：

（1）巨大的多囊性肾，导致明显的、可见的、易于触及的腹部肿块。这种情况下患儿父母通常焦虑，此外也可有肿块过大压迫周围脏器所致的明显不适或其他症状，比如高血压、血尿或感染时。

（2）诊断不明确。表面上看上去像MCDK，而显示有功能的肾脏，尽管超声和同位素检查结合，有时也不能很确定地区分MCDK、肾功能很差的积水肾或少见的囊性变异性肾发育不良，应按MCDK对待，是肾切除术的充分指征。同样，有实质性肾皮质成分的囊性畸形或者不能满足MCDK诊断标准的肾脏也最好切除。

（3）手术时机：有巨大肿块的多囊性肾应选择性地在生后数周内切除。病变小一些的，在6～12月龄或之后再手术是安全的。重要的是，术前短期内应行超声检查，看MCDK是否还可见或是否已缩小。

参 考 文 献

[1] Scala C, McDonnell S, Murphy F, et al. Diagnostic accuracy of mid-trimester antenatal ultrasound for multicystic dysplastic kidneys[J]. Ultrasound Obstet Gynecol, 2017, 50(4): 464–469.

[2] Nef S, Neuhaus TJ, Spartà G, et al. Outcome after prenatal diagnosis of congenital anomalies of the kidney and urinary tract[J]. Eur J Pediatr, 2016, 175(5): 667–676.

[3] Hsu PY, Yu CH, Lin K, et al. Prenatal diagnosis of fetal multicystic dysplastic kidney in the era of three-dimensional ultrasound: 10-year experience[J]. Taiwan J Obstet Gynecol, 2012, 51(4): 596–602.

[4] Sethi SK, Jagmohan P, Solanki RS, et al. Bilateral multicystic dysplastic kidneys — an unusual case diagnosed on antenatal ultrasound[J]. J Indian Med Assoc, 2011, 109(7): 508, 510.

[5] Xi Q, Zhu X, Wang Y, et al. Copy number variations in multicystic dysplastic kidney: update for prenatal diagnosis and genetic counseling[J]. Prenat Diagn, 2016, 36(5): 463–468.

[6] Calaway AC, Whittam B, Szymanski KM, et al. Multicystic dysplastic kidney: is an initial voiding cystourethrogram necessary?[J]. Can J Urol, 2014, 21(5): 7510–7514.

[7] Tran PL, Guichard J, Lazaro G, et al. Prenatal diagnosis of bilateral multicystic dysplastic kidney in three siblings[J]. Gynecol Obstet Fertil, 2016, 44(3): 187–190.

[8] Corradi V, Giuliani A, Gastaldon F, et al. Genetics and Autosomal Dominant Polycystic Kidney Disease Progression[J]. Contrib Nephrol, 2017, 190: 117–123. doi: 10.1159/000468956.

第六节　骶尾部畸胎瘤

【疾病概述】

骶尾部畸胎瘤（sacrococcyeal teratoma）是新生儿期最常见的实体瘤，发生率约1/40 000活产儿，男女比率约1：4。骶尾部畸胎瘤位于骶尾部，起源于胚胎原条的原结或Hensen结。当原发结节发育障碍不消失时，可形成骶尾部畸胎瘤。瘤体由内、外、中3个胚层的多种组织构成，可含有皮肤及其附件、神经、脂肪、毛发、牙齿、骨骼等组织成分。

骶尾部畸胎瘤病理分型包括：① 成熟性畸胎瘤，即良性畸胎瘤。内含分化成熟的组织；② 恶性畸胎瘤，瘤体组织内含恶性组织；③ 未成熟畸胎瘤，混有未成熟的胚胎组织，多为未成熟的神经组织。骶尾部畸胎瘤以良性居多，有时体积巨大，有术后复发为恶性的可能。含有神经成分可能为良性骶尾部畸胎瘤复发的高危因素之一。

根据畸胎瘤生长的形态和部位分为4种临床类型：① Ⅰ型，肿瘤外露于体表；② Ⅱ型，肿瘤主要向骶骨外生长，大部分外露于体表；③ Ⅲ型，肿瘤大部分位于骶骨前方，少部分外露于体表；④ Ⅳ型，肿瘤向骶骨前生长。Ⅰ型及Ⅱ型者占大多数（80%）。

位于胎儿骶尾部的畸胎瘤，肿瘤的蒂位于肛门后方。肿瘤生长速度不一，大小各异。5% ～ 25%的胎儿骶尾部畸胎瘤合并其他部位畸形，例如脊柱裂、腭裂及泌尿系统梗阻等，或者当肿瘤内部出现动静脉瘘或者瘤内出血，可引起胎儿水肿、胎儿贫血，也可以出现羊水过多，胎盘水肿等。有个案报道胎儿骶尾部畸胎瘤存在染色体异常。

胎儿骶尾部畸胎瘤的预后与肿瘤的大小、生长速度、内部回声、内部血供、图像类型、有无合并其他畸形或结构压迫、临床类型相关。胎儿期骶尾部畸胎瘤90%以上为良性，大多数良性畸胎瘤手术后即可治愈。新生儿肿瘤切除后长期生存率达92% ～ 95%，常见的死亡原因是伴有其他畸形或者手术出血及术后感染等，但是随年龄增长有恶变的危险，生存率亦下降。若肿瘤部分向骶骨前方生长，在2个月后开始有恶变可能。恶性畸胎瘤预后很差，死亡率极高。

【诊断依据】

1. 超声影像学诊断依据　骶尾部畸胎瘤被发现的孕周最早为孕18周，有的在妊娠晚期才发现，也有的在产前未被检出。Ⅳ型骶尾部畸胎瘤位于盆腔内或者体积较小时，产前较难诊断。

骶尾部畸胎瘤的超声图像：① 囊性为主（实性部分小于10%），成熟性畸胎瘤多见，通常表现未形态规整，囊壁较薄，内含面团征、骨骼钙化等特征性畸胎瘤的图像（图8-6-1、图8-6-2）。实性部分未见明显血管分布。② 实质性（实质性部分大于90%）为主（图8-6-3、图8-6-4）。

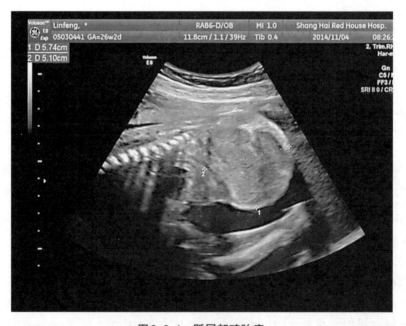

图8-6-1　骶尾部畸胎瘤

孕26⁺²周，骶尾部向外延伸为囊性为主混合性占位，约5 cm × 4 cm × 3 cm

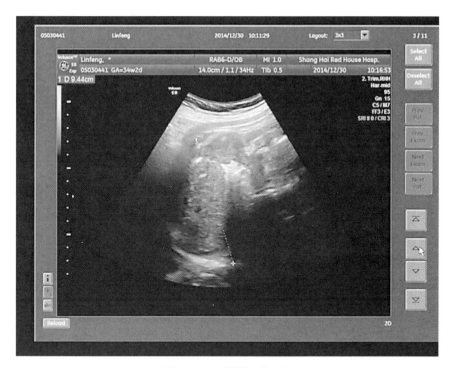

图 8-6-2　骶尾部畸胎瘤

孕 34^{+2} 周。囊性为主混合性占位,约 11 cm × 10 cm × 9 cm

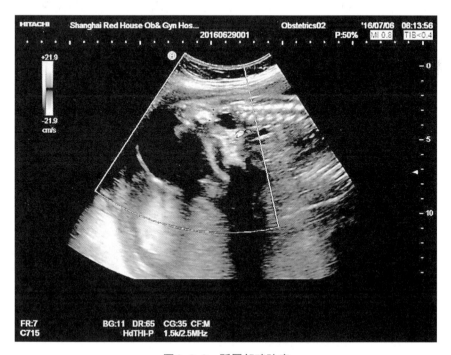

图 8-6-3　骶尾部畸胎瘤

孕 25 周,胎儿骶尾部向外延伸为无回声为主的占位,并向骶骨前方延伸

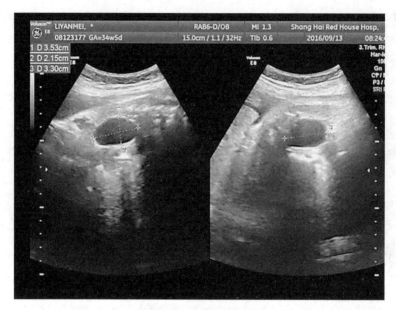

图8-6-4 骶尾部畸胎瘤

骶尾部前方的无回声占位

③ 囊实混合性(实性部分及囊性部分相近)。未成熟畸胎瘤多表现为实性为主肿瘤,肿瘤体积较大,压迫泌尿系统可导致梗阻表现(图8-6-5)。肿瘤形态多不规则,内部回声不均质,实性部分的血管丰富,肿瘤生长速度较快。若肿瘤内部出血可引起胎儿心力衰竭等表现。

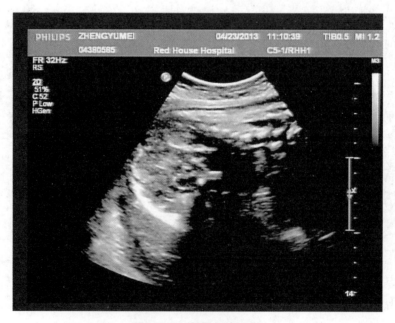

图8-6-5 骶尾部畸胎瘤

孕37^{+4}周,胎儿骶尾部前方混合性占位,压迫尿道致双肾盂增宽及巨膀胱

超声检查发现骶尾部畸胎瘤的同时,应仔细检查胎儿骶骨前方有无肿瘤。超声诊断内容需要描述:① 临床分型:依据肿瘤的位置,肿瘤累及周围脏器的范围。② 肿瘤大小,肿瘤大小与胎儿体重之比,肿瘤图像的类型。③ 肿瘤内实质部分的血供及包膜的血管分布。④ 胎儿的表现:肿瘤生长速度过快或肿瘤出血致胎儿心力衰竭、水肿甚至死亡。⑤ 胎盘表现,羊水量对与孕妇产生压迫,或者早产征象。

2. MRI　MRI可以弥补超声检查中对胎儿体位的依赖,具体表现如下(图8-6-6)。

(1)骶尾部实性、囊性、囊实性占位,囊性多见,多为良性,女性多于男性。

(2)分为体腔外、体腔内及体腔内外均累及。

(3)体腔内位于骶尾部前方,可与骶尾部后方的脊膜膨出鉴别。

(4)体腔外及体腔内外均累及者较大,需观察有无脊柱异常及骨缺损与脊膜膨出鉴别。

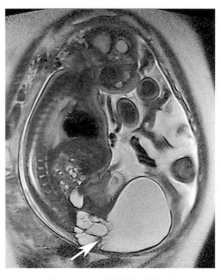

图8-6-6　骶尾部畸胎瘤

骶尾部囊性为主占位,呈长T1长T2信号,体腔内及体腔外均累及(白箭)

3. 肿瘤标志物　AFP、CA125、CEA、CA153、CA199对成熟和未成熟畸胎瘤的鉴别有一定临床意义。

4. 鉴别诊断　成熟性畸胎瘤外生型,大多数的囊性为主的超声表现,应与脊髓脊膜膨出或脊柱裂脊膜膨出鉴别。一般而言,脊膜膨出的囊内多数不包含畸胎瘤的特征性图像。骶骨前方的囊性结构可与卵巢囊肿、阴道积液、淋巴囊肿等图像鉴别。未成熟畸胎瘤则应与血管瘤、横纹肌瘤或者肉瘤鉴别。

【咨询要点】

(1)告知胎儿畸胎瘤的临床类型及相关预后。病理类型须待出生后明确。

(2)若合并其他结构异常或羊水过多或高龄等因素,应建议行胎儿染色体检查。

(3)定期用高危超声或MRI随访胎儿畸胎瘤的变化,告知肿瘤体积与胎儿体重比值高者预后较差。肿瘤体积较大、生长迅速、实性为主且伴有血供丰富者预后较差,合并胎儿水肿、胎儿心力衰竭、尿路梗阻,羊水过多等表现者则预后不良。

(4)对于肿瘤体积较大者(直径>5 cm),为避免阴道分娩的挤压破溃,应建议剖宫产。

(5)分娩时应有新生儿科和儿外科医生在场参与救治。

【处理原则】

(1)分娩时机选择:无产科并发症及肿瘤病情稳定者,可以期待足月分娩。但是出现肿瘤生长迅速或者瘤体出血以及胎儿宫内窘迫或先兆早产时,可予以终止妊娠。

（2）条件许可的情况下，建议新生儿出生后一周内予以肿瘤切除手术。

骶尾部畸胎瘤Ⅰ型及Ⅱ型者孕期容易被发现，早诊断、早治疗，手术完整切除者率较高，预后良好，一般不复发。Ⅲ型与Ⅳ型容易延误诊断，往往出现周围脏器的压迫现象时才引起重视。Ⅱ型、Ⅲ型或Ⅳ型手术可能引起周围神经损伤。未成熟畸胎瘤术后容易复发，其分化程度与预后相关。

参 考 文 献

［1］Batukun C, Ozgun MT, Basbug M. First trimester diagnosis of sacrococcygeal teratoma using two-and three-dimesnsional ultrasound[J]. J Clin Ultrasound, 2011, 39(3): 160–163.

［2］汪华，汪龙霞，周红辉，等.产前超声对胎儿骶尾部畸胎瘤的诊断价值［J/CD］.中华医学超声杂志，电子版 2016, 13（2）: 117–121.

［3］Yao MS, Chen CY, Chen WY, et al. Sacrococcygel teratoma in an adolescent[J]. JBR–BTR, 2012, 95(5): 322–324.

［4］刘美新，左键新，万伟，等.产前超声对骶尾部畸胎瘤的诊断价值［J］.青岛大学医学学报，2014, 50（3）; 207–209.

［5］吴宣林，张克生，徐泉，等.儿童骶尾部畸胎瘤56例诊治分析［J］.陕西医学杂志，2006, 35（8）; 952–954.

第七节　胎儿卵巢肿瘤

【疾病概述】

胎儿卵巢肿瘤仅发生在女性胎儿，绝大多数为来自生发上皮或卵泡上皮的良性肿物，95%为单侧，肿瘤类型主要是卵巢滤泡囊肿。它常在晚孕期才能被超声发现，可出现在腹腔内任何部位，有文献报道其直径可达10 cm以上。

胎儿时期的卵巢肿瘤十分少见，卵巢肿瘤的组织学分类主要有以下4大类：① 体腔上皮性肿瘤；② 性索（性腺）间质肿瘤；③ 生殖细胞肿瘤；④ 转移性肿瘤。声像图上大致可分3类，即囊性、混合性和实质性肿块图像，其中胎儿卵巢囊肿是胎儿腹腔内所有囊肿中最常见的。

胎儿卵巢囊肿的发生与母体内激素生成失调有关，孕妇患糖尿病、高血压、多胎妊娠及妊娠合并同种免疫反应时，胎盘产生大量HCG，胎盘激素分泌失调，从而引起胎儿卵巢囊肿的发生。卵巢滤泡囊肿常在4～6周内消失，被称为"妇科临床的消失囊肿"，这一现象在胎儿卵巢囊肿时也可发生。

【诊断依据】

胎儿卵巢肿瘤主要依据超声影像学诊断。

（1）胎儿双肾大小、形态多正常,探测胎儿外阴可见大阴唇回声。

（2）胎儿下腹部邻近膀胱顶一侧或两侧见一圆形或类圆形无回声区（图8-7-1）,或混合性回声图（图8-7-2）。多角度探测无回声区与膀胱紧密相邻或稍有分离,其大小不因胎儿周期性排尿而变化,但位置有时可稍有改变。绝大多数囊肿大小在整个妊娠期维持相对不变。巨大卵巢囊肿可压迫膀胱使之变形。极少数情况下,囊肿较大可充满整个腹腔而导致膈肌抬高,从而使肺受压。

根据胎儿卵巢囊肿的声像图表现可将其分为两种类型：① 无回声型,囊肿壁薄、光滑,内部透声好,后方有回声增强效应。② 混合回声型,囊肿呈混合性回声,壁较厚,内部见不规则等回声或高回声。

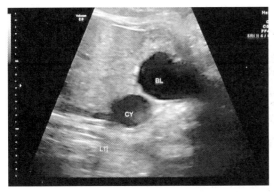 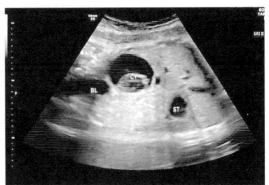

图8-7-1　胎儿卵巢肿瘤（无回声）　　　　图8-7-2　胎儿卵巢肿瘤（混合回声）

（3）胎儿腹腔内很多正常结构超声表现为囊性回声,这些结构主要有胎儿胃、胆囊、膀胱、十二指肠、小肠、大肠以及腹膜后大血管、肝内脐静脉等。在诊断胎儿腹腔内囊肿之前,首先应确认这些正常结构,以免将正常结构误认为腹腔内囊肿。诊断胎儿卵巢囊肿时,应注意与胎儿充盈的膀胱、大肠横断面、脐尿管囊肿、肠系膜囊肿及生殖系其他畸形鉴别。

1）胎儿膀胱为盆腔居中的液性无回声区,纵切面呈芒果状,横切面呈圆形,其大小在个体之间差异较大,可因周期性排尿而变化,膀胱的两侧各紧邻一条脐动脉并紧邻膀胱前方汇至胎儿脐根部。而卵巢囊肿为胎儿下腹部偏左或偏右的圆形液性无回声区,多位于膀胱顶部的两侧,动态观察时位置可稍有改变,其大小无周期性变化。

2）有时胎儿结肠较粗,横切面呈圆形,似囊肿图像,但在改变探测切面,显示大肠长轴时,肠腔呈管状液性无回声区,若大肠内积有胎便,其透声性较差,但回声较为均匀,与胎儿卵巢囊肿多透声良好或呈混合性回声不同。

3）肠系膜囊肿：常为囊性淋巴管瘤,超声表现为多房性囊性包块,囊肿大小不等,内可见分隔光带将囊肿分成大小不等的小囊肿,与周围实质脏器无关,周围可见肠管结构,与肠管不相通连。肠系膜囊肿位于胎儿下腹部时有时难以与卵巢囊肿鉴别。

4）脐尿管囊肿：男性多见,囊肿位于脐部下方正中、膀胱的前上方,与胎儿卵巢囊肿位置不同。

5）肠重复囊肿：从口腔至直肠的任何部位均可发生，多数与主肠管关系密切，贴附在其系膜侧，肠重复囊肿与主肠管有相同的解剖结构，有共同的血液供应。肠重复囊肿分为管状和囊肿状，超声表现前者难以显示，后者表现为圆形或椭圆形液性暗区。

6）胎儿双肾囊性病变、双肾上腺区出血及囊肿：双肾、肾上腺属于腹膜后脏器，双肾囊性病变在周边高回声的肠管及肾组织低回声、囊性病变无回声的映衬下可探及肾脏高回声的包膜。右侧肾上腺位于肝脏、下腔静脉及右侧膈肌角围成的三角区内，左肾上腺位于脾脏和腹主动脉之间，肾上腺出血不如囊肿边界清楚。

7）胎粪性腹膜炎：是胎儿期肠道穿孔，胎粪进入腹腔后形成的化学性腹膜炎。超声表现为腹腔内钙化强回声、肠管扩张、胎儿腹水、胎粪性假囊肿、羊水过多。

8）子宫阴道积水：由于生殖道梗阻所致，见于无孔处女膜、先天性阴道横膈、宫颈闭锁等。表现为盆腔囊性包块，上方与子宫相连，位于膀胱后方，严重者阴道张力增加，可出现子宫积液。

9）肝囊肿：胎儿较大的肝囊肿可突向腹腔，造成肝脏外形的改变及肝脏的推压移位，在胎儿打嗝或呼吸样运动时仔细观察囊肿和肝实质之间是否成同步运动。

10）胆总管囊肿：呈圆形、椭圆形或纺锤形，壁薄，远端可见其出口。囊肿较大时可找寻门静脉与囊肿的关系，合并感染时囊壁增厚，不光滑、透声差，内可见高回声光点和絮状物漂浮，合并结石时，可见能随胎儿体位移动的强回声光团后伴声影。

11）肝内脐静脉曲张：曲张的脐静脉内可见血流信号显示。

此外，还要和重复膀胱和膀胱憩室鉴别。

超声筛查很容易检出腹腔囊肿，但往往很难鉴别其来源，当超声表现缺乏特异性，提示多种疾病的可能，这就给产前诊断带来困难。再有腹腔外病变如肺、脊柱或者腹膜后病变，有时会被误诊为腹腔内疾病。因此，产前超声筛查诊断胎儿卵巢囊肿不一定准确。

【咨询要点】

（1）告知腹腔内囊性占位，胎儿卵巢肿瘤可能性大，但其他来源不除外。

（2）可行 MRI 检查。

（3）告知如果囊肿直径达 5 cm 以上者，胎儿期可能发生囊肿扭转甚至坏死。定期超声随访。绝大多数胎儿卵巢囊肿出生后可以逐渐缩小最终消失。

（4）出生后转儿科进一步诊治。

【处理原则】

极少数巨大卵巢囊肿可在超声引导下行宫内胎儿囊肿抽吸术治疗，以避免卵巢皮质或功能受损。疑有囊肿扭转者，产后新生儿期可考虑手术治疗。不进行手术者应追踪观察。也有文献报道在新生儿期经皮穿刺抽吸治疗者。

通常，新生儿腹腔囊肿直径在 2～3 cm 且无临床症状时，可密切观察并随访囊肿变化情况。如出生时囊肿直径已达4～5 cm或以上时,建议早期就诊,依据具体情况制定治疗方案。巨大囊性占位引起新生儿临床症状者应尽早治疗,如腹胀、呕吐等,或不排除宫内囊肿扭转伴坏死者,建议手术治疗。卵巢占位有实质部分或有钙化者,不能排除畸胎瘤者,建议手术治疗;无临床症状的卵巢占位直径>5 cm者,也建议手术,依靠病理明确性质;无临床症状的卵巢单纯性囊肿直径<5 cm者,可观察,但必须密切随访,一旦有腹痛、肿块增大等情况,仍需手术探查。

胎儿腹腔囊性占位来源多样,以卵巢囊肿、卵巢畸胎瘤、肠重复畸形等多见,少数可以是胆道、肠系膜、泌尿系来源,极少数可以是肿瘤性病变。胆道、泌尿系统或肿瘤性病变需要新生儿期诊治。因为是囊性占位,以良性结构为主,所以多数患儿预后良好。

参 考 文 献

[1] Dimitraki M, Koutlaki N, Nikas I, et al. Fetal ovarian cysts. Our clinical experience over 16 cases and review of the literature[J]. J Matern Fetal Neonatal Med. 2012. 25(3): 222–225.

[2] Shankar R, Mahajan JK, Khanna S, et al. Bilateral ovarian cysts in a neonate with salt – wasting congenital adrenal hyperplasia[J]. J Pediatr Surg, 2010, 45(5): e19–21.

[3] Erol O, Erol MB, Isenlik BS, et al. Prenatal diagnosis of fetal ovarian cyst: case report and review of the literature[J]. J Turk Ger Gynecol Assoc, 2013, 14(2): 119–122.

[4] 沈淳,郑珊,严英榴,等.胎儿腹腔囊性占位的生后治疗及转归[J].中华小儿外科杂志,2011,32(8):581-584.

[5] 沈淳,郑珊,肖现民,等.新生儿外科性疾病产前诊断的临床观察与分析[J].中华小儿外科杂志,2007,28(3):113-116.

[6] 梁立梅,刘秀金.彩超对胎儿卵巢囊肿的诊断及鉴别诊断分析[J].中国误诊学杂志,2011,11(9):2136-2137.

[7] 严英榴,杨秀雄.产前超声诊断学[M].2版.北京:人民卫生出版社,2012:375-378.

[8] 俞钢,王丽敏,洪淳,等.胎儿腹部囊肿的围产结局分析[J].中华围产医学杂志,2015,18(8):610-615.

[9] 史莉玲,祝志洁,杨培枝,等.超声诊断胎儿腹部囊性病变[J].中国药物与临床,2012,12(12):1581-1583.

[10] 丁文雄,唐达星,贺晶,等.胎儿腹部肿块的评估及追踪[J].中华小儿外科杂志,2011,32(9):671-675.

第九章
骨 骼 系 统

姚 英 时冬冬 庄 严 沈 淳 张 斌 严英榴

第一节 软骨发育不全

【疾病概述】

先天性软骨发育不全(achondroplasia)是一种以肢根性肢体短小、躯干相对正常、前额隆凸、低鼻梁和巨头为特征的骨骼发育畸形。发生率0.5/10 000 ~ 1.5/10 000。分为两型：纯合子软骨发育不全(homozygous achondroplasia)和杂合子软骨发育不全(heterozygous achondroplasia)。前者为致死性骨骼畸形,罕见;后者为非致死性骨骼畸形。

软骨发育不全的发病与遗传有密切关系,为常染色体显性遗传,杂合子患者的子女发病概率为50%。由于不少患者不结婚或难产致使无下一代,使该病的遗传形式受到影响,统计显示80% ~ 90%病例没有家族史。基因突变已成为发病主要原因,目前比较明确的是4号染色体短臂成纤维细胞生长因子受体-3(fibroblast growth factor receptor-3, FGFR-3)基因的点突变。最常见的突变是编码氨基酸380的1 138位核苷酸的G被A取代,使FGFR-3基因的组成活性改变,从而阻碍软骨细胞增生和分化,造成长骨缩短。

先天性软骨发育不全的特征性临床表现包括肢体近端短肢、肢体中段弯曲、腰椎前凸增大和头大,其他表现包括手足骨骼短小(肢体远段短肢),颧骨隆起,面中部发育不良,鼻梁扁平及下颌宽大。常合并呼吸、神经系统并发症,如复发性中耳炎、阻塞性睡眠呼吸暂停综合征、肥胖、腰椎狭窄、颈髓受压等,杂合子软骨发育不全者的寿命和智力可能不受影响,但是颈髓连接处骨骼异常可能会导致颈髓受压,可能致死。成年后身材矮小,男性平均1.3 m,女性平均1.2 m。一些患儿可合并脑积水,但一般不很严重。纯合子软骨发育不全常在出生两年内死亡。

【诊断依据】

1. 超声诊断 诊断主要依据超声表现:

(1)纯合子型表现为:严重长骨短小,尤其是股骨。在BPD值妊娠17周时股骨低于第3个百分位点,在按BPD值妊娠20~23周时股骨进行性显著缩短;头大、鞍鼻、前额凸起;狭胸、脊柱侧凸。

(2)杂合子型表现(图9-1-1):股骨往往至中期妊娠末或晚期妊娠才发现低于第3个百分位点,骨回声强度正常,无骨弯曲表现;头围大于相应孕周;无胸腔狭小、胸围正常;有时还可发现"三叉手"(手指向外张开,第三指与第四指间距增大);有时能观察到前额突出、低鼻梁。

2. 产后X线 产后X线在长骨及脊柱有较典型表现,但在产前超声很难观察到:

(1)四肢长骨短宽,骨骺线不规则,骨骺可见碎裂状。

(2)指骨短粗呈哑铃状,手指略等长。

(3)腰椎椎弓根间距逐渐变小,与正常相反。

(4)骨盆小,髂嵴上缘和侧缘的弧度变平,骶髂关节位置降低,坐骨大切迹变小呈锐角。

(5)髋臼顶部常增宽变平,其下缘平坦缺如。

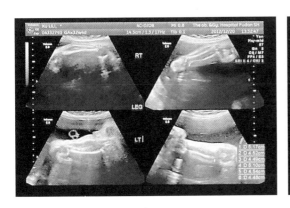

A

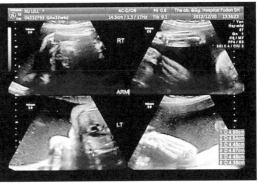

B

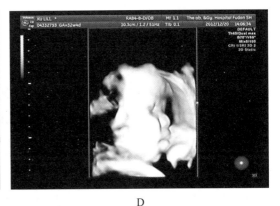

C

D

图9-1-1 软骨发育不全杂合子型

A、B. 孕32⁺⁴周,各长骨明显小于-2SD;C.同一病例头围大于+2SD;D.前额隆凸,低鼻梁

【咨询要点】

（1）仔细询问双亲家族病史及生育史。

（2）建议羊水穿刺行胎儿DNA测序或基因芯片检查，必要时双亲行DNA测序检查。

（3）告知相关预后。

【处理原则】

（1）对于纯合子型软骨发育不全，应建议终止妊娠。

（2）对于杂合子型软骨发育不全、超声怀疑时，大多已经是晚期妊娠或接近晚期妊娠，不能选择终止妊娠。出生后转儿科进一步诊治。

参 考 文 献

［1］严英榴，杨秀雄.超声产前诊断学［M］.北京：人民卫生出版社，2012：423-425.

［2］Chakraborty RK, Mahmood S, Hossain GA, et al. Prenatal diagnosis of achondroplasia[J]. Mymensingh Medical Journal, 2004, 13(2): 196-198.

［3］Moeglin D, Benoit B. Three-dimensional sonographic aspects in the antenatal diagnosis of achondroplasia[J]. Ultrasound Obstet Gynecols & gynecology, 2001, 18(1): 81-83.

［4］Shiang R, Thompson LM, Zhu YZ, et al. Mutations in the transmembrane domain of FGFR3 cause the most common genetic form of dwarfism, achondroplasia[J]. Cell, 1994, 78(2): 335-342.

第二节 成骨发育不全

【疾病概述】

成骨不全（osteogenesis imperfecta, OI）又被称为"脆骨症"，是一种可遗传的异质性结缔组织病，人群发病率为1/10 000。主要临床表现包括骨质脆弱、蓝巩膜、牙本质发育不全、听力丧失等。Sillence将其分为四大类型：

（1）Ⅰ型：为非致死性成骨发育不全，发病率为1/20 000，主要表现为蓝巩膜，骨质脆弱及耳聋。也可能有耳聋家族史。新生儿时体重及身高均正常。

（2）Ⅱ型：为致死性成骨发育不全，发病率为1/54 000。患儿多死胎、死产或新生儿死亡；在宫内时就表现出长骨极短、多发性骨折、胸腔狭小、颅骨钙化差，也有蓝巩膜。

（3）Ⅲ型：为非致死性成骨发育不全，发病率为1/69 000。婴儿期表现蓝巩膜，成年后巩膜颜色可能为正常或淡蓝色。多数病例呈现宫内发育迟缓、长骨短而弯曲，产时出现多发骨折，颅骨钙化较差。出生以后长骨和脊柱出现进行性弯曲变形。这一类型患者一般可以存活到成年。

（4）Ⅳ型：为非致死性成骨发育不全。出生时患儿有蓝巩膜，以后渐消失。无宫内发育延迟、长骨长度一般正常，但股骨稍有弯曲。生后一般发育速度慢，身材矮小，有牙本质生成不全。

约90%的成骨不全由常染色体显性突变引起，突变发生在编码Ⅰ型胶原α-1和α-2链的基因中（COL1A1和COL1A2）。导致常染色体隐性遗传的突变发生在Ⅰ型胶原翻译后修饰所需蛋白的编码基因中，或其他骨形成和稳态机制所需蛋白的编码基因中。与细胞外基质的主要成分——Ⅰ型胶原的病变直接或间接相关。突变产生的效应分为两种：一种是合成的Ⅰ型胶原结构异常，导致Ⅱ、Ⅲ、Ⅳ型OI；另一种是COLIA1转录体中终止密码提前出现，蛋白合成量减半，从而导致Ⅰ型OI。上述两种突变效应均可引起单位骨质的骨量下降、骨组织的代谢和生长异常，包括骨量减少和骨强度减弱，进而导致骨脆性增加、易骨折、骨畸形和生长缺陷。基因突变常呈常染色体显性遗传，其突变遗传给后代的概率为50%。

轻型OI患者可能只表现为早发型骨质疏松或严重的绝经后骨矿物质丢失，严重受累患者可在轻微创伤或无创伤的情况下出现多处骨折，病情最严重的OI婴儿在围生期即可死亡。

【诊断依据】

1. Ⅱ型诊断　成骨发育不全在宫内能做出诊断的主要是Ⅱ型，主要依据超声表现（图9-2-1）。

（1）中孕期初（约15周）就能显示长骨极短、弯曲、成角（骨折），股骨短小最为明显，其次为其他长骨。

（2）有骨痂形成时局部回声有增厚改变。

（3）颅骨薄、钙化差，颅内结构因而显得异常清晰，脑室尤为明显。探头稍用力推压胎头，钙化差或无钙化的胎头即会变形。

（4）胸腔狭窄时，胸廓回声呈"哑铃"或"啤酒瓶状"。

（5）偶见脊柱椎体回声降低。

（6）可伴有羊水过多。

2. Ⅰ型、Ⅲ型的诊断　成骨发育不全Ⅰ型、Ⅲ型有时在宫内也能诊断，主要的诊断依据：

（1）短肢，但长骨短没有Ⅱ型严重。

（2）长骨成角弯曲、增粗等。

（3）往往诊断时间上比Ⅱ型迟，所以对于有家族史的胎儿应多次追踪观察。

【咨询要点】

（1）Ⅱ型OI为致死型畸形，在宫内死亡，或在娩出后1周内死亡。

（2）Ⅰ型、Ⅲ型有时在宫内也能诊断，但诊断时间比Ⅱ型迟。对于非致死性成骨发育不全出生后可以存活，生活质量依据畸形程度而定，畸形轻者预后较好，可以正常生活、学习。畸形严重者预后差，需长期轮椅生活，智力不受影响。

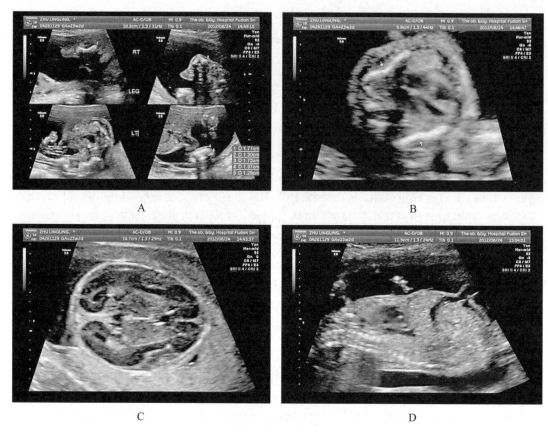

图9-2-1　成骨发育不全Ⅱ型

A. 孕23^{+2}周，长骨严重短小，多处成角弯曲（骨折）；局部增厚（骨痂形成）；B. 同一病例胸腔横切面，肋骨内陷（箭头处）；C. 同一病例颅骨薄、钙化差，颅内结构因而显得异常清晰，脑室尤为明显；D. 同一病例胸腔狭小。

（3）家系DNA测序分析及遗传咨询对于明确致病基因及妊娠再发风险评估具有指导意义。

【处理原则】

（1）成骨发育不全Ⅱ型任何孕周做出诊断都应终止妊娠。

（2）成骨发育不全Ⅰ型、Ⅲ型往往在有生机儿时才发现，产时胎儿经过产道时可造成颅骨等骨折，出生后需转儿科进一步诊治。

───── 参 考 文 献 ─────

［1］Glorieux FH. Osteogenesis imperfecta[J]. Best Pract Res Clin Rheumatol, 2008, 22(1): 85–100.

［2］Sillence DO, Rimoin DL. Classification of osteogenesis imperfect[J]. Lancet, 1978, 1(1): 1041–1042.

［3］Donnelly DE, Mcconnell V, Paterson A, et al. The prevalence of thanatophoric dysplasia and lethal osteogenesis imperfecta type Ⅱ in Northern Ireland–a complete population study[J]. Ulster Med J, 2010, 79(3): 114–118.

［4］鞠明艳，张天可，白雪，等. 成骨不全患儿COL1A1基因第45外显子两个突变位点的筛查及分析［J］.中华医

学遗传学杂志,2016,33(2)：140-144.

［5］李松,袁静,许烨烨,等.Ⅳ型成骨发育不全家系的遗传分析［J］.现代妇产科进展,2015,(3)：205-208.

［6］常才,戴晴,谢晓燕.妇产科超声学［M］.北京：人民出版社,2010：389-391.

［7］严英榴,杨秀雄.超声产前诊断学［M］.北京：人民卫生出版社,2012：416-419.

［8］Singer RB, Ogston SA, Paterson CR. Mortality in various types of osteogenesis imperfecta[J]. J Insur Med, 2001, 33(3): 216-220.

第三节　致死性侏儒症

【疾病概述】

致死性侏儒（thanatophoric dysplasia, TD）是一种致死性骨骼畸形。发生率约为0.69/10 000。本病属常染色体显性遗传,由于是致死性的畸形,大多无后代,发病大多是基因突变引起,有研究报道90%的Ⅰ型患者及几乎所有的Ⅱ型存在FGFR3基因的点突变。

临床表现为长骨短而弯曲,胸腔狭窄、肋骨短,但躯干长度显示正常,头颅相对较大,前额突出,眶间增宽等。有两种亚型（Ⅰ型和Ⅱ型）,Ⅰ型约占85%,特征表现是股骨弯曲如"电话机手柄",无三叶草型头颅；而Ⅱ型约占15%,主要表现为三叶草形头颅及长骨短而直,其他还表现为严重的短肢,以肢根型为主,胸围小,巨颅,但躯干长度正常,皮肤褶皱增厚、过多,扁平椎（椎体扁平）,常伴有胼胝体发育不全。

TD患儿常为死胎,或生后短时间内死亡。死因与胸腔极度狭窄导致呼吸窘迫、心肺功能衰竭有关,也可能因枕骨大孔过小而导致颈髓压迫所致。

【诊断依据】

1. 诊断主要依据超声表现

（1）长骨尤其是股骨及肱骨极短,并伴有弯曲,股骨干骺端粗大声像图呈"电话听筒"状。Ⅱ型骨干弯曲较Ⅰ型轻（图9-3-1 A、B）,无典型"电话听筒"状。

（2）胸腔狭窄,胸围明显小（图9-3-1 D）。

（3）腹部明显膨隆,胸部与腹部相接处在腹部突然增大,引起这一特征的原因主要是胸部狭窄而腹部相对膨隆。

（4）头颅大,前额向前突出。Ⅱ型常有典型的"三叶草形"头颅（图9-3-1 C）,即颞部处横切面上显示头颅呈现三角形,两侧颞部明显突出,而前额变窄向前突出。此种征象在Ⅰ型不明显。

（5）可伴有脑室扩张和颈项皮肤软组织层增厚。常有羊水过多以及胎动减少。有些病例还有其他部位异常,马蹄肾、肾盂积水、房间隔缺损、三尖瓣异常、无肛和尺桡骨骨性联合。

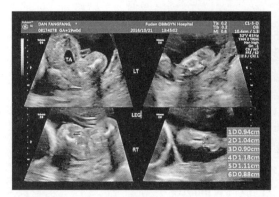
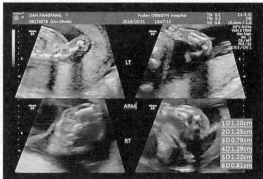

A   B

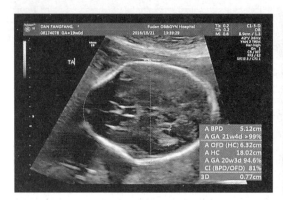
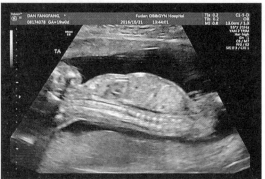

C   D

图 9-3-1　致死性侏儒症 Ⅱ 型

A、B. 孕 20 周，各长骨极短；C. 同一病例"三叶草形"头颅；D. 同一病例胸腔狭小

大多数可以依据超声检查做出诊断，但有时与其他致死性骨骼畸形如成骨发育不全Ⅱ型、软骨发育不全（纯合子型）等鉴别困难，可参考表 9-3-1。

2. 产后 X 线表现　椎弓根发育正常、椎体变扁而呈 U 形或 H 形。

表 9-3-1　TD 与其他致死性骨骼畸形的鉴别诊断

骨骼疾病	超声表现		
	长　骨	头　颅	胸腹部
软骨发育不全（纯合子型）	严重的短肢，尤其以股骨更明显，躯干相对正常	头大 鞍鼻 前额突起	狭胸 脊柱侧凸
成骨发育不全Ⅱ型	长骨极短、弯曲、成角（骨折）、骨痂形成	颅骨薄、钙化差、颅内结构异常清晰、挤压易变形	肋骨骨折 胸廓呈"哑铃"状
致死性侏儒症	长骨尤其股骨肱骨明显，极短弯曲，干骺端粗大，呈"电话听筒"状	头大，呈"三叶草形"头	胸廓狭小明显 腹围显得很大

【咨询要点】

（1）TD大多数可以依据超声检查做出诊断，但有时与其他致死性骨骼畸形如成骨发育不全Ⅱ型、软骨发育不全纯合子型等鉴别困难。产后X线检查有助鉴别。

（2）TD患儿常为死胎，或生后短时间内死亡。死因与胸腔极度狭窄导致呼吸窘迫、心肺功能衰竭有关，也可能因枕骨大孔过小而导致颈髓压迫所致。

（3）家系DNA测定及遗传咨询对于寻找致病基因及再次妊娠再发风险评估具有指导意义。

【处理原则】

一旦诊断，应终止妊娠。

参 考 文 献

［1］Chen CP, Chern SR, Shih JC, et al. Prenatal diagnosis and genetic analysis of type Ⅰ and type Ⅱ thanatophoric dysplasia[J]. Prenat Diagn, 2001, 21(2): 89−95.

［2］Chen SW, Chen CP, Wang LK, et al. Perinatal imaging findings and molecular genetic analysis of thanatophoric dysplasia type 1 in a fetus with a c.2419T>G (p.Ter807Gly) (X807G) mutation in FGFR3[J]. Taiwan J Obstet Gynecol, 2017, 56(1): 87−92.

［3］Sahinoglu Z, Uludogan M, Gurbuz A, et al. Prenatal diagnosis of thanatophoric dysplasia in the second trimester: ultrasonography and other diagnostic modalities[J]. Archives of gynecology and obstetrics, 2003, 269(1): 57−61.

［4］严英榴,杨秀雄.超声产前诊断学［M］.北京：人民卫生出版社,2012：422−423.

［5］李胜利.胎儿畸形产前超声诊断学［M］.北京：人民军医出版社,2006：341−343.

［6］Tsutsumi S, Sawai H, Nishimura G, et al. Prenatal diagnosis of thanatophoric dysplasia by 3−D helical computed tomography and genetic analysis[J]. Fetal diagnosis and therapy, 2008, 24(4): 420−424.

［7］Wong HS, Kidd A, Zuccollo J, et al. A case of thanatophoric dysplasia: the early prenatal 2D and 3D sonographic findings and molecular confirmation of diagnosis[J]. Fetal diagnosis and therapy, 2008, 24(1): 71−73.

第四节　羊膜束带综合征

【疾病概述】

羊膜束带综合征（amniotic band syndrome，ABS）是由于羊膜黏附、缠绕或切割胎儿身体不同部分而形成的一组畸形，发生率为1：15 000 ～ 1：1 200活产儿。

该疾病的病因和发病机制尚未阐明。一般认为早期羊膜破损，羊膜绒毛膜面的中胚层纤维带漏出，渗入并缠绕胎体，导致胎儿畸形。活体状态下的纤维带非常坚韧且富有弹性，一旦附着胎儿，容易造成胎儿如肢体狭窄环、截肢，以及将胎体固定在某种姿势。羊膜破损越早,所致的畸形就越严重,如胚胎早期时羊膜破损,可造成面部及躯干、内脏畸形;中期妊娠羊膜破损,可以形成肢体及指趾狭窄环及截肢;造成唇裂及面裂的原因可能是胎儿吞咽羊水时一并吞入了纤维带,由于纤维带的另一端附着在体表或胎盘上,结果造成了面部的切割。亦有报道因羊膜腔穿刺或其他羊膜腔内操作后,发生羊膜束带综合征。

ABS病例中常见肢体缩窄环和指/趾截断,但临床表现极为多样。胎儿既可能表现为轻微的单一缺损,也可能出现严重畸形,表现为累及头颅、脊柱、四肢和躯干的多处异常。常见畸形有三大类:肢体畸形、颅裂面裂及腹壁缺损。包括肢体及指趾狭窄环、截断、内翻足畸形、双侧肢体不对称、不定型的脑膨出、面部破损、鼻异常、唇裂以及腹裂等。

ABS的预后取决于畸形的严重程度,尤其是内脏器官的受累程度。轻度畸形预后较好,重度畸形可能致命。

【诊断依据】

1. 超声诊断依据

(1) 多发性、不对称性、不规则畸形(超声首先发现的异常改变是胎儿畸形):

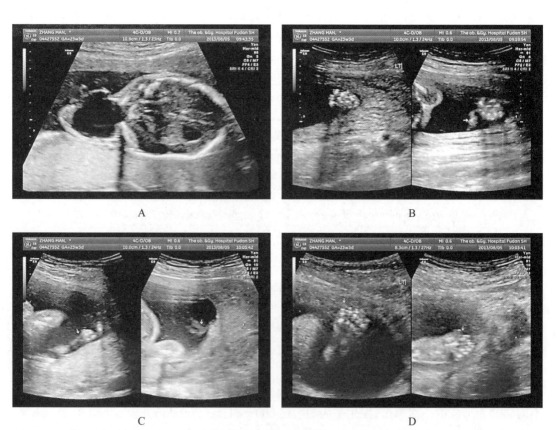

图9-4-1 羊膜束带综合征

A. 孕23⁺³周,枕部偏左颅骨缺失伴脑膨出;B、C. 同一病例,双手手指固定,部分手指短缺,伴絮状羊膜带样结构黏附;D. 同一病例左足踇趾短缺

1）头颅畸形：无脑畸形、脑膨出较常见，无脑畸形可能存在不对称的某个部位的颅骨缺损，脑膨出为非正中性的，可发生在任何部位。

2）躯干畸形：胸腹壁缺损，肝脏、脾脏、胃、肠管等脏器和心脏外翻在羊水中。

3）肢体畸形：肢体及指趾环状狭窄环、截断是诊断ABS的最有效的依据。假性并指（趾）、摇椅足、摇椅手、内翻足畸形也常见。

4）颜面部畸形：不规则、非常见部位的唇、腭裂、鼻异常。

（2）羊水中见条状羊膜带附着畸形部位，见此声像图（图9-4-1～图9-4-3），羊膜束带综合征的诊断便可成立。

（3）胎动多受限制，严重时胎儿被羊膜束带紧紧缠绕，固定在某种姿势，体位强直，出现脊柱异常弯曲等。

（4）常合并羊水过少，可能会影响超声对指趾及羊膜束带的观察。

诊断ABS不是靠观察羊膜带而主要靠发现特征性的畸形。但能发现羊膜带则有助于ABS的诊断。羊膜绒毛膜未融合、宫腔粘连皱褶、不全纵隔子宫、双胎妊娠的羊膜隔，尤其是一侧羊膜腔内胚胎未发育等，都可能被误认为羊膜束带，但这些条状结构都不与胎

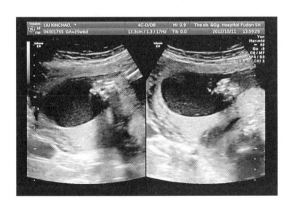
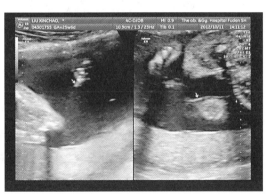

图9-4-2　羊膜束带综合征

孕25⁺⁴周，手指短缺，见羊膜带样结构附着于手指

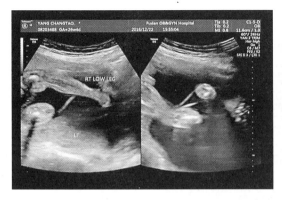
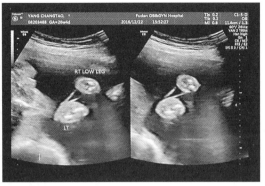

图9-4-3　羊膜束带综合征

孕26周4天，羊膜带缠绕下肢肢体

体相连。

2. MRI诊断依据　小腿见缩窄环(图9-4-4)。

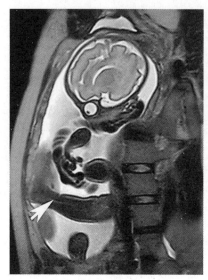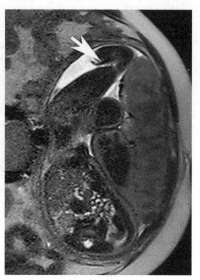

图9-4-4　羊膜束带综合征

小腿见缩窄环,皮肤凹陷(白箭)

【咨询要点】

(1)注意病史的询问:是否有早孕期阴道流血史、羊膜腔穿刺或其他羊膜腔内操作史。

(2)ABS可以造成轻微的致死性的结构畸形。

(3)严重的胎儿畸形如颅裂、多发性脑膨出、巨大腹裂等预后很差。如有脐带血流受阻,则可导致胎死宫内。

(4)根据大部分ABS的发病原因,再发风险很低,但有报道罕见的家族性散发病例与大疱性表皮松解症相关。

【处理原则】

(1)如果只是手指、脚趾截断,则不影响胎儿生存,但截断不同的手指可能给日后的生活带来不便。已有报道胎儿镜下松解肢体羊膜束带的治疗,从而避免截肢的发生。

(2)如果是形成肢体或指趾环状狭窄,出生后可以做狭窄环松解术。

(3)有生机儿前发现羊膜束带综合征,尤其是造成多发性畸形、严重畸形的病例,可优生引产。

参 考 文 献

[1] Hukki J, Balan P, Ceponiene R, et al. A case study of amnion rupture sequence with acalvaria, blindness, and clefting: clinical and psychological profiles[J]. J Craniofac Surg, 2004, 15(2): 185-191.

［2］Froster UG, Baird PA. Amniotic band sequence and limb defects: data from a population-based study[J]. Am J Med Genet, 1993, 46(5): 497-500.

［3］吴青青,陈焰.羊膜带综合征的研究进展[J].中华妇产科杂志,2002,37(3):187-188.

［4］谢玉娴.羊膜带综合征的产前超声诊断[J].中国医学影像技术,2001,17(9):886-878.

［5］陈秀娟,曾学燊,梁小勤,等.中晚孕期宫内常见异常光带的超声诊断[J].中国临床医学影像杂志,2016,17(7):522-524.

［6］严英榴,杨秀雄.超声产前诊断学[M].北京:人民卫生出版社,2012:455-459.

第五节 多 指

【疾病概述】

多指畸形（polydactyly）是指正常手指以外的手指、手指的指骨、单纯软组织成分或掌骨等的赘生。发生率约为1‰,男女比例为3∶2,右手多于左手,比例为2∶1,双手发病约占10%,拇指多指发病率约占总数的90%以上。

多指症大多与遗传相关,有的是常染色体显性遗传（AD）,有的是常染色体隐性遗传（AR）,还有的是多基因遗传。某些致畸因素致使肢芽胚基分化早期受损害也可引起多指。多指还可能是某些染色体异常或遗传综合征的表现之一。

多指可分为轴后性（位于尺侧）、轴前性（位于桡骨侧,最常见）、中央性（通常隐藏在中指及环指之间）。大多数多指为单纯性的,有多指家族遗传史的主要是染色体显性遗传,且多为轴前多指,但也可能是染色体畸形或某些遗传综合征的一种表现,例如13三体综合征、Meckel-Gruber综合征、短肋多指并指综合征、软骨外胚层发育不良、多指并指畸形等,往往为轴后多指。

单纯多指不危及身体的正常发育,可通过矫形手术去除。

【诊断依据】

诊断主要依据超声发现,但有时超声诊断较困难（图9-5-1）。

（1）超声检查时,在胎儿伸手状态下观察到手指数目增多,在小指侧或拇指侧检出额外手指,额外手指可只表现为一指状软组织回声影,随手的运动而有漂浮感；也可为内见指骨回声影的组织。

（2）三维超声可直观地显示多指的图像,对诊断有一定的帮助。

【咨询要点】

（1）发现多指时,尤其是轴后多指,应该警惕是否是染色体畸形或某些遗传综合征的一种表现,详细、全面的超声检查及染色体检查对诊断有一定的帮助。

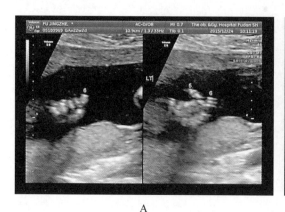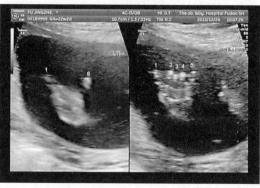

图 9-5-1　多指

A、B. 孕 22^{+2} 周，左手小指侧见额外指状组织回声（图中标注 6）

（2）单纯性多指不危及身体的正常发育。

（3）建议行染色体及基因芯片检查。

【处理原则】

　　单纯性的多指，出生后做矫形手术，根据多指有无骨性成分、有无关节等分型情况适当年龄行手术治疗。只要手术时不损伤神经，通常不会留下后遗症。而遗传综合征的预后则较差，应根据该综合征的预后咨询。

参 考 文 献

［1］严英榴,杨秀雄.超声产前诊断学［M］.北京：人民卫生出版社,2012：430-431.

［2］李信,廖红梅,赵明,等.238例婴幼儿多指畸形的分类诊断及治疗的临床分析［J］.中国医师杂志,2016,18（1）：140-141.

［3］方有生.拇指多指的治疗和预后［J］.中华手外科杂志,2016,32（1）：3-4.

第六节　足 内 翻

【疾病概述】

　　足内翻（clubfoot），又称马蹄内翻足（talipes equinovarus 或 congenital clubfoot deformity），是一种常见的影响足形态及功能的先天性畸形。足内翻是指一侧或者双侧足踝畸形，足内收内翻。发病率有种族差异，亚洲人发生率约为 0.57‰，白种人约 1.12‰，我国约 1 ‰，男女比例2.5 ： 1。

　　尽管国内外学者对马蹄内翻足进行了大量流行病学及遗传学研究,但是具体机制仍不能明确,现认为可分为内因及外因,内因与遗传及基因突变有关,外因主要与外界环境有关,如多胎妊娠,子宫体积异常(子宫肌瘤、羊膜束带、粘连带等),羊水过少等导致胎儿宫内活动受限引起。

　　足内翻约55%表现为双侧,亦可单独存在,还可以是其他综合征的一种表现,如染色体畸形(如18三体综合征)、肌肉骨骼系统疾病、关节弯曲综合征、中枢神经系统畸形如脊柱裂等。马蹄内翻足是跟骨与跗骨之间的关系异常,主要表现为前足内收、跟骨内翻、足底及踝跖屈。随着时间的推移,在距骨内侧的挛缩逐渐加剧,跟腓关节和距跟关节的关节囊、韧带、肌腱挛缩,处于僵硬状态,严重者距骨与舟骨脱位。

　　单纯足内翻畸形预后较好,出生后早期治疗70% ～ 80%可通过石膏固定治愈,部分可通过外科手术也可获得较好的效果。若伴有其他部位或器官的严重畸形,则预后不良。

【临床诊断依据】

　　1. 超声诊断表现　见图9-6-1。

　　(1)小腿长轴切面时同时显示足底和小腿,且这种关系持续存在,不随胎动而改变。

　　(2)三维超声可较好地显示小腿、足跟、前足的空间位置关系。

　　(3)10%足内翻可合并其他部位或器官的畸形,超声检查有其相应的表现。

　　2. MRI表现　见图9-6-2。

　　(1)可直观地观察到踝关节的形态异常。

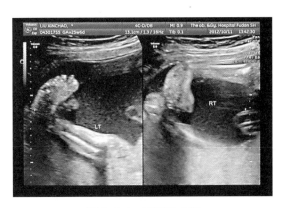

图9-6-1　双侧足内翻

小腿长轴切面时同时显示足底和小腿

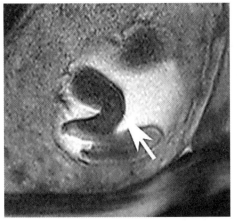
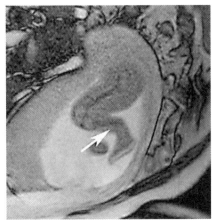

图9-6-2　右足内翻

T2WI示右足内翻,成角畸形(白箭)

（2）当胎足活动受限与压迫可造成假阳性，需动态观察，降低假阳性率。

【咨询要点】

（1）不管是单独存在的还是伴有其他畸形，染色体异常的危险性增加。建议行胎儿染色体及基因芯片检查。

（2）单纯足内翻畸形，生育第二胎发病的风险为2%～8%。

（3）单纯足内翻畸形出生后大多可通过石膏固定治愈，部分需要外科手术。

（4）伴有其他部位或器官的严重畸形，则预后不良。

【处理原则】

（1）孕期进行产前诊断。

（2）单纯的足内翻产前及产时无特别处理，出生后转小儿足外科诊治。

（3）合并其他部位或器官异常的，依据具体情况分析处理。

参 考 文 献

［1］Keret D, Ezra E, Lokiec F, et al. Efficacy of prenatal ultrasonography in confirmed club foot[J]. J Bone Joint Surg Br, 2002, 84(7): 1015−1019.

［2］Dietz F. The genetics of idiopathic clubfoot[J]. Clin Orthop Relat Res, 2002(401): 39−48.

［3］Barker S, Chesney D, Miedzybrodzka Z, et al. Genetics and epidemiology of idiopathic congenital talipes equinovarus[J]. J Pediatr Orthop, 2003, 23(2): 265−272.

［4］林美芳，谢红宁，郑菊，等.足内翻产前超声特征及与染色体异常相关性的分析［J］.中山大学学报（医学科学版），2017，38（2）：291−295.

［5］孙佳星，李彬，杨泽宇，等.先天性马蹄内翻足发病原因及产前诊断研究进展［J］.山东医药，2015，55（48）：96−98.

［6］严英榴，杨秀雄.超声产前诊断学［M］.北京：人民卫生出版社，2012：428−429.

第七节　半椎体、蝴蝶椎

【疾病概述】

半椎体（hemivertebra）是指一侧椎弓发育不良而导致先天性脊柱侧弯畸形（图9-7-1）。发生率为5/10 000～10/10 000。

蝴蝶椎（butterfly vertebra）又称矢状椎体裂，是一种罕见的先天性椎体畸形（图9-7-2）。指前方的椎体发育不良而导致先天性脊柱后凸畸形。椎体在形态上呈两个间断相对的楔形骨性连接,类似蝴蝶状,故称蝴蝶椎。

椎体的发生始于胚胎第4周,每个体节均包含一对生骨节,左、右生骨节在中线部分融合后开启软骨化进程,继而形成椎体及两侧椎弓共3个骨化中心,同时脊索渐渐退化。若此过程中任何一个阶段受到干扰,即可导致椎体和或椎弓发育不良形成半椎体。如果椎体中央脊索没有退化,而是残余致椎体前半中央部位发育不良则形成蝴蝶椎。由于脊柱发育和脊髓发育在时间上的高度相关性,脊柱畸形常合并有脊髓神经发育异常。有文献报道的半椎体畸形合并脊髓神经系统异常的比例约15%,合并心脏畸形约18%,合并泌尿系统畸形约12%。

发病原因目前尚不明确。可能与脊柱节间动脉分布异常有关,或是脊柱形成期受外界环境因素影响所致。椎体异常可以是单纯性的,也可以是某些遗传综合征的一个表现,如Robinow、Jarcho-Levin、VACTERL、Pfeiffer、Jarcho-Levin、Crouzon、Alagille综合征等。椎体异常可以单发,也可多发,以胸椎多见,可伴有肋骨缺陷。造成脊柱弯曲、身高受限,累及椎体越多越严重。伴有肋骨缺陷者,胸廓变形,心肺功能受影响。

【诊断依据】

诊断主要依据超声表现:半椎体在脊柱的冠状切面上,显示成角弯曲,仔细观察并数配对每对椎弓的骨化中心,发现在成角弯曲部位一侧的骨化中心缺失,多处半椎体就有多个骨化中心缺失;伴有肋骨缺陷者,在沿肋骨纵切面显示图像异常。

【咨询要点】

(1)单纯性的椎体异常无脊髓神经受损者,只是造成外形上脊柱异常弯曲身高受限;胸椎部位异常者可引起胸廓的异常,可能伴发心肺功能不全。

(2)对于有无脊髓神经受损及受损的程度,往往在产前难以准确评估。

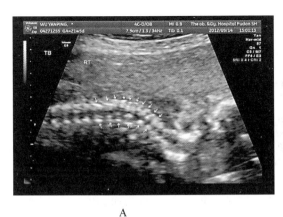
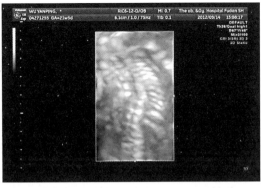

A   B

图9-7-1　半椎体

A.孕21^{+2}周,胸椎段冠状切面下排多处椎弓骨化中心缺失;B.同一病例,三维成像显示脊柱明显侧弯

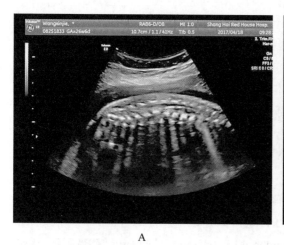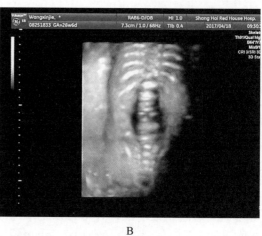

图 9-7-2　蝴蝶椎

A. 孕 26^{+6} 周 6 天, 矢状切面 L 腰 3 (光标处) 椎体骨化中心缺失; B. 同一病例, 三维成像显示 L 腰 3 (黑色箭头) 椎体呈两个楔形

（3）如果合并其他畸形或是某些综合征, 则预后视具体情况及严重程度而定。

【处理原则】

（1）建议染色体及基因芯片检查。

（2）产前及产时无特别处理。

（3）出生后小儿骨科就诊。椎体的畸形在出生时即存在, 但随着生长发育, 脊柱畸形的严重程度及进展速度临床难以预测, 早期诊断和治疗可避免严重的继发畸形, 提高患儿生活质量。全脊髓 MRI 对于了解脊髓神经及脊柱的发育情况有一定帮助, 对于治疗方案的制定有一定帮助。一般来说, 轻度畸形者可辅以支具架, 并加强背部肌肉锻炼; 严重畸形者行手术治疗; 伴有心肺功能不全者, 则行辅助综合治疗。

―――――――― 参 考 文 献 ――――――――

［1］Varras M, Akrivis C. Prenatal diagnosis of fetal hemivertebra at 20 weeks' gestation with literature review[J]. Int J Gen Med, 2010, 3: 197−201.

［2］Tanaka T, Uhthoff HK. The pathogenesis of congenital vertebral malformations. A study based on observations made in 11 human embryos and fetuses[J]. Acta Orthop Scand, 1981, 52(4): 413−425.

［3］Connor JM, Conner AN, Connor RA, et al. Genetic aspects of early childhood scoliosis[J]. Am J Med Genet, 1987, 27(2): 419−424.

［4］Kapetanakis S, Giovannopoulou E, Nastoulis E, et al. Butterfly vertebra. A case report and a short review of the literature[J]. Folia Morphol (Warsz), 2016, 75(1): 117−121.

［5］Ekim A. Butterfly vertebra anomaly: A case report[J]. J Back Musculoskelet Rehabil, 2010, 23(3): 161−164.

［ 6 ］Delgado A, Mokri B, Miller GM. Butterfly vertebra[J]. J Neuroimaging, 1996, 6(1): 56-58.

［ 7 ］严英榴,杨秀雄.超声产前诊断学［M］.北京：人民卫生出版社,2012：427-428.

［ 8 ］刘福云,韦良魁.先天性半椎体畸形的早期诊断及治疗［J］.中华实用儿科临床杂志,2015,30（23）: 1769-1771.

［ 9 ］欧阳云淑,张一休,孟华,等.胎儿半椎体的产前超声诊断［J］.中华超声影像学杂志,2011,20（1）: 58-61.

［10］张韩珉,胡波,林霞,等.胎儿半椎体的产前超声表现及临床意义［J］.北京大学学报（医学版）,2014,46（2）: 319-322.

第十章
面部及颈部

刘 智 沈 方 庄 严 张 斌 严英榴

第一节　先天性白内障

【疾病概述】

先天性白内障(cataracts)是一种非常罕见的严重的致盲性眼病,占儿童失明原因的10%。世界范围内的患病率为0.01% ~ 0.06%,中国约为0.05%。先天性白内障有两种类型,一种是出生后即存在晶状体的浑浊,另一种是出生后1年内再形成的晶状体浑浊。

各种影响胎儿晶状体发育的因素,都可能引起先天性白内障。病因包括:① 先天性感染如巨细胞病毒及风疹病毒感染、弓形体病等;② 21三体综合征;③ 代谢异常如蚕豆病(遗传性葡萄糖-6-磷酸脱氢酶, G6PD)、半乳糖血症、糖尿病、甲状腺功能不足、营养和维生素极度缺乏等;④ 胎儿酒精综合征;⑤ 遗传综合征:Alport综合征、Smith-Lemili-Opitz综合征;⑥ 另有30%病因不明。

临床表现可仅表现为单眼或双眼晶状体混浊,也可伴发其他眼部异常,如斜视、眼球震颤、小眼球、先天性无虹膜、先天性视盘发育不良、早产儿视网膜病变、视网膜脱离、视网膜色素变性等,或表现为多系统遗传性综合征(唐氏综合征、威尔森疾病、强直性肌营养不良等)的一部分。一般根据晶状体混浊部位、形态和程度分类,比较常见的有:前极白内障,后极白内障及花冠状白内障。

视力结局取决于发病年龄、白内障是单侧还是双侧、白内障类型、预先存在的和共存的眼部异常、术后病程和并发症,以及是否坚持弱视治疗。单侧白内障的视力结局比双侧白内障更差。特别是手术后的并发症(如后囊膜混浊、继发性青光眼、葡萄膜炎、弱视、继发性膜形成等)会严重影响视力康复和视功能重建。与视力结局较差相关的其他因素包括:就诊时有眼球震颤,就诊时或在随访期间有斜视。

【诊断依据】

孕期诊断主要依据超声检查。眼眶及眼球是中孕期筛查中常规检查的部分。眼部的软组织和周围的肌肉在超声上难以分辨,而晶状体可在超声上清晰显示,为周边为高回声的环状结构。早在孕11周起,超声即可辨认晶状体结构,因而仔细观察有无晶状体存在及其大小、回声等细节,有助于诊断白内障、小眼球及无眼球等畸形。

超声诊断要点:通常从横切、冠状切及旁矢状切来观察眼部。正常晶状体正横切面上呈椭圆环形,位于眼球前部1/3,边缘为高回声环,内部为无回声,从前至后分别为晶状体、玻璃体、球后三角区(图10-1-1)。胎儿白内障超声可表现为:① 晶状体中央呈高回声;② 晶状体完全不透明,呈强回声;③ 晶状体表现为双环征(图10-1-2)。

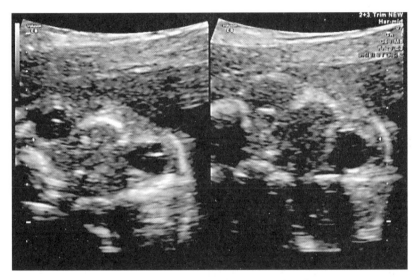

图10-1-1　正常双眼眼眶及晶状体回声

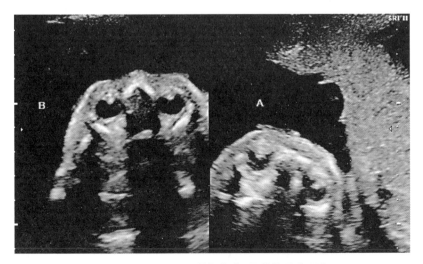

图10-1-2　胎儿双眼白内障,晶状体呈高回声

【咨询要点】

（1）先天性白内障可造成儿童失明和弱视，可以伴发或不伴发其他眼部异常或遗传性和系统性疾病。可为单眼或双眼，多数为静止性。少数出生后继续发展，也有直至儿童期才影响视力。

（2）约1/3的先天性白内障与遗传有关，且主要为常染色体显性遗传。可以为家族性或散发；代谢、感染、X线照射等原因，均可导致胚胎发育过程中出现基因突变或染色体异常，从而导致白内障。孕期应做相应病因学筛查。

（3）先天性白内障影响视觉系统的正常发育而可能产生剥夺性弱视，同时还可能导致或加重斜视、眼球震颤，严重影响患儿的视觉发育，出生后需要及时就诊，早期手术，使固视反射正常建立。

【处理原则】

（1）早期诊断，早期治疗。

（2）根据白内障的类型选择手术的时间。双眼完全性白内障：应在出生后1～2周手术，最迟不可超过6个月。另一眼应在第一眼手术后48小时或更短的时间内手术。双眼不完全性白内障：若双眼视力0.1或低于0.1，不能窥见眼底者，则应争取早日手术。若周边能窥见眼底者，则不急于手术。单眼完全性白内障：多认为单眼完全性白内障手术后不能恢复视力，因为30%～70%完全性单眼白内障并发有其他眼部异常（小眼球、眼球震颤、斜视以及某些眼底病），同时已有弱视存在。

参 考 文 献

［1］Vogt G, Puhó E, Czeizel AE. A population-based case-control study of isolated anophthalmia and microphthalmia[J]. Eur J Epidemiol, 2005, 20(11): 939–946.

［2］Nguyen TV, Pham VH, Abe K. Pathogenesis of Congenital Rubella Virus Infection in Human Fetuses: Viral Infection in the Ciliary Body Could Play an Important Role in Cataractogenesis[J]. EBioMedicine, 2014, 2(1): 59–63.

［3］何薇,张玉兰,吴菁.胎儿先天性白内障产前超声诊断及遗传咨询［J］.中国产前诊断杂志（电子版）,2014,6(4):52-54.

［4］李胜利.胎儿畸形产前超声诊断学［M］.北京：人民军医出版社,2004:421.

［5］黄丽卿.超声诊断胎儿先天性白内障2例［J］.中国医学影像技术,2011,27（2）:340-340.

［6］Santana A, Waiswol M. The genetic and molecular basis of congenital cataract[J]. Arquivos Brasileiros De Oftalmologia, 2011, 74(2): 136–142.

［7］赵堪兴.眼科学［M］.7版,北京：人民卫生出版社,2010.

第二节　小眼球及无眼球

【疾病概述】

先天性小眼球和无眼球是一类以眼球前后径小于正常范围或眶内眼组织完全缺失为特征的先天性发育异常性眼科疾病,常伴有其他眼部病变。

小眼球(microphthalmia)指眼眶直径<正常值第5百分位数。真性小眼球与胚胎发育异常有关,是指胚裂闭合后,眼球发育停滞、眼球体积较正常者小而无其他先天畸形的一类少见的先天性异常。临床表现主要有3个特征:眼球小、高度远视或伴有黄斑变性及晚期出现青光眼。单眼发病者伴有同侧面部发育不良,甚至同侧躯体也发育不良。双侧发病可表现身体短小,形成全身侏儒的一部分。临床特征为:眼球小、屈光不正、青光眼。并发症包括视网膜囊肿或黄斑异常、斜视及眼球震颤等。

无眼球(anophthalmia)是指视泡形成失败,造成无眼球、无视神经、无视神经交叉、无视神经束,可由小眼球发育而来,也可与之无关。超声诊断无眼球敏感率低,一般轻易不下诊断,在Goldenhar-Gorlin综合征(下颌面部发育不良-眼球上皮样囊肿综合征)时,可见一侧眼球完全缺失,同侧耳朵形态及位置异常。

【诊断依据】

超声诊断要点:B超观察眼眶大小,内部回声,有无晶状体等眼内结构存在。小眼球及无眼球超声图上显示眼球明显小于正常或未见眼球,眼睑闭锁,眼区下陷(图10-2-1 ～图10-2-3)。

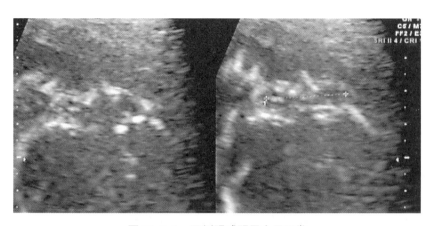

图10-2-1　双侧眼球明显小于正常

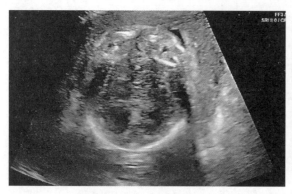

图10-2-2 未见明显眼球

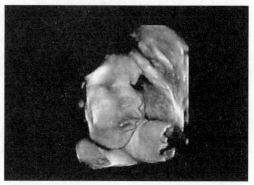

图10-2-3 双侧眼球明显凹陷

【咨询要点】

（1）多数先天性小眼球伴有眼部其他畸形,如前节发育不全、先天性白内障、脉络膜视网膜缺损、视网膜发育不良、视神经缺损等。患者视力通常较差,在遗传性眼部病变致盲的病例中,先天性小眼球居首位。单纯性小眼球(眼球体积小,无其他显著畸形者)比较少见。

（2）13三体综合征、Pierre Robin综合征等染色体异常或遗传综合征常见先天性小眼球,孕期应进行染色体检查。如染色体异常或合并其他严重畸形者应终止妊娠。

（3）先天性感染、胎儿酒精综合征等也是小眼球的致病原因,孕期可行相关检查。

【处理原则】

（1）无论是双侧小眼球或无眼球,出生后都极有可能失明,治疗效果不理想。但如不经干预,随着出生后眶面部的继续发育,可能影响颅面其他诸骨,严重者导致半面萎缩综合征。

（2）真性小眼球可导致青光眼,治疗效果很差,是一种具有潜在破坏性的眼病,处理不当可以致盲。

参 考 文 献

[1] Burns NS, Iyer RS, Robinson AJ, et al. Diagnostic imaging of fetal and pediatric orbital abnormalities[J]. Am J Roentgenol, 2013, 201(6): 797–808.

[2] Llorente-González S, Peralta-Calvo J, Abelairas-Gómez JM. Congenital anophthalmia and microphthalmia: epidemiology and orbitofacial rehabilitation[J]. Clin Ophthalmol, 2011, 5(13): 1759–1765.

[3] Ragge NK, Subak-Sharpe ID, Collin JR. A practical guide to the management of anophthalmia and microphthalmia[J]. Eye, 2007, 21(10): 1290–1300.

[4] Warburg M. Classification of microphthalmos and coloboma[J]. J Med Genet, 1993, 30: 664–669.

第三节 鼻异常

【疾病概述】

鼻骨异常主要分为：鼻骨缺失、鼻骨短小、鼻梁扁平（鞍鼻）、鼻裂、无鼻（arhinia）、喙鼻（proboscis）等。胎儿鼻骨缺失是指在进行超声检查时，在面部额状切面、水平切面和矢状切面的超声回音成像未呈现胎儿的面部鼻骨。鼻骨短小一般认为鼻骨长度<第5百分位数（0.25～0.35 mm），也有学者认为当鼻骨<3 mm则鼻骨短小。鞍鼻鼻梁比正常高度低，鼻背呈不同程度凹陷。

胎儿鼻骨于胚胎第6周开始发育，随着孕周增加而增长，孕期11周后超声即可显示胎儿鼻骨。鼻骨为两块长形的骨结构，大小及形态因人而异（图10-3-1）。

鼻骨的正常发育依赖于其具有分化功能的间充质细胞的基质成分。染色体异常胎儿的间充质细胞基质成分发生改变，进而影响鼻骨骨化的过程，导致鼻骨缺失、鼻骨短小、鼻骨骨化差或鼻骨非对称性发育不良。鼻骨缺失或鼻骨发育不良是多种遗传综合征（如21三体综合征、13三体综合征、阿佩尔综合征和德朗热综合征）以及环境致畸病变等的异常表现之一。

【诊断依据】

超声诊断要点：鼻骨缺失在超声胎儿正中矢状切未见鼻骨回声，但可见鼻尖皮肤及软骨（图10-3-2）；鼻骨短小为鼻骨长度小于同孕周正常值第2.5百分位数（图10-3-3）；鼻梁扁平为鼻骨发育平坦或下陷形成鞍鼻，鼻骨与额骨延长线的夹角小于正常（图10-3-4）；鼻裂为冠状切鼻尖凹陷，鼻根宽大，眼间距增宽；无鼻为声像图上无鼻回声（图10-3-5）；喙鼻多在眼球水平上方，无鼻骨或鼻尖显示。其他少见的鼻异常有鼻畸胎瘤和Johanson-Blizzard综合征，后者表现为无鼻翼、胰管缺陷、皮肤缺损和直肠异常。

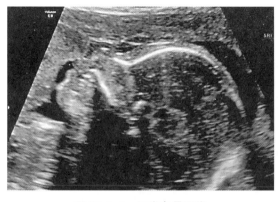

图10-3-1 正常鼻骨图像

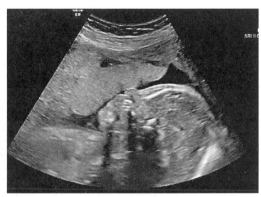

图10-3-2 鼻骨缺失

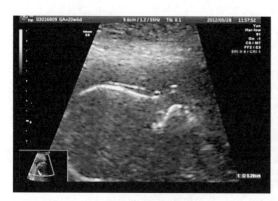

图 10-3-3　鼻骨短小

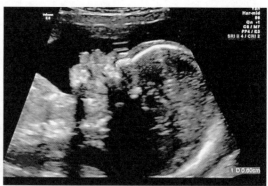

图 10-3-4　鼻梁平坦

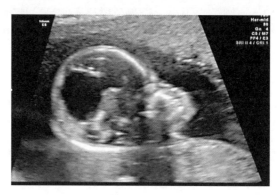

图 10-3-5　无鼻

【咨询要点】

（1）一旦超声发现胎儿鼻骨异常，应建议进行染色体核型鉴定和基因芯片检查。无鼻骨或鼻骨短小是胎儿染色体疾病尤其是非整倍染色体异常的标志，如21三体综合征；无鼻或喙鼻多与全前脑畸形有关，常常合并眶间距过窄及独眼。

（2）鼻骨扁平罕见，为鼻翼塌陷，如果合并气道异常，将影响出生后呼吸。出生后转儿科医院进一步诊治。

【处理原则】

一旦中期妊娠确诊胎儿鼻骨异常合并胎儿非整倍体或遗传综合征（如21三体综合征、13三体综合征、Johanson-Blizzard综合征等），建议优生引产。

参 考 文 献

［1］ Sonek J, Croom C. Second trimester ultrasound markers of fetal aneuploidy[J]. Clin Obstet Gynecol, 2014, 57(1): 159–181.

［2］ Cicero S, Curcio P, Papageorghiou A, et al. Absence of nasal bone in fetuses with trisomy 21 at 11–14 weeks of gestation: an observational study[J]. Lancet, 2001, 358(9294): 1665-1667.

［3］Viora E, Errante G, Sciarrone A, et al. Fetal nasal bone and trisomy 21 in the second trimester[J]. Prenat Diagn, 2005, 25(6): 511-515.

［4］Kagan KO, Cicero S, Staboulidou I, et al. Fetal nasal bone in screening for trisomies 21, 18 and 13 and Turner syndrome at 11-13 weeks of gestation[J]. Ultrasound Obstet Gynecol, 2009, 33(3): 259-264.

［5］谢红宁,朱云晓,李丽娟.胎儿鼻骨超声测量对染色体异常的诊断价值［J］.中华围产医学杂志,2006,9(2): 89-92.

［6］关云平,周卫卫,冯晓静.超声检测中晚期妊娠胎儿鼻骨异常的染色体分析［J］.中国实用妇科与产科杂志, 2008,24(11):859-860.

［7］严英榴,杨秀雄.产前超声诊断学［M］.2版.北京:人民卫生出版社,2012:238.

［8］陈琮瑛,李胜利,文华轩,等.胎儿鼻骨超声检查对唐氏综合征产前筛查的价值［J/CD］.中华医学超声杂志 (电子版),2010;(11):50-53.

［9］Viora E, Errante G, Sciarrone A, et al. Fetal nasal bone and trisomy 21 in the second trimester[J]. Prenat Diagn, 2005, 25(6): 511-515.

第四节　眶间距异常

【疾病概述】

眼间距异常属颅面畸形,包括眶间距过窄(hypotelorism)和眶间距过宽(hypertelorism)。 胚胎时期胎儿双眼从胎头面部两侧向中央靠拢,随着脑的发育和颜面的形成,双眼逐渐靠近 并转向前方。由于各种原因造成此过程受阻,形成眼间距异常。

眶间距过窄指眼内眶间距小于正常值的第5百分位数,或者内眶间距小于外眶间距的 1/3,是少见的产前畸形,常合并全前脑畸形。主要表现为眼眶间距靠近,病因包括:① 全前 脑;② 染色体异常:13三体综合征,其他染色体缺失或易位;③ 其他:三角头畸形、小头畸 形、Meckel-Gruber综合征等。

眼间距过宽指眼眶间骨性距离过大,大于正常值的第95百分位数,或者内眶间距大于 外眶间距的1/3。常伴随视神经夹角变大,可导致两眼协同视物能力丧失,另外,鼻部支架 结构以及鼻翼软骨的发育不良,可呈现双重鼻中隔、双鼻尖等症状。眶间距过宽的病因有: ① 前额部脑膨出,脑组织脑膜脑脊液等突出于缺损的额骨、筛骨、蝶骨之外,使眼球向下、向 外移动;② 染色体异常:Turner综合征等;③ 中线面裂综合征;眼距宽,鼻裂,严重者前额 下方无鼻骨显示,眼球位于头部两侧,鼻孔裂开,唇裂,前颌骨有一宽大的口鼻通道。轻微 中线面裂综合征者表现为眼眶距宽,鼻根宽大,上唇正常。80%智力正常,10% ～ 12%智力 临界,10%严重智力障碍;④ 遗传综合征:如Alpert综合征、Noonan综合征等;⑤ 胼胝体 缺失。

【诊断依据】

1. 眶间距过窄　眼眶为两个大小相等对称圆形无回声结构,眼眶间距随孕周增加。超声通常测量内眶间距,小于正常值第5百分位数可诊断,或者内眶间距小于外眶间距的1/3(图10-4-1)。

2. 眶间距过宽　眶间距异常增宽,大于正常值第95百分位数,或者内眶间距大于外眶间距的1/3(图10-4-2)。

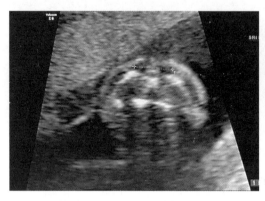
图10-4-1　眼眶距过窄伴小眼球

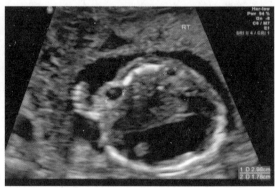
图10-4-2　眼眶距过宽伴眼球发育不良

【咨询要点】

(1)染色体异常或遗传综合征不能除外,建议行胎儿染色体检查和基因芯片检测。

(2)可行MRI进一步检查。

【处理原则】

(1)妊娠中期确诊是染色体疾病或遗传综合征引起的眼眶距异常,可优生引产。

(2)出生后眼科进一步诊治。单纯眶间距过宽无须产科处理。影响美观者可手术矫正,在4～6岁时进行手术为最佳时机。因为过早手术,婴儿小,麻醉、截骨和骨固定都有一定的危险性,眶下缘的截骨可能会损伤高位的上颌窦,影响牙胚和颅面部骨骼的正常发育,并且4岁时通过手术矫正畸形可有助于学龄前儿童的心理改善。

参 考 文 献

[1] Koca TT. Apert syndrome: a case report and review of the literature[J]. North Clin Istanb, 2016, 3(2): 135-139.

[2] Van Trier DC, Vos AM, Draaijer RW et al. Ocular manifestations of noonan syndrome: a prospective clinical and genetic study of 25 patients[J]. Ophthalmology, 2016, 123(10): 2137-2146.

[3] Mohamed S, Ibrahim F, Kamil K, et al. Meckel-Gruber syndrome: antenatal diagnosis and ethical perspectives[J]. Sudan J Paediatr, 2012, 12(2): 70-72.

[4] 严英榴,杨秀雄.产前超声诊断学[M].2版.北京:人民卫生出版社,2012:237.

[5] 张涤生.眶距增宽症的外科治疗[J].中华外科杂志,1983,21(1):32-36.

[6] Tessier P. Causes and mechanisms of Orbital hypertelorism[J]. J Craniofac Surg, 1976, 12: 255-267.

[7] 穆雄铮,冯胜之,张涤生,等.眶距增宽症治疗总结(64例分析)[J].口腔颌面外科杂志,2001,11(3):192-194.

第五节　面　部　肿　块

【疾病概述】

面部肿块主要包括鼻泪管囊肿、视网膜母细胞瘤、口腔畸胎瘤、血管瘤及腮腺肿瘤等。

(1)鼻泪管囊肿属于泪管良性囊肿,又称泪囊突出。由于鼻泪管远端先天性膜性闭锁及近端功能性闭锁而致,不导致眼球移位,妊娠30周后超声难以观察到鼻泪管囊肿。

(2)视网膜母细胞瘤是视网膜神经上皮细胞恶性肿瘤,发病率1/34 000~1/15 000,散发性占60%。遗传性占40%,如果羊膜腔穿刺可发现13号染色体长臂缺失。

(3)口腔畸胎瘤病因不明确,大部分起源于蝶骨,向口腔、鼻腔或颅内生长,大者可阻塞气道。

(4)血管瘤好发于面颊部,大小不一。

(5)腮腺肿瘤发生于两侧腮腺,单侧为多,其中又以腮腺血管瘤居多。

【诊断依据】

(1)胎儿鼻泪管囊肿主要为眼眶内下方呈类圆形无回声区,内径<10 mm,边界清晰,壁较光滑,内透声好(图10-5-1)。

(2)视网膜母细胞瘤呈不均质实质回声,向颅内或眼眶外生长,眼眶内可见实质占位回声,大者引起周围器官受压移位变形。

(3)口腔畸胎瘤为囊实混合性,形态不规则,呈分叶状,内部回声不一。矢状切面胎头仰伸,胎儿口部张开,肿块与胎头运动方向一致,常合并羊水过多。

(4)血管瘤大多为高回声肿块,内部可见彩色低阻血流信号。

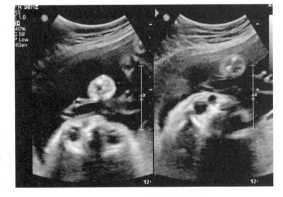

图10-5-1　鼻泪管囊肿

(5)腮腺肿瘤为涎腺肿瘤最常见的一种,其中血管瘤及淋巴管瘤占大多数。声像图以胎儿面部侧方混合回声或无回声包块(图10-5-2),有时与口腔畸胎瘤难以鉴别。

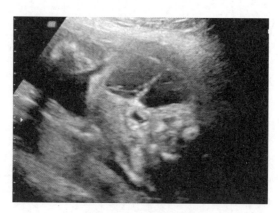

图10-5-2　腮腺肿块

【咨询要点】

（1）鼻泪管囊肿多无临床意义，1岁内自愈率较高，预后良好。大的鼻泪管囊肿可阻塞呼吸道，出生后要注意观察新生儿呼吸情况，一旦出现症状，尽早手术。

（2）胎儿期视网膜母细胞瘤极其罕见，需要与血管瘤及畸胎瘤鉴别。视网膜母细胞瘤是儿童的遗传性眼内恶性肿瘤，影响患儿生命、视力、面部外形及心理发育。治疗原则和手术方式应根据疾病的分级和患儿全身情况而定。

（3）胎儿面部血管瘤多为良性肿瘤，预后较好，一部分可自愈。出生后可根据大小，具体部位决定手术或用药治疗方式。较大的血管瘤可在宫内引起胎儿血液动力学变化，导致胎儿水肿或心功能改变。

（4）胎儿腮腺肿瘤80%为良性，与口腔畸胎瘤在产前有时难以鉴别。

【处理原则】

（1）出生后可根据肿块的部位、大小和性质，决定是否需要手术及手术方式。

（2）无论内生型及外生型面部肿块，当其大小影响气道、食道，造成羊水过多，或者影响胎头娩出，都应在产前考虑妊娠的方式，告知家属新生儿缺氧概率高，应安排新生儿及儿科医生提前准备，进行产房内宫外治疗措施，必要时行气管切开手术。

参 考 文 献

［1］Gull I, Wolman I, Har-Toov J et al. Antenatal sonographic diagnosis of epignathus at 15 weeks of pregnancy[J]. Ultrasound Obstet Gynecol, 1999, 13(4): 271-273.

［2］欧阳春燕, 马晓燕, 肖珍, 等.胎儿鼻泪管囊肿产前超声诊断与临床转归［J］.中华临床医师杂志,2016,6（13）: 3738-3739.

［3］王小军,刘国华,张京京.先天性鼻泪管阻塞的发生和转归特点［J］.中国斜视与小儿眼科杂志,2003,11(2): 83-85.

［4］田汝银,张国明,谭文静.胎儿期视网膜母细胞瘤一例［J］.中华眼底病杂志,2014,30(6): 627.

［5］江楠,卫建辉.胎儿颜面部血管瘤超声表现1例［J］.中国超声医学杂志,2011,27(8): 719.

［6］李锐锋.胎儿头颈部血管瘤产前超声表现及临床结局的研究［J］.中外医学研究,2014,12(16): 66-67.

第六节　唇裂及腭裂

【疾病概述】

唇裂（cleft lip）指口唇存在裂缺，腭裂（cleft palate）指上腭存在裂缺，均是颜面部最常见的畸形。下唇裂极少见，因为上唇在胚胎发生时的融合时间晚于下唇，且其融合较下唇更复杂。

病因与遗传或环境因素、药物作用有关，也有一部分病因不明。环境危险因素包括产前辐射暴露、病毒感染、代谢异常和致畸化合物。可以是单纯性的唇腭裂，也可以出现在一些遗传综合征中。唇腭裂可分为单纯性、双侧性及中央性。根据病变累及程度又分为单纯唇裂，唇裂合并腭裂以及单纯腭裂。单纯腭裂超声很难诊断。

唇裂常可合并腭裂，唇腭裂的发病率一般在1/1 000～1/500，男性多于女性。父亲唇腭裂，子代为唇腭裂的占17%左右。有些畸形综合征如羊膜束带综合征也可造成唇裂，其裂口往往较大且不规则，还可合并面裂、颅裂、腹裂、四肢及指趾束带环、截肢（指趾）。中央性唇腭裂合并染色体异常的概率高达52%。超过100种遗传综合征合并唇裂和（或）腭裂。Van der Woude综合征是最常见的由单基因突变（IRF-6基因导致的孤立性唇腭裂病变），发生率为1/100 000～1/35 000，其中下唇唇坑的发生率为86%（伴或不伴有唇腭裂）。

【诊断依据】

1. 超声诊断依据　经阴道超声检查最早在孕14周就可做出唇裂诊断。通常取面部冠状切面，显示鼻和唇的结构（图10-6-1）。声像图可清晰显示一侧或双侧唇裂（图10-6-2、图10-6-3）。一侧唇裂时，超声可显示病变侧上唇连续线中断，鼻歪向病侧，并可见鼻孔与唇裂处相通。当发生双侧唇腭裂时，声像图上可见上唇左、右裂开，上唇中央部连同前方上牙槽悬挂于两鼻孔之间并向前突出。双侧唇裂可为对称性或不对称性。中央性唇裂是指

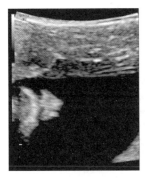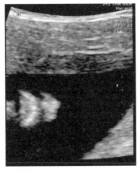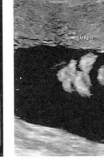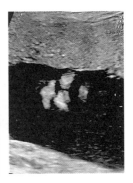

图10-6-1　正常口唇　　　　　　　　图10-6-2　单侧唇裂

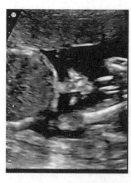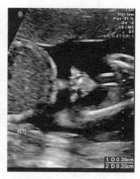

图10-6-3 双侧唇裂

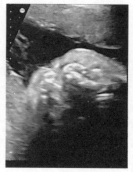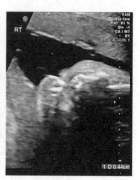

图10-6-4 单侧唇裂伴腭裂

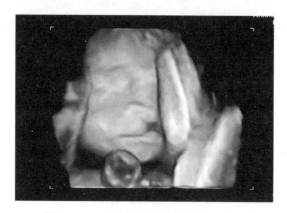

图10-6-5 单侧唇裂伴腭裂的三维图像

上唇中线裂缺,较小见。这种唇裂缺损范围往往较大,也常合并鼻异常,如无鼻或鼻裂。单纯性腭裂不易诊断,尤其是那些不完全性腭裂。唇裂合并腭裂时往往伴有上牙槽裂开,并继续向上延伸至腭裂。在横切面上,超声显示上唇及上牙槽裂口,裂口起自唇裂处,向内上往上牙槽延伸直至上腭(图10-6-4)。由于二维超声检查唇腭裂对操作者的技术及胎儿体位要求较高,文献报道低危人群检出率9%～100%不等,提高操作者的扫查技能及增加扫查时间细致扫查有助于提高检出率。高危人群进行三维超声成像唇裂检出率达100%,唇裂合并腭裂检出率86%～90%,单纯腭裂检出率0～89%(图10-6-5)。

2. MRI诊断依据

(1)唇裂:上唇连续性中断(图10-6-6)。唇腭裂:上唇连续性中断、上颌骨牙槽连续性中断(图10-6-7)。

(2)单纯唇裂预后较唇腭裂好。

(3)横断面及冠状面显示唇腭裂较好,T2WI可见羊水信号凹入唇部及唇腭部。

【咨询要点】

(1)告知胎儿染色体异常或遗传综合征不能除外,建议行胎儿染色体及基因芯片检查。

(2)告知出生后唇腭裂可能会造成吸吮、吞咽、呼吸、语言、听力等生理功能障碍及外貌缺陷,需要分期手术和综合康复治疗,告知相关预后。

【处理原则】

(1)胎儿染色体异常者,孕中期可选择优生引产。

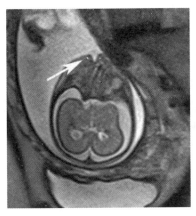

图10-6-6 唇裂

横断面T2WI可见上唇连续性中断,见
高信号羊水凹入(白箭)

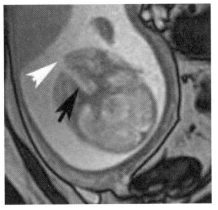

图10-6-7 唇腭裂

横断面T2WI可见上唇(白箭)、上颌骨牙槽
连续性中断(黑箭),高信号羊水凹入

（2）出生后需进行唇腭裂修补术,包括整形、正畸以及改善语音和听力的手术治疗。目前多数学者认为唇裂可在出生后3～6个月进行修补,腭裂可在出生后1～2岁修补。手术方案个体化,即使是术后,患唇裂或腭裂的儿童仍可能存在其他问题,包括牙齿缺少、过多或不整齐、言语困难、耳部感染和听力损失等。

参 考 文 献

［1］James JN, Schlieder DW. Prenatal Counseling, Ultrasound Diagnosis, and the Role of Maternal-Fetal Medicine of the Cleft Lip and Palate Patient[J]. Oral Maxillofac Surg Clin North Am, 2016, 28(2): 145-151.

［2］李胜利,欧阳淑媛.胎儿颜面部的产前超声研究［J］.中华超声影像学杂志,2003,1（6）: 355-358.

［3］李胜利,陈琼瑛,刘菊玲,等.胎儿颜面部超声解剖成像研究［J］.临床超声医学杂志,2003,5（6）: 321-326.

［4］李胜利.胎儿畸形产前超声诊断学［M］.北京:人民军医出版社,2004:445-454.

［5］荆春丽,丁伟,孙寒冰,等.超声在中孕期筛查胎儿唇裂及唇腭裂的价值［J］.中华超声医学杂志(电子版), 2013,10（4）: 286-291.

［6］严英榴,杨秀雄.产前超声诊断学［M］.2版.北京:人民卫生出版社,2012:241-242.

第七节 下颌骨异常

【疾病概述】

胎儿下颌畸形是一组以下颌短小（micrognathia）、后缩为主要表现的颜面部畸形。可以是单纯异常,也可以是染色体异常、各种遗传综合征（如Pierre-Robin综合征、Marshall综合征、Stickler综合征、腭-心-面综合征、Treacher-Collins综合征、胎儿酒精综合征)以及骨骼系统异常的表现之一。发病机制不明,可能与鳃弓发育过程中的血管损伤有关。

下颌骨畸形按Pruzansky分类为3型:Ⅰ型,特征为下颌支轻度发育不全伴有轻微下颌体畸形。Ⅱ型,特征为下颌骨髁突和下颌支短小,髁状突平坦,下颌窝发育不全或缺如,以及颞下面部低平。Ⅲ型,特征为无颞下颌关节,下颌支可能表现为薄层骨质或者完全缺如。

以Pierre-Robin综合征为例,临床表现为小下颌、舌后坠、腭裂、弓状腭等。舌体易于向后脱垂,可导致危及生命的气道梗阻。呼吸功能损害可导致缺氧、心肺骤停、肺动脉高压和发育不良。多数病例存在喂养问题。大多数病例3～12月龄面部快速发育可使气道问题缓解。死亡率通常与气道损害相关,并且在早产儿中死亡率更高。足月儿死亡率为1.7%～11.3%,合并其他异常时,死亡率可增至26%。另外,无下颌并耳畸形是一种罕见、复杂的先天性颜面部畸形,以下颌骨发育不良或缺失、小口和(或)无舌,耳位中线下移为特征。发病率低,预后很差。

【临床诊断依据】

对于严重的小下颌畸形,超声能明确的给予诊断,超声观察胎儿面部矢状面可见下

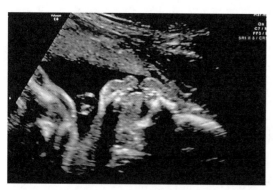

颌骨非常短小、下颌骨极度内收(图10-7-1～图10-7-3)。对于轻微的小下颌畸形,下颌骨长度明显小于双顶径的一半可以确定下颌骨短小。利用三维超声能够更加形象明确地显示小下颌,在鼻根部垂直前额做一直线,此线为参考线,在下颌最突点与最突的上或下唇之间连一条线,测量两条线之间的夹角,小于49.9°为小下颌畸形。

图10-7-1 正常下颌骨

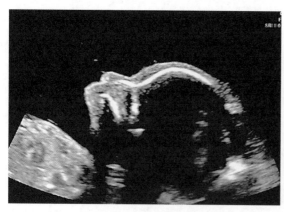

图10-7-2 小下颌

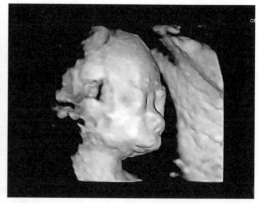

图10-7-3 小下颌三维图像

【咨询要点】

（1）小颌畸形常常是其他综合征、染色体和骨骼异常中的畸形表现之一。建议孕期行胎儿染色体检查和相关基因芯片检查。

（2）分娩后转儿科进一步诊治。

【处理原则】

单纯小下颌无须产科处理。严重小下颌，由于舌头在过小的口腔内容易造成气道梗阻，是新生儿急重症之一。如果产前能够确诊，分娩时儿科医生应该在产房内，准备气管插管，为抢救生命争取时间。

参 考 文 献

［1］DaValle B, Nagel E, Gonzalez S, et al. Ex utero intrapartum treatment of fetal micrognathia[J]. Mil Med 2014, 179(6): 705-711.

［2］陈琮瑛、李胜利、欧阳淑媛，等.胎儿小下颌畸形产前超声诊断［J］.中华超声影像学杂志，2004，13（12）：919-992.

［3］杨姝、蔡爱璐、辛忠秋，等.三维超声诊断胎儿小下颌畸形的价值［J］.中国影像技术，2011，27（11）：2274-2277.

［4］杨姝、蔡爱露、辛忠秋，等.胎儿颜面部角度三维超声测量在诊断小下颌畸形中的应用［J］.中国超声医学杂志，2012，28（8）：751-753.

［5］谢俊玲、顾依群、汪颖南，等.无下颌并耳畸形二例尸体解剖分析［J］.中华病理学杂志，2015，44（7）：515-517.

［6］Evans KN, Sie KC, Hopper RA, et al. Robin sequence: from diagnosis to development of an effective management plan. Pediatrics, 2011, 127: 936.

第八节 舌 异 常

【疾病概述】

巨舌症（macroglossia）是指由于舌组织增生和水肿引起的舌体肿大。巨舌症可因各种不同原因所致，包括血管瘤、淋巴管瘤、神经纤维瘤、甲状腺功能低下、血管神经性水肿、淀粉样变等。

先天性巨舌症常发生于糖尿病母亲的胎儿，也常与Beckwith-Wiedemann综合征（脐膨出-巨舌-巨体综合征）、21三体综合征及先天性甲状腺功能减退等有关。由于增大的舌常伸于口外，影响胎儿吞咽功能，导致宫内羊水过多。

【诊断依据】

正常胎舌为口腔内中等偏低回声，随吞咽运动而前后运动（图10-8-1）。巨舌症时胎儿口腔内可见一巨大舌状结构,呈等回声,持续露于口唇外,无法回纳。

超声医师检查中若发现胎儿舌头伸于口外时,应仔细检查胎儿口腔,以确定是舌头本身增大还是口腔肿瘤挤压所致舌头外伸。一旦巨舌症确诊,应该仔细检查胎儿是否合并其他畸形,如Beckwith-Wiedemann综合征,常常合并脐膨出、巨大儿、羊水过多等。鉴别诊断:①血管瘤:通常位于皮下软组织中,也可发生于舌部;②畸胎瘤:发生于咽喉部的畸胎瘤可致气道梗阻。

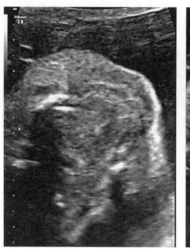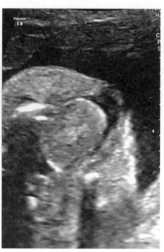

图10-8-1 正常舌

【咨询要点】

(1)一旦巨舌症确诊,应该仔细检查胎儿是否合并其他畸形,如Beckwith-Wiedemann综合征,常常合并脐膨出、巨大儿、羊水过多等。

(2)建议行胎儿染色体检查。

(3)孕期主要筛查糖尿病和甲状腺功能,对症治疗。

【处理原则】

应明确引起巨舌的原因。病因能纠正者,巨舌能相应地消失。病因不能除去者,巨舌恢复较为困难。有些巨舌如血管瘤、淋巴管瘤、神经纤维瘤等引起的巨舌,可以通过外科手术治疗。

参 考 文 献

[1] Le Vaillant C, Beneteau C, Chan-Leconte N, et al. Beckwith-Wiedemann syndrome: What do you search in prenatal diagnosis? About 14 cases[J]. Gynecol Obstet Fertil, 2015, 43(11): 705-711.

[2] Kagan KO, Berg C, Dufke A, et al. A Novel fetal and maternal sonographic findings in confirmed cases of Beckwith-Wiedemann syndrome[J]. Prenat Diagn, 2015, 35(4): 394-399.

[3] Williams DH, Gauthier DW, Maizels M. Prenatal diagnosis of Beckwith-Wiedemann syndrome[J]. Prenat Diagn, 2005, 25(10): 879-884.

[4] 万仪芳,洪向丽.超声诊断胎儿巨舌症1例[J].中华超声影像学杂志,2007,16(7):776.

[5] 李金波,庄海珊.超声诊断胎儿巨舌症1例[J].中国超声医学杂志,2009,25(6): 591.

第九节　耳 廓 异 常

【疾病概述】

耳廓畸形的种类繁多,主要包括:① 无耳(anotia):这种畸形相对少见,一侧或双侧外耳及外耳道不能显示,常伴有外耳道和中耳的畸形;② 小耳(Microtia):正常耳形态消失,代之以异常的软组织回声。如颅面狭小症患者的耳朵、下颌骨及上颌骨短小;③ 低位耳(low-set ear):外耳下移。

耳的形成涉及外胚层、内胚层和中胚层的融合。形成过程中的缺陷可能导致多种功能障碍或结构畸形。耳廓畸形有先天性也有后天性的,其中先天性原因引起的往往不单纯是耳廓的畸形,还伴有外耳道、中耳及其他结构的异常。

先天性小耳畸形是由于胚胎时期第一、二鳃弓及其第一鳃沟的发育异常引起的外、中耳畸形,多伴发其他畸形,以综合征形式出现。

【诊断依据】

超声诊断依据:当胎儿枕前位或枕后位时,胎头横切面检查容易发现双侧耳廓是否存在,矢状切面可以更仔细观察到耳朵的位置及外形轮廓(图10-9-1)。当胎头横切面无法同时显示双耳时,或者双耳大小异常或者位置偏低时,应警惕耳朵异常(图10-9-2)。

胎儿耳部不是中孕期筛查的常规项目,是由于胎儿体位关系,双耳结构不易观察,文献报道超声探查到双耳的最适宜阶段为孕20 ～ 23周,其次为16 ～ 20周,随着孕周的增加,胎位相对固定,胎儿耳朵常常不能完整显示,耳部异常易被忽略,利用三维超声能提高耳朵的显示率。如果已经发现胎儿有小眼球,单侧鼻部发育不良,可利用磁共振来辅助超声对患侧

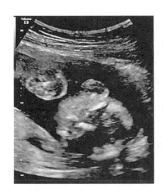
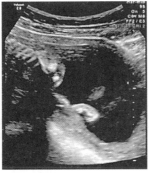

图10-9-1　正常耳朵

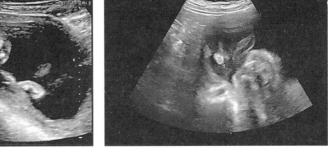

图10-9-2　小耳

耳部情况的诊断。许多产后双耳异常者常合并各种综合征，产前报道耳朵异常的文献较少，近几年已有学者报道利用超声探查胎儿鼓环的结构来排除耳道畸形。

【咨询要点】

（1）小耳及无耳异常多与非整倍体染色体异常有关，一旦发现耳部形态及位置异常，建议孕妇行染色体检查，并行相关遗传综合征基因筛查。

（2）可行胎儿MRI进一步检查。

（3）如果单纯耳廓形态异常，出生后可外科进一步纠正整形。

【处理原则】

耳廓畸形可采用手术方法进行治疗，如果是双侧小耳或无耳，伴有外耳道及中耳畸形、听力障碍者，需手术重建外耳道和处理中耳畸形，恢复听力。

参 考 文 献

［1］金蕾,张天宇.先天性小耳畸形的遗传学研究［J］.国际耳鼻咽喉头颈外科杂志,2009,33(4):217-218.

［2］Chen CP, Chang TY, Wang LK, et al. 22q13 deletion syndrome in a fetus associated with microtia, hemivertebrae, and congenital heart defects on prenatal ultrasound[J]. Taiwan J Obstet Gynecol,2016, 55(3): 455-456.

［3］Leibovitz Z, Egenburg S, Bronshtein M, et al. Sonographic imaging of fetal tympanic rings[J]. Ultrasound Obstet Gynecol,2013, 42(5): 536-544.

［4］Shih JC, Shyu MK, Lee CN, et al. Antenatal depiction of the fetal ear with three-dimensional ultrasonography[J]. Obstet Gynecol, 1998, 91(4): 500-505.

［5］Hattori Y, Tanaka M, Matsumoto T, et al. Prenatal diagnosis of hemifacial microsomia by magnetic resonance imaging[J]. J Perinat Med,2005, 33(1): 69-71.

第十节　颈 部 异 常

【疾病概述】

胎儿颈部异常主要包括胎儿颈部水囊状淋巴管瘤、头面部畸胎瘤、血管瘤以及其他一些较罕见的肿块，如脂肪瘤、头面部囊肿等。颈部水囊状淋巴管瘤（nuchal cystic hygroma, NCH）又叫做颈部淋巴水囊肿，是胎儿颈部最常见的病变。

NCH为颈部淋巴囊与颈静脉之间的连接发生障碍，淋巴液不能回流，在局部聚集扩张，形成囊肿。往往位于颈部两侧，分隔较厚。NCH常合并染色体异常、先天性综合征及其他胎儿畸形。无分隔的NCH中常见染色体异常为18三体综合征及21三体综合征，有分隔的

NCH中常见异常为Turner综合征。正常核型仅见于22%～32%病例,即使正常核型也常发生全身非免疫性水肿,预后极差。仅9%核型正常的胎儿最终发展为健康新生儿。

畸胎瘤在胎儿头面颈部的发生率要远远低于骶尾部,主要发生部位为眼眶周围、口腔、鼻部、颈部等。颈部畸胎瘤、血管瘤及甲状腺肿均为颈部较少见肿块。前两者可以发生在颈部任何部位,甲状腺肿发生在颈前区。

【诊断依据】

1. **超声诊断依据**　明显的头面颈部肿块一般在妊娠早期通过产前超声检查可以早期诊断。声像图上颈部水囊瘤表现为颈部两侧或围绕颈枕部的囊性包块,边界清晰,内部有或无分隔,囊内可见细条状光带(图10-10-1)。超声影像学诊断依据:NCH分为有分隔型和无分隔型两种。有分隔水囊瘤表现为多房性囊块,内见菲薄分隔状强回声带,形态不规则、不对称。无分隔水囊瘤主要表现为单房囊性包块,多位于颈部两侧,体积较小,易漏诊。NCH常伴有胎儿"外套样"水肿,部分胎儿伴有胸水、腹水和心包积液等。

颈部畸胎瘤大小不一,内部回声不均,内常见钙化回声。颈部血管瘤多为均质肿块,彩色多普勒超声科检测到内部血流信号(图10-10-2、图10-10-3)。甲状腺肿为双侧均质对称实质肿块,将颈部血管推向外侧。

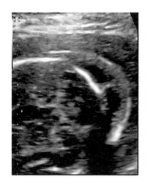 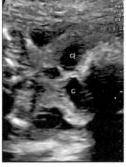 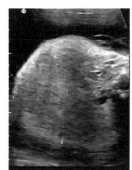 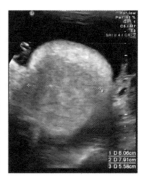

图10-10-1　颈部水囊瘤　　　　　　　　　　图10-10-2　颈部血管瘤

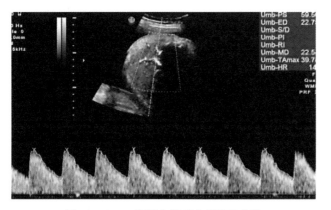

图10-10-3　颈部血管瘤内部彩色血流

2. MRI诊断依据　颈部皮下见多房囊状占位,T2WI呈高信号,T1WI呈低信号(图10-10-4)。

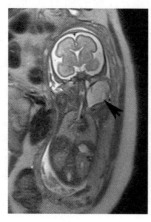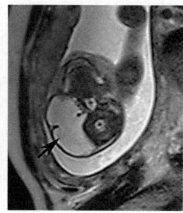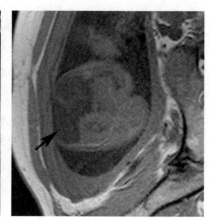

图10-10-4　颈部水囊瘤

颈部皮下见多房囊状占位,T2WI呈高信号,T1WI呈低信号(黑箭)

【咨询要点】

(1)建议行胎儿染色体核型鉴定。孕中期以前发现染色体异常和其他胎儿畸形者可行优生引产终止妊娠。

(2)孕早期发现NCH,染色体正常,选择继续妊娠者,建议每4周复查一次超声,妊娠20周前NCH自发消退,且核型正常者结局良好。

(3)建议胎儿MRI检查。

(4)出生后转儿科进一步诊治。

【处理原则】

(1)单纯性NCH体积较大时为避免新生儿窒息,需在有NICU及新生儿外科抢救设备的机构分娩,分娩同时行EXIT(ex utero intrapartum treatment),建立新生儿通畅气道,提高新生儿救治成功率。

(2)颈部淋巴管瘤是良性病变,通过手术治疗多数预后良好。部分手术困难者,行硬化剂注射治疗,10%复发。淋巴管瘤累及面神经的患儿手术可能损伤重要神经、血管,造成面瘫。少数患儿肿瘤压迫引起气管软化,瘤体切除后仍需要呼吸机辅助通气。

(3)其他类型的颈部肿块,多数为良性肿瘤,但是一旦压迫气管,都可造成新生儿急性缺氧、呼吸窘迫和呼吸衰竭,多数新生儿在出生后依赖气管插管的呼吸支持。在呼吸支持治疗状态下,颈部占位患儿可顺利接受手术治疗,且多数预后良好。

参 考 文 献

［ 1 ］Gedikbasi A, Gul A, Sargin A, et al. Cystic hygroma and lymphangioma: associated findings, perinatal outcome and prognostic factors in live-born infants[J]. Arch Gynecol Obstet, 2007, 276(5): 491−498.

［ 2 ］Chen M, Chen CP, Shih JC, et al. Antenatal treatment of chylothorax and cystic hygroma with OK−432 in nonimmune hydrops fetals[J]. Fetal Diagn Ther, 2005, 20(4): 309−315.

［ 3 ］Sichel JY, Udassin R, Gozal D, et al. OK−432 therapy for cervical lymphangioma[J]. Laryngoscopr, 2004, 114(10): 1805−1809.

［ 4 ］Uba AF, Chirdan LB. Management of cystic lymphangioma in children: experience in Jos, Nigeria[J]. Pediatr Surg Int, 2006, 22(4): 353−356.

［ 5 ］严英榴,杨秀雄.产前超声诊断学［M］.2版.北京：人民卫生出版社,2012：244−247.

第十一章
TORCH 感染

朱铭伟　张　斌

　　TORCH是新生儿/围生医学领域对弓形体（toxoplasmosis, Tox）、其他病原体（others）、风疹（rubella, Rub）、巨细胞病毒（cytomegalovirus, CMV）、单纯疱疹病毒（herpes simplex virus, HSV）5种可导致宫内或产程中胎儿和新生儿出现有相似表现的获得性感染的英文首字母合成词。成人TORCH感染临床症状轻微，无特异性的临床表现，但可造成胎儿和新生儿发育异常、出生缺陷及死亡严重后果，同时也是儿童期早期或晚期发病的重要因素。

　　TORCH感染的共同特点：

　　（1）母婴传播，妊娠早期胎儿危险，围生期新生儿危险。

　　（2）通常孕妇无症状或症状很轻。

　　（3）病毒可通过胎盘引起宫内感染，可引起早产、流产、死胎或畸胎等。

　　（4）病毒通过产道或母乳感染新生儿引起新生儿多系统、器官损害，智力障碍。

　　（5）孕妇感染，胎儿不一定感染，胎儿感染不一定造成出生缺陷。

　　近年来，随着产前诊断技术进步，特别是胎儿超声诊断技术的提高和磁共振技术的引进，发现愈来愈多的胎儿先天畸形与TORCH感染有关。近10年来，多个国家先后批准颁布妊娠期TORCH筛查诊断指南。TORCH筛查可用于筛选高危孕妇，由此对胎儿是否感染及发育缺陷提供关注，并进一步进行针对性诊治，达到预防和治疗目的。

　　对妊娠期妇女进行TORCH感染筛查的实际方法根据地域的卫生及计划免疫普及度不同而有所不同。国内学者于2016年已提出根据患者的临床表现，对TORCH感染的筛查原则达成共识如下：

　　（1）不是所有的TORCH病原体都需要孕前或孕期筛查；对围生期妇女不需要进行单纯疱疹病毒抗体分型检测，若无临床症状，不需要等待其IgM抗体转阴再妊娠。

　　（2）检测TORCH-IgM、IgG抗体时应采用定量技术，保存检测过的剩余血清样本对可能的后续诊断有不可替代的参考价值。

　　（3）不能依据血清学筛查阳性结果而做出终止妊娠的决定。

（4）重视对巨细胞病毒再次感染的孕期监测。

（5）慎重使用介入性产前诊断技术，在确认孕期TORCH感染的5～7周并可见胎儿影像学异常后，孕18周后采用羊水标本进行病原体DNA或RNA的检测，可以结合脐血样本的IgM抗体检测进行产前诊断。超声及MRI检查有助于评估宫内感染的胎儿预后。

（6）注意孕妇和胎儿的弓形虫感染治疗方法不同。

（7）胎儿非免疫性水肿或不明原因胎死宫内的孕妇需要检测微小病毒B19抗体状态，对确诊贫血的存活胎儿有微小病毒B19宫内感染时，可给予宫内输血治疗。

TORCH血清学筛查结果的临床意义判断如下：

（1）既往感染：受检者既往曾有过症状明显的特定病原体感染史或有可靠的TORCH抗体检测结果显示为IgG抗体阳性、IgM抗体阴性，表示受检者曾经感染过相应的病原体，机体产生了相应抗体。而IgG抗体阳性意味机体对病原体来说处于免疫状态，但病原体也可以是潜伏状态存在（如HSV、CMV和弓形体中带虫免疫等）。所以孕前进行血清学筛查有助于了解待孕女性的孕前基础免疫状态。

（2）原发性感染：机体第一次受到某种病原体的感染。一般需要在出现感染症状前有过可靠的血清学检测结果确定TORCH抗体基础状态为IgG抗体阴性，而症状出现后再次检测相应血清抗体时转化为IgG抗体阳性，才能诊断为原发性感染。

（3）复发感染：在宿主免疫功能低下的情况下，潜伏状态的病原体重新激活所导致的感染。在出现感染症状前有可靠的血清学筛查结果确定TORCH抗体基础状态为IgG抗体阳性，而在受到感染间隔10～20天后再次检测血清抗体，IgG抗体滴度上升4倍以上，IgM抗体可以是阳性或阴性，可以判定为TORCH复发感染。

（4）再次感染：是宿主因暴露于外源性同种新病毒株所引发的感染。对这种情况除血清学检测结果与复发感染有相同表现之外，还需通过病毒分离和基因测序鉴定为新病毒株才能确认。

（5）IgM抗体假阳性：由于类风湿因子或者血清内其他因素引起的非特异性干扰，可导致出现IgM抗体假阳性结果。如初次检测结果为IgM抗体阳性、IgG抗体阴性，在15～30天后再次采取血样检测仍然IgM抗体阳性且IgM和IgG抗体的滴度变化不显著，甚至IgM抗体滴度降至阴性范围内，就可以认定为初次检查的IgM抗体为假阳性。必须用定量检测方法观察滴度变化来鉴别IgM抗体假阳性。

（6）IgM抗体长期携带：在极少数受检者中，无相应的感染症状，在IgG抗体阳性的情况下，IgM抗体阳性的检出时间可长达1年以上。追溯患者病史可了解到感染发生在很久以前，并非近期复发感染；采用定量检测复查到IgM和IgG抗体滴度无显著变化，此种情形不作为影响其他临床处置的参考依据。

第一节 先天性弓形体病

【疾病概述】

弓形体病（Tox）是由原生寄生虫刚地弓形体所引起的人畜共患性全身性疾病。以猫及猫科动物为终末宿主及传染源，中间宿主是人类及其他动物。在感染早期可以形成全身性播散，病原体在细胞内增殖，使细胞肿胀、变性，进而破裂释放病原体感染周围细胞。病理变化表现为由滋养体造成血管栓塞导致局灶性坏死及炎症反应。体内形成包囊一般不引起反应，处于静止状态或隐性感染，形成带虫免疫；在免疫力低下时转入活动状态导致临床症状。妊娠期内的原发性感染可导致先天性弓形体病。

免疫功能健全的成年人初次感染后，仅10%～20%出现临床症状，预后良好。孕妇可通过胎盘垂直传播导致胎儿宫内感染，大多数有先天性弓形体病的婴儿在出生时无症状或无表观异常。尽管大多为亚临床疾病，绝大部分在出生后会逐渐出现脉络膜视网膜炎、严重视力损伤、听力丧失或神经系统发育迟缓等后遗症。但婴儿出生时可能出现发热、斑丘疹、肝脾肿大、小头畸形、癫痫发作、黄疸、血小板减少症及全身性淋巴结肿大（罕见）等体征。经典先天性弓形体病三联征包括脉络膜视网膜炎、脑积水和颅内钙化。在少数未接受治疗的儿童中还可见到智力残疾（精神发育迟滞）、耳聋、癫痫发作及痉挛状态。

发生在早孕期的宫内感染对胎儿的危害最严重。对于有寄生虫感染症状或者母体在孕期有Tox感染史的新生儿，在出生后2周内检测到血清Tox-IgM抗体可确诊为Tox先天性感染。对于未接受治疗的亚临床性、先天性弓形体病婴儿，产生长期后遗症的风险将增加。

【诊断依据】

1. 超声及MRI影像学表现　可具有但不局限于：胎儿超声检查发现有随处可见的颅内钙化灶；肝脾肿大或伴有肝脏实质内多发的强光点；侧脑室增宽；胸腔或心包积液；胎儿水肿时可能出现羊水过多；胎盘增厚；胎儿生长受限。

2. 实验室检查

（1）筛查：应该对有初次感染高风险孕妇进行血清学筛查。有免疫抑制或HIV阳性的妇女应接受筛检，因为有弓形体激活和患弓形体脑炎的风险。不提倡在低风险孕妇中进行常规普遍筛查。

妊娠妇女疑似近期感染，在介入诊断前应该在参比实验室进行检测，检测必须尽可能准确反映感染情况，并能做出解释（表11-1-1）。

妊娠期弓形体筛查流程见图11-1-1。

表11-1-1 TOX检测结果及临床相关性

IgG 结果	IgM 结果	临 床 相 关 性
阴性	阴性	阴性结果显示妇女还没有被弓形体感染。建议在妊娠期间进行血清学检查。这样的妇女在妊娠期间有原发感染,有传染给胎儿的危险
阳性	阴性	在怀孕前3个月或中3个月感染,大多数是怀孕前已感染
阴性	阳性或不确定	IgM抗体在急性感染的早期可被检测。由于他可以持续很长一段时间,所以有远期感染或怀孕前一段时间感染的都可以检测出 IgM 抗体。因此,遇到阳性或不确定的检测结果,应该在弓形体参比实验室进一步确证
阳性	阳性或不确定	同上

注: 转自《妊娠期 TORCH 筛查指南》。

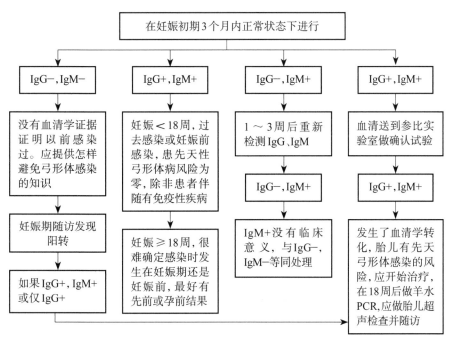

图11-1-1 妊娠期弓形体筛查流程
注: 转自《妊娠期 TORCH 筛查指南》

（2）确诊:用PCR技术检测羊水中弓形体DNA,羊膜穿刺时间应尽量＞18周,而且在母亲疑似感染4周后,以减少假阴性结果(表11-1-2)。

出现下列情况应该考虑该项检查:① 孕妇诊断为初次感染;② 血清学测定不能确认或排除急性感染;③ 出现异常超声结果(颅内钙化、小头畸形、脑积水、腹水、肝脾肿大,或严重的胎儿宫内生长受限)。

表11-1-2　孕妇感染Tox孕周与羊水PCR检查结果的关系

母亲感染的孕周	感染胎儿数量/胎儿总数量(%)	羊水PCR灵敏度(%)	羊水PCR NPV(%)
≤6	0/14(0)	NA	100
7～11	7/50(14)	28.6	89.6
12～16	7/61(11)	57.1	94.7
17～21	14/66(21)	92.9	98.1
22～26	16/36(44)	62.5	76.9
27～31	19/30(63)	68.4	64.7
32	12/13(92)	50	14.3
合计	75/270(28)	NA	NA

注:转自《妊娠期TORCH筛查指南》;NA:不可应用。

【咨询要点】

(1)对孕前检测到IgM抗体阳性、IgG抗体阴性或阳性的受检者,应择期复查和结合其他检查指标观察,注意询问孕前或孕期宠物接触史,排除假阳性。

(2)对IgM抗体阴性而IgG抗体阳性的受检者,已经自然获得免疫力,若无临床症状不需要再检测和治疗。

(3)曾经感染过弓形体已获得免疫的孕妇,不需要做抗弓形体治疗。

(4)对妊娠中发生的原发性感染或者再次感染,且感染持续时间较长,特别是超声已经发现胎儿宫内发育异常,且仍处于孕28周内时,可进行介入性产前诊断。而对于孕期复发感染的孕妇,若无孕妇较长时间病毒血症或胎儿宫内发育异常的证据时,或者已经超过孕28周者,一般不建议进行介入性产前诊断。

(5)孕前对确诊的Tox急性感染者,应避孕,接受治疗后要等待6个月后再计划妊娠,孕前应该咨询专家。

(6)若在妊娠18周后检查到羊水Tox-DNA阴性,则胎儿不需要治疗,但需要孕期超声监测胎儿生长发育,出生后及时做新生儿血清学筛查。

(7)需要根据孕妇感染的病原体种类、感染状态(原发性感染与复发感染)、感染发生的孕期和持续时间、介入性产前诊断结果,以及是否合并有胎儿超声异常表现等多方面信息进行综合评估。不应依据1次或多次血清学检测结果而向孕妇做出终止妊娠的建议。

【治疗原则】

(1)如果怀疑有急性感染,重复测试应在2～3周内进行,并考虑用乙酰螺旋霉素立即开始治疗,不必等待重复的测试结果。

(2)如果产妇感染已得到证实,但目前还不知道胎儿是否被感染,应给予乙酰螺旋霉素对胎儿进行预防(防止垂直传播)。

（3）对产前诊断确诊的 Tox 宫内感染但胎儿无超声异常者，建议给予孕妇 Tox 急性感染者乙酰螺旋霉素 3 g/d 治疗 7～10 天以降低 Tox 的垂直传播率。可联合应用磺胺嘧啶、乙胺嘧啶和甲酰四氢叶酸治疗，更能有效透过胎盘，减轻宫内感染胎儿合并症的严重程度。

（4）Tox 宫内感染的胎儿出生后，建议联合应用磺胺嘧啶、乙胺嘧啶和甲酰四氢叶酸治疗 1 年。

（5）每个疑似弓形体感染的病例，都应与专家讨论。

（6）对确诊 Tox 宫内感染且已经出现超声异常的胎儿，上述治疗疗效尚不明确。

常用治疗药物见表 11-1-3。

表 11-1-3　治疗 Tox 常用药物及剂量

药　物	剂　量	注　释
乙酰螺旋霉素	1 g（300 万 U）/8 h（3 g 或 900 万 U/d）	无致畸作用；不能有效治疗胎儿感染；怀孕 18 周之前怀疑或确定感染时可应用。对于胎儿感染可能性较低或羊水 PCR 结果阴性孕妇，乙酰螺旋霉素应该用至分娩
乙胺嘧啶、磺胺嘧啶、甲酰四氢叶酸	乙胺嘧啶：50 mg/12 h，用 2 天，然后 50 mg/d；磺胺嘧啶：初始剂量 75 mg/(kg·12 h)，然后 50 mg/(kg·12 h)，最大剂量 4 g/d；甲酰四氢叶酸 10～20 mg/d（与乙胺嘧啶治疗同时用药或治疗 1 周后再用）	乙胺嘧啶有致畸作用，因此不能在孕 18 周之前联合用药（欧洲一些临床中心，最早应用于 14～16 周）。孕 18 周时怀疑感染，或者提示胎儿感染（羊水 PCR 结果阳性），或者超声提示先天性弓形体病时，孕 18 周时给药

注：转自《妊娠期 TORCH 筛查指南》。

第二节　先天性梅毒感染疾病

【疾病概述】

当妊娠女性体内的梅毒螺旋体（treponema pallidum，TP）传播给胎儿时即可发生先天性梅毒，通常是由母体血液中的梅毒螺旋体通过胎盘传播所致，偶尔通过分娩时与感染性病灶直接接触而获得。妊娠的任何时期 TP 均可通过胎盘传播，但是传播概率随着妊娠进展而增加。未治疗的一期梅毒或二期梅毒女性患者把梅毒传给胎儿的可能性为 60%～90%，比潜伏性梅毒者高，早期潜伏性疾病为 40%，晚期潜伏性梅毒 <10%。传播风险随原发感染或继发感染后时间的延长而降低，4 年后风险仅为 2%。

TP 不通过母乳传播，但如果母亲的乳房存在感染性病灶时就可能通过哺乳传播。TP 被直接释放进入胎儿的血循环，导致螺旋体血症，从而广泛传播至几乎所有器官。先天性梅毒的临床表现源于炎症反应。骨骼、肝脏、胰腺、肠道、肾脏和脾脏是最常受累且受累最严重的部位。临床表现的严重程度多变，可以从仅有实验室检查或影像学检查结果异常到暴发性多器官系统损害不等。

大约2/3的先天性梅毒活产新生儿在出生时无症状,在早期妊娠流产率可达40%。未经治疗的婴儿通常在出生后的3个月内出现临床表现,最常出现于出生后的5周内。

大多数有先天性梅毒的新生儿在出生时无症状。明显的感染可在胎儿、新生儿、婴儿或之后的童年期表现出来。预后取决于受感染的严重程度及是否及时治疗。

【诊断依据】

1. 临床表现

(1)胎盘和脐带:胎盘通常较大、较厚且呈苍白色。脐带水肿,并带有红色和浅蓝色的变色螺旋条纹,间在垩白色条纹之间,像"理发店旋转招牌"。在脐带 Wharton 胶内可能会见到因炎症所致的脓肿样坏死病灶。

(2)肝肿大:几乎所有先天性梅毒婴儿都会出现肝肿大伴或不伴脾肿大。肝肿大可伴有黄疸及胆汁淤积。实验室检查提示肝功能异常;肝脏活检可见螺旋体。使用青霉素治疗可能会在病情改善之前出现肝功能异常的加剧。即使接受了充分治疗,肝功能障碍的恢复通常也较慢。

(3)梅毒性鼻炎:它通常出现于出生后的第1周,并很少在出生3个月后发生。鼻涕常呈白色并且可能为血性或脓性。鼻涕中含有梅毒螺旋体,可通过直接接触而传染。应使用暗视野显微镜对其进行检查以确定诊断。

(4)皮肤损害:先天性梅毒的皮疹通常出现于鼻炎后的1～2周。该皮疹为斑丘疹,由小的、初始为红色或粉红色的斑点构成。以背部、臀部、大腿后部及足底为主。皮疹通常在1～3周内进展,随后发生脱屑和结痂。随着皮疹的消退,皮损部位变为暗红色或赤褐色,色素沉着可能持续存在。如果出生时即有皮疹,则其可能为广泛分布的大疱性皮疹。溃疡性病损和大疱液中存在梅毒螺旋体,可通过直接接触传染。应通过暗视野显微镜对这样的病损样本进行检查以确定诊断。

(5)其他不常见的特征性皮损包括:皮肤皲裂、黏膜斑和扁平湿疣。皮损处有传染性。皲裂常发生于唇部、鼻孔和肛门周围,易出血且愈合后会留下瘢痕。黏膜斑可能发生于任何部位的黏膜,尤以口腔黏膜和生殖器黏膜常见。扁平湿疣常位于湿润或常受到摩擦的皮肤部位。

(6)全身无痛性淋巴结肿大,如果存在可触及的肱骨内上髁淋巴结肿大,则高度提示先天性梅毒。

(7)其他临床表现:非免疫性胎儿水肿、发热、心肌炎、肺炎、Parrot假性瘫痪、细菌性脓毒症、秃眉病、脉络膜视网膜炎、葡萄膜炎、白内障、青光眼和眼睑硬下疳、直肠出血、坏死性小肠结肠炎和吸收不良、肾病综合征。

(8)中枢神经系统(central nervous system,CNS)梅毒可能无症状,也可能有症状。脑脊液异常可提示无症状性CNS梅毒。无症状性CNS梅毒可见于大约40%存在先天性梅毒临床、实验室或放射影像学异常的婴儿,但其在无上述表现的婴儿中少见。

(9)新生儿期未治疗的婴儿可发生有症状的CNS梅毒。有症状的CNS梅毒婴儿具有2

个互相重叠的表现：急性梅毒性脑膜炎和慢性脑膜血管性梅毒。

（10）垂体受累可能表现为持续性低血糖症或尿崩症。

先天性梅毒的病例界定仅需要满足下列 2 项标准中的 1 项：① 体格检查、实验室检查或放射影像学检查显示患儿存在先天性梅毒征象（确诊/高度拟诊为先天性梅毒）；② 患儿母亲的梅毒未经治疗、治疗不充分或治疗欠佳（推定诊断为先天性梅毒），即患儿母亲在分娩前 90 日内与一期或二期梅毒患者有过接触，并且未治疗或治疗不充分，部分专家也会将这类患儿推定诊断为先天性梅毒。

2. 实验室检查

（1）典型的梅毒血清学反应。其中非梅毒螺旋体试验有敏感性高，特异性差的特点。通常脐血中的抗体滴度比母体的滴度低 1～2 个稀释度，所以应当同时进行母胎血清学检查，且方法一致。当仅仅脐血反应为阴性时，仍然存在先天性梅毒的风险。由于 IgM 抗体不能通过胎盘，所以在脐血中检出 IgM 抗体，则可以证实患儿感染。

（2）动物接种（此项检查现已少用，是诊断先天性梅毒的金标准）。

（3）通过暗视野显微镜或荧光抗体染色检查感染的体液、病损胎盘或脐带实现对 TP 的直接视检。

（4）通过特殊染色或组织病理学检查证实 TP 的存在。

（5）在临床样本中对 TP 的 DNA 进行检测。相比于通过 RIT 分离出梅毒螺旋体，PCR 对脑脊液进行分析的敏感性和特异性都有优势，但目前没有在临床上得到广泛应用。

【咨询要点】

（1）孕期仔细询问病史，了解是否存在不能解释的不良妊娠史，如流产、早产（<37 孕周）；不能解释的胎儿水肿、胎盘增厚等情况。结合新生儿出现假性瘫痪、持续性鼻炎、持续性斑丘疹性或丘疹鳞屑性皮疹、黄疸、肝肿大、肺炎、全身性淋巴结肿大、贫血（Coombs 试验阴性）、血小板减少、感音神经性听觉丧失、间质性角膜炎等临床表现，应考虑并行相应检查确诊是否有孕期和新生儿梅毒感染。

（2）由于母亲梅毒病史的多变性，以及新生儿可能存在梅毒体征不确定性及延误或漏诊的后果严重性，因此要求诊断和治疗的方法均要以"安全第一"为原则。对于孕妇与一期梅毒或二期梅毒患者有过接触，未经治疗或治疗不充分，即使该母亲血清学反应为阴性的，也应该按梅毒儿管理和治疗。

（3）参考孕妇梅毒螺旋体感染筛查的结果。对所有由非梅毒螺旋体试验和梅毒螺旋体试验阳性母亲所孕的胎儿均应疑诊先天性梅毒，但单凭 RPR 结果是不足以支持诊断的。对于临床确诊梅毒的母亲或通过接触追踪发现分娩后 3 个月内有早期梅毒的母亲所生的婴儿，均应疑诊先天性梅毒，并进行正规治疗。

【治疗原则】

一旦发现感染，即刻开始治疗。梅毒感染孕产妇治疗方案如下：

（1）推荐方案,可以选择以下任意一种药物:① 卞星青霉素240万U,分两侧臀部肌内注射,每周1次,连续3次为1个疗程;② 普鲁卡因青霉素G,80万U/d,肌内注射,连续15天为1个疗程。

（2）替代方案:① 若没有青霉素,可用头孢曲松, 1 g/d,肌内注射或静脉给药,连续10天为1个疗程;② 青霉素过敏者:可用红霉素治疗(禁用四环素、多西环素),红霉素每次500 mg,每天4次,口服,连续15天为1个疗程。

（3）治疗时期:① 孕早期发现的感染孕妇,应与孕早期和孕晚期各进行1个疗程的治疗,共2个疗程;② 孕中、晚期发现的感染孕妇,应立即给予2个疗程的治疗,2个治疗疗程之间需间隔4周以上(最少间隔2周),第2个疗程应当在孕晚期开始,最好在分娩前一个月完成;③ 临产时发现的感染孕产妇,也要立即给予1个疗程的治疗;④ 治疗过程中复发或者重新感染者,要追加1个疗程的治疗;⑤ 既往感染的孕产妇,也要及时给予1个疗程的治疗。

在我国,梅毒是一种国家法定报告的疾病,应当及时向各地区疾控中心报告。新生儿出生后及时与儿科医生联系以便进一步检查及治疗。

第三节　先天性风疹病毒感染

【疾病概述】

风疹又称德国麻疹,是由风疹病毒感染引发的自限性疾病。但若感染发生在妊娠期,可对发育中的胎儿产生毁灭性的后果,如流产、死产、多发性出生缺陷等。存活的婴儿有听力障碍、先天性心脏缺陷、白内障/先天性青光眼、色素性视网膜病变等相关疾病。

风疹病毒的母胎传播途径为母体病毒血症期的血行播散,通常在母体感染病毒后5～7日发生。风疹病毒感染胎盘后,会通过正在发育的胎儿的血管系统播散。现已提出有2种风疹病毒细胞病理学机制:病毒诱导的细胞分裂抑制和直接的细胞病变效应,诱导不同程度的细胞凋亡。细胞凋亡有赖于特异性细胞,可能是造成选择性器官损伤的原因之一。

病毒感染所致先天性缺陷源于血管的细胞病变损伤和受累器官缺血。胎儿风疹病毒感染为慢性病程,在整个妊娠期和新生儿出生后持续存在。其可能原因包括:细胞介导的免疫出现缺陷和对风疹病毒E1蛋白的选择性免疫耐受。

免疫反应特点主要通过母胎的体液免疫反应来获得对胎儿的保护。在妊娠的前半程,只有5%～10%风疹抗体(IgG)会通过胎盘转移至胎儿体内。胎儿自身免疫球蛋白(IgM、IgG和IgA)在孕9～11周出现,但抗体水平仍较低;胎儿抗体水平在妊娠中期增加,以IgM为主。分娩时,胎儿的抗体主要为IgG,大多来自母体;IgM水平较低,但完全来源于胎儿。

而细胞免疫反应异常表现为先天性风疹感染(CRI)患者存在细胞免疫缺陷和持续的T细胞异常,特别是当感染发生在妊娠初期时。CRI患者的迟发型超敏反应、淋巴细胞诱导的细胞毒性反应、植物凝集素诱导的淋巴细胞转化和干扰素生成的程度均低于出生后感染风疹病毒者。T细胞异常可能使CRI患者易于发生器官特异性自身免疫,可增加患者罹患糖尿病和甲状腺疾病的风险:胰岛细胞表面抗体和抗甲状腺抗体的检出率较高。

母胎传播的风险随母体感染时间而不同,妊娠前10周内的传播风险最高。临床表现也随母体感染时间而有所不同。母体感染出现于妊娠前8周时,通常出现结构性心脏和眼部缺陷,而听力损失可见于在妊娠18周之前发生母体感染的婴儿。若母体感染发生于妊娠18 ~ 20周以后,则发生先天性缺陷较少或不明显。耳聋、白内障和心脏疾病是感染风疹病毒(Rub)后的典型表现,又称先天性风疹综合征。但风疹病毒可感染几乎胎儿的所有器官,可持续存在较长时间。如果母体在妊娠早期感染风疹,先天性缺陷的发生率可高达80% ~ 85%;妊娠18 ~ 20周后母体感染引起先天缺陷的风险很小;晚期妊娠期感染的后遗症可能仅为宫内生长迟缓。

先天性风疹感染婴儿在出生时无症状,但会随着时间的推移而出现临床表现。有71%的被随访患儿在5岁以内出现临床表现。通常由器官发生缺陷或瘢痕形成所致。宫内风疹病毒感染的患儿中2/3出现双侧感音神经性耳聋,程度从轻微到严重不等,可随时间而进展。

在妊娠前2个月内母体感染风疹的患儿中,约一半有先天性心脏病,其中动脉导管未闭和分支肺动脉狭窄是最常见的病变,其他病变肺动脉瓣狭窄、主动脉瓣狭窄、室间隔缺损、法洛四联症和主动脉缩窄也有报道。其他血管的狭窄可能与成年期冠状动脉、脑、肾和视网膜下新生血管形成等周围性血管疾病有关。

先天性风疹婴儿中,约1/4会发生白内障,婴幼儿型青光眼的发生率较低。40% ~ 60%患者存在色素性视网膜病变。出生后数年甚至数十年后可发生角膜后沉着物、圆锥角膜、角膜水肿、小眼球(10% ~ 20%)、斜视及白内障晶体自吸收。中枢神经系统异常包括头小畸形(27%)和智力障碍(13%)。运动发育迟缓、行为障碍、孤独症和精神障碍的发生率较低。有可能出现免疫缺陷导致的自身免疫性疾病,可见特异性抗体生成缺陷、反复感染和T细胞免疫反应缺陷伴相关的自身免疫现象。内分泌疾病远期表现可包括糖尿病、甲状腺疾病和生长激素缺乏症。

进展性风疹全脑炎最常发生在10 ~ 19岁,该病进展缓慢,具致死性。起初症状通常为学习障碍和共济失调。

国内接近10% ~ 15%的妇女Rub-IgG阴性,在风疹流行的时候容易受到感染,因此,建议准备生育的妇女在孕前3个月常规进行Rub-IgM、IgG抗体定量测定,Rub-IgG抗体阴性者可到当地疾病预防控制中心注射麻风腮三联疫苗后避孕1 ~ 3个月后计划妊娠。有证据显示,孕前或早孕期注射疫苗后意外妊娠者,孕妇及胎儿是安全的。

【诊断依据】

1. 有以下情况者应考虑风疹病毒感染的可能 母体病史(流行病学资料和临床资料:接触史、流行特征、体征如包括是否有风疹免疫的证据);胎儿有符合该综合征的先天畸形特征,尤其是心脏和神经系统方面;宫内生长迟缓;检出符合风疹病毒感染的特定缺陷或实验室检查结果(即使没有任何临床表现,但实验室检查结果符合风疹病毒感染实验室诊断标准)。

2. 实验室诊断 因为很多病例是亚临床表现,准确诊断主要依靠血清学方法定量测定风疹病毒特异性抗体。

当检查发现急性和恢复期血清样本风疹病毒IgG抗体滴度增加4倍；IgM抗体阳性；孕妇血IgM阳性同时还要有血清学转换指标，即出现IgG由阴性转变成阳性。或者孕妇血IgM（+）同时还要出现IgG抗体连续双份血清出现4倍增高（15天～1个月间）时即可诊断。血清学试验最好在皮疹出现的7～15天内检测，2～3周后重复检测一次。妊娠期风疹病毒筛查时出现IgM抗体阳性处理流程见图11-3-1。

当怀疑为先天性风疹病毒感染时应尽快分离风疹病毒，最常见标本为鼻咽分泌物分离，但也可从血液（包括脐带血）、胎盘、尿液检出。检测出风疹病毒RNA，即可实验室确诊风疹病毒感染。

在胎儿期感染后，风疹病毒会在整个妊娠期和出生后2年内持续存在，可从多个部位检测出或培养出该病毒。分娩后数月内咽部常检出风疹病毒，且持续时间较长。

3. 超声影像学诊断　无特征性表现。孕期胎儿超声可见小头畸形、脑室壁钙化、小眼畸形、白内障、肝脾肿大、心脏畸形（室间隔缺损、肺动脉狭窄、闭锁等）、胎儿生长受限（FGR）等表现。

4. 鉴别诊断　先天性风疹病毒感染必须与新生儿其他宫内感染以及其他有类似表现的病症相鉴别，主要包括TORCH中其他宫内感染。同时还应与其他引起感音神经性耳聋的疾病、引起角膜浑浊的其他疾病（包括婴幼儿型青光眼）、先天性心脏病等相鉴别。

目前还没有成熟稳定的方法可以诊断胎儿风疹病毒感染。超声诊断先天性风疹综合征（CRS）极其困难，生物测量有助于诊断FGR，但不是诊断CRS的好工具，因为Rub引起的畸形性质不同发现生长迟缓的胎儿应该考虑是否有先天性病毒感染，包括Rub。

妊娠期风疹病毒筛查时出现IgM抗体阳性处理流程见图11-3-1。

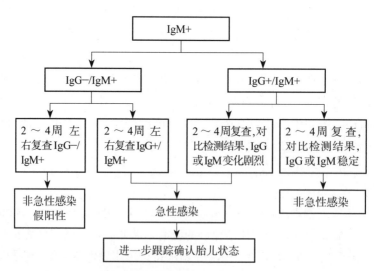

图11-3-1　妊娠期风疹病毒筛查时出现IgM抗体阳性处理流程

注：转自《妊娠期TORCH筛查指南》

【咨询要点】

（1）告知先天性风疹感染是一种慢性感染，临床表现多样，可能持续终生。孕期感染可导致流产、多发性出生缺陷、宫内发育迟缓、胎死宫内、早产、死产等，但亦可是无症状感染。

（2）详细询问母体病史——风疹疫苗接种日期；既往风疹免疫血清学检测的日期和结果；妊娠期间风疹病毒感染的病史；既往风疹病毒暴露史；旅行史。

（3）注意临床细节或体征（如热退疹处，耳后淋巴结肿大及针尖状不融合皮疹由胸颈部向四肢、躯干扩散等）。

（4）解释孕妇接受的实验室检查的类型和结果。

【治疗原则】

目前并无证据抗病毒治疗有改善胎儿预后的作用，不推荐对风疹病毒宫内感染的胎儿使用抗病毒药物，但需要综合评估胎儿预后。暴露孕妇或与风疹相似症状的孕妇处理指南见图11-3-2。

（1）孕妇风疹病毒感染对发育胎儿有破坏性影响，应尽可能及时诊断出感染病例。对发生在孕早期的原发感染，应该向孕妇提供咨询，告知垂直传播的风险和提供终止妊娠的建议。

（2）预防的关键是所有婴儿普遍接种疫苗，并对孕前筛查妇女中高危人群给予免疫接种。

（3）在孕期任何时间点确诊或疑诊为风疹病毒感染的女性所孕胎儿；用免疫球蛋白治疗母体风疹病毒感染并不能保证胎儿免受感染。

暴露孕妇或与风疹相似症状的孕妇处理指南见图11-3-2。

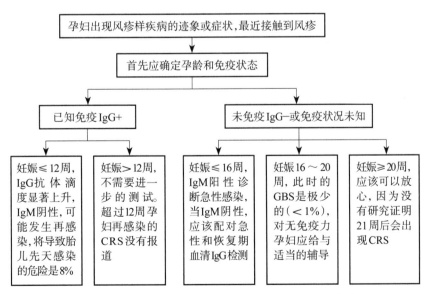

图11-3-2　暴露孕妇或与风疹相似症状的孕妇处理指南

注：转自《妊娠期TORCH筛查指南》; CRS: 先天性风疹综合征

第四节　先天性巨细胞病毒感染

【疾病概述】

巨细胞病毒（cytomegalovirus，CMV）是一种普遍存在的DNA疱疹病毒，是最常见的先天性病毒感染，是导致感音神经性听觉丧失和精神发育迟滞的常见原因之一。

绝大部分成人感染CMV无症状或症状轻微，我国成人CMV-IgG抗体阳性率在90%以上，但母体CMV血清抗体阳性可显著降低但并不能完全消除胎儿感染，仍有0.2%～1.5%的胎儿先天性感染发生率。孕期CMV原发性感染率0.7%～4%，而垂直感染率高达30%～40%。孕期CMV复发感染导致垂直感染率为0.15%～2%，但因CMV复发感染孕妇基数大，导致新生儿CMV感染人数要远多于原发性感染导致的新生儿感染人数。变异型CMV病毒株再次感染孕妇时，机体的免疫保护作用降低，其出生患病率约为0.5%。导致CMV感染传播给胎儿以及先天性CMV感染严重程度的因素尚未完全明确。

在妊娠期间发生原发性巨细胞病毒感染或病毒再激活均可导致先天性感染。传染途径主要是与唾液、尿液或体液中排毒的人进行亲密接触。先天性CMV感染通常是病毒经胎盘进行传播造成的。病毒还可通过性传播、器官移植、母乳及输血（罕见）等途径传播。

先天性CMV感染的临床症状具有多样性，从无症状至暴发性终末器官功能障碍表现各不相同。大多数先天性巨细胞病毒（CMV）感染婴儿出生时无症状。67%可能出现黄疸，60%有肝脾肿大，76%有瘀点性疹，多器官受累涉及小头畸形、运动残疾、脉络膜视网膜炎、大脑多发性钙化点等，出现嗜睡、呼吸窘迫、癫痫发作。无症状和有症状的先天性CMV感染婴儿均有在后期发生听力损失、视觉损害、智力残疾及精神运动发育延迟等并发症的风险。

妊娠期内可影响CMV感染的因素包括孕妇年龄、产次及孕龄。在妊娠期内受到感染的时间越早，后遗症就越严重。孕龄对宫内CMV传播风险无影响，但随孕程进展宫内感染的传播风险增加（早期：36%；中期：45%；晚期：78%）。

50%～80%的育龄期妇女在孕前6个月感染过CMV，其后代出现CMV相关并发症的风险很低，新生儿CMV的感染率为1%。妊娠早期CMV的母体再激活导致发生严重的胎儿巨细胞包涵体病，即使是无症状的婴儿也有发生远期神经系统发育异常的风险，但其风险明显低于有症状的新生儿，且很少发生严重的疾病或后遗症。

【诊断依据】

1. 妊娠期血清学方法诊断CMV初次感染

（1）IgM阳性+IgG定量检测上升，15天后转为阳性。

（2）IgM阳性+IgG低亲和力（≤16周）=初次感染。通常亲和力指数<30%，则高度提

示近期的初次感染(3个月内)。

2. 妊娠期非初次感染(复发和再次感染)的诊断

(1) IgM阳性+IgG阳性+高亲和力(≤16周)=非初次感染的可能性增加。

(2) IgG阳性且IgM阳性/阴性+高亲和力(≤16周)+尿/分泌物/血液中检出CMV(分离病毒或PCR)。

CMV特异性IgG上升4倍。

3. 胎儿CMV感染的产前诊断

(1) 对于妊娠期有传播CMV风险的孕妇,羊膜腔穿刺以行PCR或病毒培养是诊断的首选方法。孕妇被诊断为初次CMV感染时,在母体感染7周后并且在妊娠20~21周后进行羊膜腔穿刺术采集羊水进行实时定量PCR检测病毒DNA载量,但阴性结果并不能排除宫内感染。

(2) 对于复发感染的病例(胎儿感染的风险较低)也可通过羊膜腔穿刺术对胎儿CMV感染进行诊断。

(3) 不推荐通过检测胎儿血IgM抗体或DNA对于胎儿感染进行诊断。

(4) 不推荐用孕妇血CMV-DNA检测初次感染。

4. 超声及MRI影像学检查　可出现胎儿多个部位的钙化灶(侧脑室侧壁、室管膜下部、肝脏、脾脏),脑室周围白质软化和囊肿异常,脑室周围钙化(线型或点状),脑室扩大、血管炎、神经元移行异常;基底神经节出现分枝状线性钙化灶;肠回声增强;肝脾肿大;心肌肥大、快速或缓慢性心律失常;单侧肾脏积水;羊水过多或过少;FGR等。超声检查标志可能提示胎儿CMV感染,但超声检查结果正常并不能排除CMV感染的诊断。

【咨询要点】

(1) 询问CMV患者接触史及流行病资料。了解不良生育史和有无生育子女的出生缺陷史。

(2) 结合孕前CMV抗体检测结果,与孕后相关检查结果对比,解释检查结果的意义。

(3) 在具有资质的产前诊断中心进行胎儿发育和结构的超声筛查,并在需要时每隔2~4周进行系列超声检查,以便发现CMV感染的征象。胎儿高分辨率磁共振成像检查可能有助于预后的评估,特别是当超声发现有颅脑异常时。对于磁共振成像检查提供胎儿CMV感染的有效性还有待进一步确定。小头畸形或CT扫描检测到的其他异常如脉络膜视网膜炎的出现与不良的神经发育结局有关,而无这些因素则预示患者的认知结局正常或接近正常。

(4) 羊水中CMV-DNA的定量测定能否作为CMV感染的预后指标还有待进一步证实。

(5) 告知虽然大多数先天性感染无症状,但有0.5%~15%的儿童早期有精神运动、听觉、神经学、视觉或牙齿发育异常。如若母体受到原发性感染,5%~20%的婴儿将有明显的症状。5%~10%无症状的先天性CMV感染婴儿会在新生儿听力筛查中发现有神经性听力障碍,并几乎总是进展性的,可能伴有学习能力障碍。听力障碍与外周血液和尿液内

CMV浓度升高相关。原发性CMV感染母亲所产的婴儿中，有5%～20%有明显症状。这些儿童的死亡率约为5%，且50%～60%的存活者有严重的神经系统并发症。超过80%出生时有症状的婴儿可能会发生听力损失、视力损害、不同程度的智力残疾及精神、运动发育延迟等晚期并发症。尽管严重的中枢神经系统发育问题与颅内钙化、小头畸形及听力损失有关，但妊娠晚期的感染临床体征并不明显。在暴发性病例中，在起病数日或数周之内发生婴儿的死亡率可高达30%，且80%的幸存者黄疸和肝脾肿大可能逐渐消退，但存有神经系统后遗症如小头畸形、智力残疾（精神发育迟滞）、听力障碍等。有症状的先天性CMV感染新生儿中超过2/3出现进行性神经性听力受损，最终导致受累耳发生重度至极重度的听力损伤，患儿也可能发生认知延迟，严重程度取决于脑部在宫内受累的程度。患者也有可能出现视力异常，如脉络膜视网膜炎、视网膜瘢痕、视神经萎缩及中心视力损失。视神经萎缩、黄斑瘢痕和皮质视力受损在有症状患者中显著更常见（22% *vs.* 2.4%），常累及双侧，斜视在患者中也更常见（29% *vs.* 1.2%）。

【治疗原则】

对妊娠期间发现的CMV宫内感染病例，尽管存在一定的风险，但由于目前可用的抗病毒药物治疗存在副作用且获益不肯定，缺少治疗改善胎儿结局的观察证据，不推荐对CMV宫内感染的胎儿使用抗病毒药物，但需要综合评估胎儿预后。

尽管在CMV宫内感染治疗方面缺乏共识，但仍有学者尝试使用更昔洛韦治疗有症状性先天性CMV感染和有中枢神经系统受累证据婴儿，在Ⅱ期多中心随机对照临床试验中应用更昔洛韦6～12 mg/kg，每12小时一次，静脉给药持续6周，随访6个月后时发现，16%的婴儿听力渐趋稳定或得到改善。尽管停药后病毒尿迅速恢复到治疗前水平，但用药期间，病毒排出量降低。但是，因其不可预见的长期副作用如睾丸萎缩和骨髓抑制，目前并不推荐常规使用更昔洛韦。

目前，有关应用CMV免疫球蛋白和α-干扰素治疗先天性CMV感染以及CMV疫苗的研发工作正在进行中。

第五节　单纯疱疹病毒感染

【疾病概述】

单纯疱疹病毒（herpes simplex virus, HSV）是疱疹病毒科病毒家族的一员，属于双链DNA病毒，与巨细胞病毒、水痘-带状疱疹病毒和EB病毒同属疱疹病毒科。有两种类型，Ⅰ型单纯疱疹病毒（HSV-1）主要引起生殖道以外的皮肤、黏膜或器官感染；Ⅱ型单纯疱疹病毒（HSV-2）主要引起生殖器感染。原发性感染在成人Ⅰ型中少见，而多见于儿童、青春期，感染时多无症状。生殖器感染主要由Ⅱ型引起,对新生儿危害最大。有报道孕期生殖道单纯疱疹病毒感染为0.5%～1%。若发生宫内感染,可导致严重并发症,同时会使许多幸存者遗留永久性后遗症。

性接触传播是母体生殖道感染的重要来源。母体生殖器原发性或再发性感染是胎儿感染的一个可能来源。具有潜伏和再激活特性,常导致宿主复发性感染。通过结膜黏膜或破损皮肤侵入宿主,感染感觉神经末梢,然后沿着逆神经轴突的方向转运至后根神经节并在此终生保留下来。胎儿可经胎盘感染,或者通过破裂的或看似完整的胎膜逆行播散而被感染。处于潜伏期的病毒对抗病毒药物不敏感,而感染一旦发生,即使是经抗病毒治疗后,也会持续终生。

按不同的感染时期可分为宫内、围生期和出生后。宫内HSV感染罕见,但对发育中的胎儿和新生儿会造成严重危害。孕妇感染HSV可经胎盘或经生殖道上行性感染引起胎儿宫内感染,诱发流产、早产、死胎和畸形。宫内HSV感染与以下因素有关:胎盘梗死、坏死性钙化性脐带炎(脐带的炎症)、浆细胞蜕膜炎、淋巴浆细胞性绒毛炎、胎儿水肿及胎死宫内。宫内HSV感染存活者可表现为特征性的三联征:皮肤水疱、溃疡或瘢痕、眼损害,以及严重的CNS表现(包括小头畸形或积水性无脑畸形),但仅有不到1/3的病例发生特征性三联征。

大部分(85%)新生儿HSV感染发生在围生期。主要通过受感染的母体(有症状或无症状)生殖道进行传播。与既往感染的再激活相比,母体在妊娠期间获得的原发性HSV感染发生传播的风险更大。影响因素包括:母亲HSV感染的类型(原发性vs复发性)、母亲的HSV抗体状态、胎膜破裂的持续时间、胎儿头皮监测器的使用以及分娩方式。大部分感染HSV的新生儿母亲并没有HSV感染病史和其他可识别的危险因素。尽管大多数围生期获得HSV的新生儿多为早产儿,但出生无异常表现。

大约10%的新生儿HSV感染是在出生后获得。多数新生儿HSV感染发生在有活动性HSV感染(如唇疱疹)的看护人与新生儿密切接触时。新生儿HSV感染可以分为三大类:局限在皮肤、眼睛和口腔(skin, eye, and mouth, SEM)的感染;伴或不伴SEM的CNS感染,以及可能累及CNS和SEM及其他器官的播散性感染。HSV-1和HSV-2均可导致SEM、CNS或播散性感染,后者感染的结局较差。由于产妇不能在妊娠晚期产生足够的IgG抗体,婴儿缺乏来自母体IgG的被动免疫保护,所以此时孕妇发生HSV原发感染可导致30%～50%新生儿感染,对新生儿影响最为严重。

【诊断依据】

1. 临床表现　孕妇有生殖器单纯疱疹。孕妇生殖器HSV感染较非孕妇高2～3倍。原发性感染可完全无症状。有症状时常于受感染3～7天内出现。患处感觉异常、瘙痒、灼热,检查可见外阴、阴道或宫颈红肿,继而出现数量和大小不等的水泡。水泡破溃后形成表浅溃疡、结痂、愈合。复发感染比原发感染症状轻微。发病时可有全身不适、发热、头痛及淋巴结肿大。

2. 实验室检查　初次感染型特异性HSV抗体可在症状出现2周至3个月后检测到。凡有临床症状,应随访取样测定证实血清学转换。目前大部分市售血清学检测方法不能区分HSV-1和HSV-2抗体。无论HSV-1还是HSV-2型都可产生生殖器部位的疱疹,都可造成新生儿感染,且临床治疗策略也无不同,所以分型检测不是必需的。HSV-2抗体阳性可诊断生殖器疱疹,但HSV-1抗体阳性不能除外生殖道感染。HSV-2型IgG阴性,HSV-1型IgG阳性,应考虑是一种不常见的复发性生殖道感染。

由于早期感染患者缺乏IgG抗体,所以检测单纯疱疹病毒IgM抗体能提高早期感染检出率。但是由于HSV IgM在复发感染时可以出现阳性,在初次感染时可能出现阴性,因此,用于鉴别急性HSV感染的真正可信的分型检测方法应为基于PCR技术的分子生物学方法。

3. 超声及MRI影像学特点　胎儿水肿、小头畸形或积水性无脑畸形。

4. 出生后胎盘病理检查　可发现胎盘梗死、脐带钙化等感染征象。

【咨询要点】

(1)详细询问夫妻或单方是否曾患生殖器、口唇或其他部位皮肤疹或疱疹。

(2)查询并完善血清学筛查资料。由于60%～80%围生期感染HSV婴儿的母亲之前并无HSV感染史或性伴侣无生殖器疱疹史,所以无HSV感染病史的孕妇也要进行血清学检查。

(3)解释血清学检查结果的意义。

(4)孕期定期超声检查,必要时进行专家超声筛查(我院称高危超声检查)或MRI检查。

(5)建议胎盘病理检查。

【处理原则】

(1)当妊娠时间＜36周孕妇发生HSV复发感染,即使临床症状严重也不应使用抗病毒治疗。而临床症状十分严重,有抗病毒治疗指征时,可考虑使用阿昔洛韦和伐昔洛韦个体化方案治疗。当妊娠＞36周后使用抗病毒治疗可以降低其传染性,缓解临床症状,降低剖宫产率。孕妇生殖器单纯疱疹局部病灶可对症治疗。有报道用α-干扰素肌注,并口服无环鸟苷(阿昔洛韦)0.2～0.4 g,每天3次,共10～14天为一疗程,有一定疗效。

(2)当分娩期间发现HSV复发感染,有前驱症状或病变,即使病变的位置远离外阴(比如臀部或大腿),应推荐产妇选择剖宫产。为了预防感染,剖宫产应在破膜4小时内进行。如果已经临产,剖宫产很可能对降低感染率没有任何帮助。在阴道HSV复制活跃合并胎膜破裂延迟时,剖宫产的保护作用也未被证实。

(3)妊娠期首发生殖器疱疹的孕妇产后新生儿应该按如下流程处置:

1)首先应该通知儿科医生。

2)为了早期发现新生儿感染应该做尿、便、口咽、眼和皮肤的HSV培养。

3)在培养结果未出来时,应权衡利弊,研究是否启动阿昔洛韦治疗。

4)如果不立即启动阿昔洛韦治疗,应密切监测新生儿有无嗜睡、发热、拒食或病变的迹象。

5）婴儿有皮肤、眼睛或黏膜的任何病变,特别是在出生2周内,应考虑HSV感染的鉴别诊断。

（4）妊娠期HSV实验室检查后的处理流程见图11-5-1。

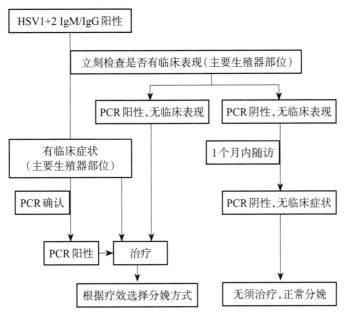

图 11-5-1　妊娠期 HSV 实验室检查后的处理流程示意图

注：转自《妊娠期 TORCH 筛查指南》

第六节　先天性微小病毒感染

【疾病概述】

微小病毒B19（以下简称B19）只感染人类,是儿童传染性红斑的致病因子,大部分成人感染后可不出现典型的临床症状。国内缺乏各地人群对B19自然免疫的多中心研究资料,不良妊娠结局的部分病例与B19宫内感染有关。发生在妊娠20周以前的原发性感染孕妇中约33%经胎盘垂直传播,可导致胎儿严重并发症。B19宫内感染可导致胎儿贫血、水肿、胸腹腔积液等,8% ～ 20%的非免疫性水肿胎儿是由于感染B19所致。严重者可发生自然流产。

【诊断依据】

1. 临床表现

（1）孕妇出现传染性红斑的症状体征。

（2）产前检查发现胎儿有宫内发育异常的证据。

2. 超声及MRI影像学表现　可具有但不局限于：

（1）大多羊水量正常，胎盘肥大，胎儿生长指标正常。

（2）可见胎儿水肿、胸腔积液、心包积液、皮肤增厚，在妊娠后期加重。

（3）贫血可能导致非免疫性水肿，中度或重度贫血，胎儿大脑中动脉峰值流速增加。

（4）严重者可见胎儿心脏扩大，胎动减少。

（5）肝脾肿大，颅内和肝脏钙化灶。

（6）小头畸形，脑积水，更严重者会发生死胎、无脑儿。

3. 实验室检查　孕28周内时，可进行介入性产前诊断，进行微小病毒B19-DNA检测。可通过荧光定量PCR方法检测血液、羊水或者其他组织类型标本的B19-DNA。孕妇无较长时间病毒血症或胎儿宫内发育异常的证据时，或者已经超过孕28周者，一般不建议进行介入性产前诊断。

【咨询要点】

（1）注意收集流行病学资料，如流行季节、传染性红斑接触史，检查或询问孕妇有无出现传染性红斑样的症状及体征。

（2）检测胎儿宫内发育有无异常，特别是有不明原因的胎儿水肿。

（3）需要根据孕妇感染状态、感染发生的孕期和持续时间、介入性产前诊断结果，以及是否合并有胎儿超声异常表现等多方面信息进行综合评估。

（4）告知大部分胎儿预后良好，但严重者可发生自然流产、小头畸形、脑积水，更严重者会发生死胎、无脑儿。

【处理原则】

（1）孕妇传染性红斑通常不需要治疗。

（2）胎儿贫血严重者需要宫内输血。对有免疫缺陷的B19感染患者，由于其不能产生足够的病毒特异性抗体，应使用含有B19-IgG抗体的免疫球蛋白治疗。

（3）对超声观察到有水肿征象的胎儿，需通过测量胎儿大脑中动脉收缩期峰值流速，以排除胎儿贫血。

（4）若出现胎儿贫血征象，则需要转诊到胎儿医学中心观察。

（5）进行脐带血穿刺发现胎儿网织红细胞计数较高，则胎儿骨髓再生障碍已经处于痊愈阶段，胎儿水肿无须治疗也可痊愈。若胎儿网织红细胞计数较低，脐带血穿刺宫内输血可显著改善胎儿预后。

（6）不应仅仅依据检测结果而向孕妇做出终止妊娠的建议。

参 考 文 献

［1］章锦曼，阮强，张宁，等.TORCH感染筛查诊断与干预原则和工作流程专家共识［J］.中国实用妇科与产科杂

志,2016,32（6）：535-540.

［ 2 ］全军计划生育优生优育专业委员会.妊娠期ToRCH筛查指南［J］.解放军医药杂志,2014,26（1）：102-116.

［ 3 ］Greenough A.The TORCH screen and intrauterine infections[J]. Arch Dis Child Fetal Neonatal Ed. 1994, 70(3): F163-165.

［ 4 ］Gilbert RE, Peckham CS. Congenital toxoplasmosis in the United Kingdom: to screen or not to screen［J］? J Med Screen, 2002, 9(3): 135-141.

［ 5 ］Workowski KA, Bolan GA. Sexually transmitted diseases treatment guidelines[J]. MMWR Recomm Rep, 2015, 64(RR-03): 1-137.

［ 6 ］Zheng F, Du J, Hu Y. A study of rubella virus infection during pregnancy[J]. Zhonghua Fu Chan Ke Za Zhi, 2002, 37(7): 391-394.

［ 7 ］Neu N, Duchon J, Zachariah P.TORCH infections[J]. Clin Perinatol.2015, 42(1): 77-103.

［ 8 ］Mattei PL, Beachkofsky TM, Gilson RT, Wisco OJ. Syphilis: a reemerging infection[J]. Am Fam Physician, 2012, 86(5): 433-440.

［ 9 ］Bernstein DI, Bellamy AR, Hook EW, et al. Epidemiology, clinical presentation, and antibody response to primary infection with herpes simplex virus type 1 and type 2 in young women[J]. Clin Infect Dis, 2013, 56(3): 344-351.

［10］Fine JD, Arndt KA. The TORCH syndrome: a clinical review[J]. J Am Acad Dermatol.1985, 12(4): 697-706.

［11］Greenough A. The TORCH screen and intrauterine infections[J]. Arch Dis Child Fetal Neonatal Ed. 1994, 70(3): F163-165.

［12］Rodis JF, Quinn DL, Gary GW Jr, et al. Management and outcomes of pregnancies complicated by human B19 parvovirus infection: a prospective study[J]. Am J Obstet Gynecol, 1990, 163(4 pt 1): 1168-1171.

［13］Maldonado YA, Nizet V, Klein JO, et al. Current concepts of infections of the fetus and newborn infant[M]// Remington JS, Klein JO, Wilson CB, et al. Infectious Diseases of the Fetus and Newborn Infant. 7th ed. Philadelphia: Elsevier Saunders, 2011.

［14］Remington JS, McLeod R, Thulliez P, et al. Toxoplasmosis[M]//Remington JS, Klein J, Wilson CB, et al. Infectious Disease of the Fetus adn Newborn Infant. 6th ed. Philadelphia: Elsevier Saunders, 2006.

［15］Stagno S, Britt W. Cytomegalovirus infections[M]//Remington JS, Klein JO, Wilson CB, et al. Infectious Diseases of the Fetus and Newborn Infant. 6th ed. Philadelphia: Elsevier Saunders, 2006.

第十二章
药物与胎儿畸形

张　斌　张　姣　曹　丽

　　孕期服用药物是孕妇经常担心和需要咨询的内容。药物可以导致胎儿畸形发生，但不是所有药物都致畸。药物的致畸作用与药物的种类、剂量、持续时间、胎儿的孕龄、胎儿个体对药物的敏感性、孕妇的药物体内代谢过程等密切相关。

一、美国食品药品管理局药物分级

　　美国食品药品管理局(U. S. Food and Drug Administration, FDA)根据药物对胎儿致畸风险的研究，建立了一套等级评估系统，即FDA分类(表12-1-1)，根据药物与致畸相关性分为A、B、C、D、X五类。其中A级是妊娠期患者可安全使用的药物；B类药物为孕期服用相对安全的药物，有明确指征时慎用；C类药物在有明确指征时，要平衡利弊，当利大于弊时使用；D类药物应避免使用，但在有明确指征且患者受益大于可能的风险时，在严密观察下慎用；X类为孕期禁用的药物。

　　有些药物没有FDA分级，随着时间更新和经验积累，安全级别得以提升，如二甲双胍和阿司匹林。

表12-1-1　FDA的药品安全性分类

分类	定义
A	在有对照组的早期妊娠妇女中未显示对胎儿有危险(并在中、晚期妊娠中亦无危险的证据)，可能对胎儿的伤害极小。
B	在动物生殖试验中并未显示对胎儿的危险，但无孕妇的对照组，或对动物生殖试验显示有副反应(较不育为轻)，但在早孕妇女的对照组中并不能肯定其副反应(并在中、晚期妊娠亦无危险的证据)。
C	在动物的研究中证实对胎儿有副反应(致畸或使胚胎致死或其他)，但在妇女中无对照组或在妇女和动物研究中无可利用的资料。药物仅在权衡对胎儿的利大于弊时给予。
D	对人类胎儿的危险有肯定的证据，但尽管有害，对孕妇需肯定其有利，方能应用(如对生命垂危或疾病严重而无法应用较安全的药物或药物无效)。
X	动物或人的研究中已证实可使胎儿异常，或基于人类的经验知其对胎儿有危险，对人或对两者均有害，而且该药物对孕妇的应用，其危险明显地大于任何有益之处。该药禁用于已妊娠或将妊娠的妇女。

1. 分类A等级 该类药物在孕前或孕期应用对胎儿无明显的影响。如维生素B_1、B_2、B_6、叶酸等。分类A等级的药物极少,维生素属于此类药物,如各种维生素B、C等,但是在正常范围剂量的维生素A是A类药物,而大剂量的维生素A,每日剂量2万U,即可致畸,而成为X类药物。

2. 分类B等级 该类药物在孕前或孕期可应用。如胃复安、二甲双胍、青霉素、氨苄青霉素、阿莫西林、头孢拉定、罗氏芬、头孢哌酮钠(先锋必)、淋必治、红霉素、阿奇霉素、克林霉素、呋喃妥因、万古霉素、甲硝唑、纳洛酮等。分类B等级的药物不多,大多数日常应用的抗生素属于B类。

3. 分类C等级 溴隐亭、阿司匹林、氯苯吡胺(扑尔敏)、阿托品、山莨菪碱(654-2)、西沙必利、泼尼松、地塞米松、庆大霉素、制霉素、氟康唑、克霉唑、制霉菌素、依曲康唑、磺胺甲恶唑(SMZ)、氟哌酸、环丙沙星、氧氟沙星、利福平、无环鸟苷、乙肝疫苗、免疫球蛋白、维生素B_{12}等。

分类C等级的药物较多。这一类药物或者问世时间不够长或者较少在孕妇中应用,在早期妊娠应用可能对胎儿会造成损害。

4. 分类D等级 阿普唑仑、螺内脂、黄体酮、四环霉、强力霉素。由于已有实验和临床上的证据,对分类属于D的药物在妊娠期特别是在早期妊娠阶段尽可能不用。实际上,目前可供人们应用的药物已成千上万种,在各类药物中均有B、C、D类药,所以人们尽可选择B类药或C类药而不用D类药。

5. 分类X等级 在常用药物中此类药物并不多,但因致畸率高,或对胎儿危害很大,孕前期及孕期禁用。此中最为出名的是沙利度胺(即酞胺哌啶酮,又称反应停):20世纪50年代末和60年代初在欧洲盟军驻地附近的妇女在孕早期服用此药以减轻妊娠反应,以后发现不少胎儿出生时有上肢短小,下肢合并而呈海豹状故称之为海豹样畸形,这是人们在较早时期所认识的X类药物。

过去人们常用的性激素己烯雌酚,20世纪50年代初曾被用以治疗先兆流产,结果发现子代的女性在6~26岁间可以发生阴道腺病或阴道透明细胞癌,其后果是严重的,故属X类药。己烯雌酚(人工合成的雌激素)或雄性激素睾丸酮等性激素,它们会干扰胎儿性腺、生殖器官的发育及外阴的分化。将会使女婴发生生殖器官畸形,以后会有月经功能障碍、不良妊娠或不孕症,以及患乳腺癌、阴道癌、子宫内膜癌等,死亡率很高。其中己烯雌酚还可发生男性女性化,出现阴茎短小、尿道下裂、附睾、睾丸和精子异常,甚至引起脑积水、脑脊膜膨出等,从而导致性功能障碍和生育力低下。

维生素A大剂量口服也可致畸,也是X类药物,维生素A的衍化物维甲酸是一种治疗皮肤疾病的药物,也是X类药物。常为人们忽视的是大量饮酒,如在早期妊娠时大量饮酒,摄入大量乙醇,日饮150 ml或以上可以使胎儿发育不良或发育畸形。因此,乙醇在FDA分类中饮酒量少属D类,量多即归入X类。

此外,X类药物还包括镇静药(氟西泮、氟硝西泮等)、抗肿瘤药(氨基蝶呤、5-氟尿嘧啶等)、抗结核药(乙硫异烟胺)、抗寄生虫病药物(如氯喹、奎宁等)。

一些常见的致畸药物包括：① 血管紧张素转换酶抑制剂（angiotensin-converting enzyme inhibitor, ACEI）；② 抗癫痫药；③ 抗肿瘤药；④ 沙利度胺、维A酸、亚甲蓝、米索前列醇、青霉胺、氟康唑和锂剂；⑤ 雄激素药物（如睾酮或达那唑）不会引起畸形，但可以使女胎男性化；⑥ 母亲在妊娠期饮酒可导致胎儿酒精效应（fetal alcohol effect, FAE）、酒精相关的出生缺陷（alcohol-related birth defect, ARBD）、胎儿酒精综合征，或者也可娩出正常婴儿；⑦ 叶酸拮抗剂（如甲氧苄啶和氨苯蝶啶）会增加神经管缺陷风险，以及可能会增加心血管缺陷、唇腭裂及泌尿道缺陷的风险；⑧ 用于治疗严重痤疮的口服异维A酸可导致耳畸形（小耳畸形伴或不伴耳道闭锁）、中枢神经系统畸形、脑积水、大脑神经元迁移缺陷、小脑异常、严重智力障碍、癫痫发作和容貌异常；⑨ 广泛使用的降胆固醇药物，如他汀类药物（HMG-CoA还原酶抑制剂），在妊娠期间是完全禁忌使用的，因为这类药物可引起严重出生缺陷，包括肢体畸形、先天性心脏病和CNS异常。常见导致胎儿畸形的药物见表12-1-2。

表12-1-2　常见导致胎儿畸形的药物

	药　名	给药孕期	不　良　影　响
1	沙利度胺	早期	四肢长骨多处缺损、指趾畸形、短肢或无肢"海豹肢体畸形"，心、眼、耳、肾、受损及锁肛
2	甲氨蝶呤	早期	无脑儿、脑积水、腭裂、流产
3	环磷酰胺	早期	四肢及外鼻畸形、腭裂、耳缺如
4	苯丁酸氮芥	早期	肾、输尿管缺损、腭裂
5	己烯雌酚	妊娠期	女胎青春期患阴道腺病、男性女性化、睾丸发育不良
6	雄激素	早期	女胎男性化
7	孕激素（大剂量）	妊娠期	女婴外生殖器男性化、男婴尿道下裂、心脏畸形
8	丙硫氧嘧啶	妊娠期	成骨迟缓、智力低下、甲状腺肿
9	甲巯咪唑	早期	长期应用甲状腺功能低下
10	四环素	早期 后期	手指畸形、先天性白内障、长骨发育不良 乳齿黄染、牙釉质发育不良
11	肾上腺皮质激素	早期	腭裂、无脑儿、并指畸形、死胎、成骨迟缓
12	苯妥英钠	妊娠期	胎儿神经管缺陷、颅脑和指（趾）端畸形，心脏发育不全、新生儿出血
13	苯巴比妥	妊娠期	胎儿先天性颅面部和指（趾）端畸形、肝脑缺损
14	氯丙嗪	妊娠期	脑发育不良、视网膜病变、腭裂、
15	氯氮（利眠宁）	早期	腭裂、唇裂
16	甲丙氨酯	早期	先天性心脏病
17	水杨酸类	早期	肾畸形、中枢神经损害、发育障碍、新生儿紫癜、死胎
18	非那西丁	妊娠期	肾、骨骼畸形

（续表）

	药　　名	给药孕期	不　良　影　响
19	美克洛嗪	早期	腭裂、唇裂、小肢症、脑脊髓功能障碍
20	苯海拉明	妊娠期	唇裂
21	双香豆素	妊娠期	软骨发育不良、颅内出血、死胎
22	华法林	早期	小头畸形、大脑发育不良、生长迟缓、鼻不发育
23	氯喹	妊娠期	耳聋、脑积水、肾畸形、死胎
24	链霉素	妊娠期	耳聋、肾脏损害
25	氯霉素	早期 后期 分娩前	唇裂、腭裂 新生儿骨髓抑制或胎儿死亡 新生儿循环障碍和灰婴综合征
26	灰黄霉素	妊娠期	（动物实验）子代神经系统、骨骼系统异常
27	吲哚美辛	后期	（动物实验）动脉导管狭窄、坏死性小肠炎及胎儿脑室内出血
28	血管紧张素转换 酶抑制剂	中晚期	肾畸形、面部及头颅发育畸形、肺发育不良
29	维甲异酸	妊娠期	腭裂，眼距过远，心脏、大血管畸形，小耳或无耳
30	三甲双酮	妊娠期	唇腭裂、先天性心脏病、神经管发育缺陷及泌尿生殖系统缺陷
31	丙戊酸	妊娠期	神经管缺陷、先天性颅面部和指（趾）端畸形、唇腭裂、先天性心脏 畸形
32	卡马西平	妊娠期	神经管缺陷、颅面部和指（趾）端畸形、颅内动静脉畸形
33	碳酸锂	妊娠期	心血管畸形、脑积水合并脊柱裂或脊髓膜突出、畸形足、小耳畸形
34	丙咪嗪	妊娠期	骨畸形和唇裂
35	苯丙胺	妊娠期	心脏缺损、大血管异位及畸形足
36	帕罗西汀	早期	胎儿心脏畸形（房缺和室缺）
37	利福平	妊娠期	（动物实验）死胎、无脑儿、脑积水及肢体、耳道、泌尿道畸形
38	异烟肼	妊娠期	中枢神经系统的损害
39	磺胺类	早期	高胆红素血症
40	喹诺酮类	妊娠期	（动物实验）影响胎儿软骨发育
41	万古霉素	妊娠期	（动物实验）耳肾毒性
42	复方新诺明	妊娠期	抑制叶酸代谢，并可能致畸（妊娠前3个月禁用）
43	硝苯地平	妊娠期	肢体短缺、流产、胎心率减慢
44	利托君	妊娠期	胎儿急性呼吸窘迫、肺水肿、心动过速、心律失常、心肌缺血、高胰 岛素血症及胎儿生长迟缓
45	阿司匹林 （大剂量）	早期 晚期	（动物实验）脊椎裂、头颅裂、面部裂、腿部畸形，以及中枢神经系统、 内脏和骨骼的发育不全 （动物实验）动脉导管收缩或过早关闭
46	甲苯磺丁脲和氯 磺丙脲	妊娠期	死胎、新生儿死亡、多发性畸形和唇裂

（续表）

	药　　名	给药孕期	不　良　影　响
47	维生素A（过量）	妊娠期	腭裂、心脏和泌尿道及眼畸形
48	维生素D（过量）	妊娠期	血钙过高、智力障碍、肾和肺小动脉狭窄和高血压
49	维生素B_6（过量）	妊娠期	四肢短小
50	维生素C（过量）	妊娠期	坏血病
51	咖啡因	妊娠期	唇裂、腭裂
52	吗啡（大剂量）	早期	缺肢性畸形、成骨发育不全
53	可待因	妊娠期	唇裂、腭裂、死胎
54	酒精	妊娠期	先天性畸形、脑、心脏、脊柱缺陷、先天性颅面部缺陷
55	烟草	妊娠期	流产、低体重儿、围产儿死亡、胎盘早期剥离发生率增加
56	海洛因	妊娠期	胎儿生长迟缓

二、孕早期用药的"全"或"无"效应

产妇在妊娠期用药，不同阶段用药对于胎儿的发育影响是不同的，对于受精后2周内，产妇用药对胚胎的影响呈现"全"或"无"现象。"全"指胚胎受损严重而死亡，自然淘汰而流产；"无"指无影响或影响很小，受损细胞可由其他早期的胚胎细胞的完全分裂代偿，胚胎继续发育，不出现结构异常。这就是目前药物致畸学中"全或无"理论。如果在排卵前或者着床前用药，目前认为就不会产生影响，因为受精卵没有形成或者不会和母体的体液接触。除非该药物的半衰期很长，在体内代谢完全需要很长时间。受精卵与母体体液接触往往要到排卵后7～10天以后才有可能。因此，应尽量避免不必要的用药，孕早期特别要慎重，应予最小有效剂量治疗孕期疾病。

受孕后3～8周胎儿主要器官如神经管、心脏和肢体等初步形成，对于药物比较敏感，产妇不合理用药会造成胎儿器官发生畸形或受损，为"致畸高度敏感期"。受精后的第9周至足月妊娠，胎儿各个器官继续发育，其功能逐步完善，但神经系统、生殖系统及牙齿仍在不断发育，神经系统的分化持续到胎儿成熟，直至新生儿时期仍在继续。这段时间内孕妇不合理用药仍然会对胎儿造成影响。

三、重视并了解药物在孕期的药代动力学特点

伴随着胎儿的生长发育，母体会发生一系列相适应的生理变化，药物在孕妇体内的吸收、分布、代谢和排泄亦有其特点。大多数药物均能经胎盘进入胎儿体内，脂溶性大、解离度低、蛋白结合率低的药物更易经胎盘转运入胎儿体内，药物还可通过胎儿吞噬羊水自胃肠少量吸收。药物主要分布于胎儿肝脏、脑、心脏等器官，由于胎儿的肝脏发育不完善，药物代谢酶缺乏，对药物的解毒能力较低，胎儿的肾小球滤过率低，药物及降解产物排泄延缓，且排出的部分代谢产物，可因"羊水肠道循环"被胎儿重吸收，易在胎儿体内蓄积，影响胎儿组织器

官的发育而致畸形。一般来说,用药剂量越大,用药时间越长或反复使用,对胎儿的损伤就越严重。因此,孕妇用药时必须考虑到这些特点,根据药物的血药浓度、药效、剂量与疗程等,合理用药。可不用则不用,更不能滥用。

四、中药

众所周知,中医向来有"药食同源"一说,一些妊娠期常用中药如红枣、薏米、莲子、蜂蜜、绿豆等也是我们的日常食物,并且中药长期广泛的临床应用并未见明显毒性,使得许多人认为中药绝对安全无毒。有文献报道有78.7%的孕妇都曾用过中药。但孕妇是一个特殊的群体,其用药不仅关系到自身疾病的治愈同时也关系到体内胎儿的安全。随着用药安全性的日益被关注,妊娠期中药的安全性问题也成为国内外关注的焦点。以下几类药物在孕前或孕期用药要引起注意:

1. **毒性大的中草药**　胎盘对物质的通透性与其他生物膜无明显差别,故绝大多数药物都可进入胎儿血循环。卫计委规定的砒石(红砒、白砒)、砒霜、水银、生马钱子、生川乌、生草乌、生白附子、生附子、生半夏、生南星、生巴豆、斑蝥、青娘子、红娘子、生甘遂、生狼毒、藤黄、生千金子、生天仙子、闹羊花、雪上一枝蒿、红粉、白降丹、蟾酥、轻粉、雄黄、洋金花共27种剧毒中草药有可能对胎儿造成严重危害,应禁用。

此外,大戟、芫花、商陆、牵牛子、虻虫、雷公藤、钩吻、苦楝子等有很强的毒性,应禁用。马兜铃科植物(马兜铃、细辛、广防己、关木通、青木香等)含有肾毒性较强的马兜铃酸,应禁用。砷、汞、铅、铜等含量较高的矿物类药材,如朱砂、密陀僧、铅丹、代赭石、胆矾、铅粉等也应禁用。

2. **能直接抑杀癌细胞的中草药**　胚胎细胞与癌细胞一样,都具有迅速的增殖、分裂功能,且对抗癌药物敏感度高,故该类药物有较强的致畸作用,应禁用于妊娠或即将妊娠的妇女。这里仅列出已获批准上市的此类制剂:用治急性早幼粒细胞白血病的砒石(红砒、白砒)、砒霜,其成分为三氧化二砷;长春花提取物长春新碱和长春碱;鸦胆子油乳注射液。

此外,斑蝥、青娘子、红娘子(斑蝥素)、秋水仙(秋水仙碱、秋水仙酰胺)、青黛(靛玉红)、莪术(β-榄香烯)、蟾皮(华蟾素)、冬凌草(冬凌草素)、苦参(苦参碱)、肿节风等,目前均有相应的提取物或制剂上市,也在禁用范畴。

3. **有兴奋子宫作用的中草药**　该类药物中作用较强的主要有麝香、益母草、红花等,有可能造成流产,应禁用。

4. **按中医药理论有妊娠禁忌的中草药**

破血通经药:如三棱、莪术、水蛭、虻虫。

开窍走窜药:如麝香、蟾酥、穿山甲、蜈蚣、蛇蜕、皂荚。

逐水药:如甘遂、大戟、芫花、商陆、牵牛子。

涌吐药:如瓜蒂、藜芦。

攻下药:如巴豆、芦荟、番泻叶等,应禁用。

破气破血、活血祛瘀、辛热、滑利、沉降的药物:如大黄、芒硝、枳实、桃仁、红花、蒲黄、五灵脂、王不留行、附子、干姜、肉桂、牛膝、丹皮、茅根、瞿麦、薏苡仁、半夏、南星、常山、代赭石、磁石等,应慎用。

如上所述,许多中药已被证明具有致癌、致突变或致畸作用。孕期应避免使用。孕妇使用中药时,必须在执业医师或药师的指导下辨证用药,且用药剂量不宜过大,忌擅自随意服用药物,不得随意服用大补之品,以保证用药安全和优生优育。

五、临床咨询

1. 妊娠期用药原则

(1)妊娠前3个月,最好不用药或少用药。早孕期间避免使用C类、D类药物。

(2)避免不必要的用药,包括保健品。

(3)单药有效时避免联合用药;新药与老药同时有效,应用老药;中药及西药同时有效,应用西药。

(4)用药从小剂量开始,避免大剂量用药;注意掌握用药时间、疗程和给药途径;避免用药时间过长。

(5)需服用对胎儿有害的药物时,权衡利弊,尽量降低药物的损害程度。

药物具有双重性,既可治病亦可致病,孕妇不可擅自服药,但也不要因噎废食,而应在医生的指导下慎重应用。妊娠期用药关系到胎儿及新生儿的生长发育,使用时既要考虑药物对母体的治疗作用,也要考虑对胎儿的致畸及毒副作用,合理用药。

选择用药时考虑其必要性、安全性、合理性及可靠性,权衡利弊,不可滥用也不可不用,以确保母儿安全。

2. 临床咨询的基本原则

(1)知情同意。

(2)严格掌握终止妊娠的指标。

(3)尽量减少用药。

复旦大学附属妇产科医院药剂科临床药学室参考药品说明书和相关专业书籍,将药品妊娠期安全信息汇编成册,并定期更新。附录1为2016年度第五版,可用于药物相关妊娠问题咨询时参考。

参 考 文 献

[1]陈新谦,金有豫,汤光.新编药物学[M].17版.北京:人民卫生出版社,2011:980-983.

[2]戴钟英.妊娠期用药原则[J].实用妇产科杂志,2007,23(10):581-582.

[3]杨慧霞,段涛.妊娠期和哺乳期用药[M].7版.北京:人民卫生出版社,2009:47-50.

[4]张春华,李琛.妊娠期中药应用安全分析[J].河北中医,2013,35(9):1378-1379.

[5]Hernández-Díaz S, Werler MM, Walker AM, Mitchell AA. Neural tube defects in relation to use of folic acid antagonists during pregnancy[J]. Am J Epidemiol, 2001, 153: 961.

[6]Hanson N, Leachman S. Safety issues in isotretinoin therapy[J]. Semin Cutan Med Surg, 2001, 20: 166.

[7]Koren G, Pastuszak A, Ito S. Drugs in pregnancy[J]. N Engl J Med, 1998, 338: 1128.

第十三章
双胎和单绒毛膜双胎特殊并发症

沈　婕　黄晓微　严英榴　顾蔚蓉

【疾病概述】

随着辅助生殖技术的广泛开展以及高龄孕妇增多,双胎妊娠的发生率逐年升高。据统计,美国双胎出生率从1980年的1.89%上升到2006年的3.2%,双胎妊娠胎儿畸形发生率、早产发生率、围生期发病率及死亡率均高于单胎。由于双胎妊娠母胎并发症增加的原因,双胎妊娠发生医源性早产的概率也高于单胎妊娠。

双胎的绒毛膜性对双胎预后的影响比合子性更大,应在妊娠早期进行双胎妊娠的绒毛膜性判断。大多数双卵双胎为双绒毛膜双羊膜囊双胎(dichorionic diamniotic, DCDA);而单卵双胎则根据发生分裂时间的不同,分别演变成为双绒毛膜双羊膜囊双胎或单绒毛膜双羊膜囊双胎(monochorionic diamniotic, MCDA);若分裂发生的更晚,则形成单绒毛膜单羊膜囊双胎(monochorionic monoamniotic, MCMA),甚至联体双胎。故单绒毛膜双胎均为单卵双胎,而双绒毛膜双胎不一定是双卵双胎。单绒毛膜双胎可能会发生一系列并发症,如双胎输血综合征(twin-twin transfusion syndrome, TTTS)、双胎动脉反向灌注序列征(twin reversed arterial perfusion sequence, TRAPS)及双胎选择性生长不一致(selective fetal growth restriction, sFGR)等,且由于胎盘存在血管交通吻合支的特点,如果其中之一发生胎死宫内,对存活胎儿存在发生脑损伤的风险。因此,诊断绒毛膜性对双胎的评估及妊娠期管理至关重要。单绒毛膜双胎妊娠胎死宫内的风险是双绒毛膜双胎的3.6倍,在妊娠24周前发生流产的风险是后者的9.18倍。

双胎妊娠的诊断主要依靠超声检查,超声检查对于双胎绒毛膜性与羊膜性的判定、胎儿结构异常的筛查、生长发育的监测、血流多普勒及羊水量的评估、双胎并发症的诊断、早产的预测等具有重要价值,对产前咨询和临床处理有非常重要的指导意义。有必要在产前诊断中心、母胎医学中心或胎儿医学中心进行专业的咨询与管理。

【诊断依据】

1. 双胎早中孕期诊断和绒毛膜性判定　双胎妊娠诊断主要依靠超声检查。孕早期超声主要确定孕龄及明确绒毛膜性及羊膜性；孕11～13^{+6}周进行NT检查和严重结构畸形筛查；中孕中期常规行胎儿结构畸形筛查。

在胎儿7～13^{+6}周时测量头臀长（crown-rump length, CRL）以确定孕龄。自然妊娠以较大胎儿头臀长测量值确定孕龄，体外受精（IVF）受孕者，可根据取卵时间及胚胎种植时间明确孕龄。

应在妊娠的早中期即孕13^{+6}周之前确定绒毛膜性及羊膜性，并保存相关图像。在孕6～9周，可通过妊娠囊数目判断绒毛膜性；两个分开的妊娠囊，且两个妊娠囊内均可见胚芽及胎心，则为双绒毛膜双胎（图13-1-1）；若仅见一个妊娠囊，内见两个胚芽则考虑为单绒毛膜双胎（图13-1-2）。在孕10～13^{+6}周，可以通过双胎间羊膜分隔与胎盘交界处的形态判断绒毛膜性。单绒毛膜双胎羊膜分隔与胎盘交界处呈T征（图13-1-3），而双绒毛膜双胎因两胎盘融合，此时羊膜分隔与胎盘交界处夹有胎盘组织，表现为"双胎峰"（或 λ 征）（图13-1-4）。妊娠中后期"双胎峰"或不明显或消失，因此任何孕周见"双胎峰"（或 λ 征）可诊断为双绒毛膜双胎，孕14周后不能根据T征诊断为单绒毛膜双胎，部分病例可通过分离的胎盘个数或胎儿性别判断绒毛膜性。如两胎胎儿性别不同，则为双绒毛膜双胎；大部分分离成两个胎盘的是双绒毛膜双胎，但要注意的是有3%的单绒毛膜双胎在超声下表现为两个分离的胎盘，其胎盘间可能存在血管吻合。如两个胎儿共用一个胎盘且性别相同，缺乏妊娠早期超声检查资料，绒毛膜性判定会非常困难。

在确定绒毛膜性的同时应确定羊膜性，并存图记录。如果经腹部超声无法判断绒毛膜性或羊膜性，可行阴道超声检查来判断；也可转诊至产前诊断中心或胎儿医学中心进行检查。如绒毛膜性诊断不清，建议按单绒毛膜双胎处理。

双胎妊娠因涉及后续系列超声随访的问题，应尽量对胎儿进行统一的标注。可根据胎儿的位置，标注为左、右或上、下并尽可能多地描述每一胎儿特征，如脐带插入胎盘的位置、胎盘附着位置等。

孕11～13^{+6}周测量胎儿颈部透明层厚度（nuchal translucency, NT）并早期筛查胎儿严重结构畸形。可根据NT及年龄风险评估发生唐氏综合征的风险。对于双绒毛膜双胎妊娠，妊娠11～13^{+6}周分别对两个胎儿检测NT并结合胎儿鼻骨、静脉导管、三尖瓣反流情况，对

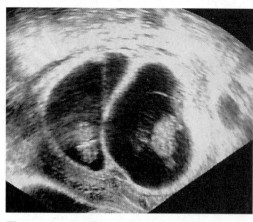

图13-1-1　早孕期经阴道超声见两个分开的妊娠囊（DCDA）

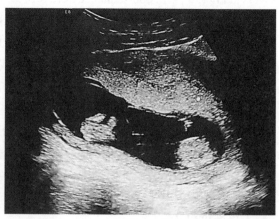

图13-1-2　单个妊娠囊内见两个羊膜囊（MCDA）

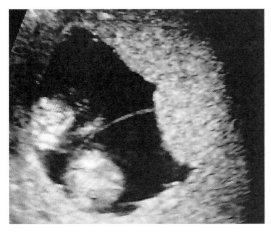 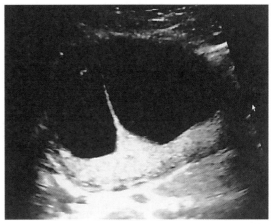

图13-1-3　羊膜分隔与胎盘交界处平坦,称为T征　图13-1-4　羊膜分隔与胎盘交界处可见胎盘凸起,
　　　　　(MCDA)　　　　　　　　　　　　　　　　　　　　称为双胎峰(DCDA)

唐氏综合征的检出率可达80%,与单胎妊娠的筛查结果相似。对于单绒毛膜双胎,应按1个胎儿的唐氏综合征发生风险计算(使用头臀长最大值和NT的平均值)。对于双绒毛膜双胎,因多数为双卵双胎,则应独立计算各个胎儿的唐氏综合征发生概率。

　　双胎的无创产前检测(NIPT)在临床应用日益增加,相比血清学筛查,其检出率更高而假阳性率明显减少。由于缺乏大样本研究,其确切的应用指征尚不明确。

　　双胎胎儿畸形发生率高于单胎妊娠,对于有指征进行细胞遗传学检查的孕妇,要及时给予产前诊断咨询。双胎妊娠有创性产前诊断操作带来的胎儿丢失率要高于单胎妊娠。对于双绒毛膜双胎,应对两个胎儿分别取样。对于单绒毛膜双胎,通常只需对其中任一胎儿取样;但如出现一胎结构异常或双胎大小发育严重不一致,则应对两个胎儿分别取样。在羊膜腔穿刺或绒毛穿刺取样前,要对每个胎儿做好标记(如胎盘位置、胎儿性别、脐带插入点、胎儿大小、是否存在畸形特征等)。

　　中孕期胎儿结构筛查:推荐孕18～24周进行胎儿超声结构筛查,有条件的医院可进行系统产前超声检查及胎儿心脏超声检查。

　　2. 双胎的特殊并发症的诊断

　　(1)双绒毛膜双胎生长不一致:诊断标准尚不统一,我国多数胎儿医学中心推荐以双胎估测体质量相差≥25%为诊断标准。目前,尚没有被广泛接受的正常双胎估测体质量的生长曲线,可以使用正常单胎的生长曲线来代替双胎。双绒毛膜双胎孕早期胎儿CRL相差≥10%是围产儿死亡的高危因素,其中小胎儿发生结构异常或染色体异常的风险增加。

　　(2)TTTS的诊断和分期:① TTTS的超声诊断:单绒毛膜双胎超声检查中,一胎儿出现羊水过多(孕20周前羊水最大深度>8 cm,孕20周后羊水最大深度>10 cm),同时另一胎儿出现羊水过少(羊水最大深度<2 cm)(图13-1-5)。② TTTS的分期:常用的是Quintero分期(表13-1-1)。Quintero分期主要依据疾病的严重程度,但与疾病预后无明显相关性,疾病发展并不都按期别依次进展,Ⅰ期可以直接进入Ⅳ期、Ⅴ期。

（3）sIUGR的诊断及分型：① sIUGR的超声诊断：单绒毛膜双胎，任一胎儿估计体重低于同孕龄胎儿应有体重的第10百分位数，两个胎儿体重相差>25%。估计体重差异可由下列公式计算：(较大胎儿体重-较小胎儿体重)/较大胎儿体重×100%。② sIUGR分型：Ⅰ型，脐动脉血流频谱正常；Ⅱ型，脐动脉舒张末期血流持续缺失或反向；Ⅲ型，脐动脉舒张末期血流间歇性缺失或反向（图13-1-6）。

表 13-1-1 TTTS 的 Quintero 分期

Ⅰ期：羊水过多–羊水过少序列征，受血儿羊水过多(>8 cm；20周以上，> 10 cm)，供血儿羊水过少(<2 cm)
Ⅱ期：供血儿膀胱不显示
Ⅲ期：严重的异常多普勒频谱，即脐动脉舒张期血流消失或反向、静脉导管血流a波反向或脐静脉呈搏动性频谱
Ⅳ期：胎儿水肿
Ⅴ期：一胎儿或双胎儿死亡

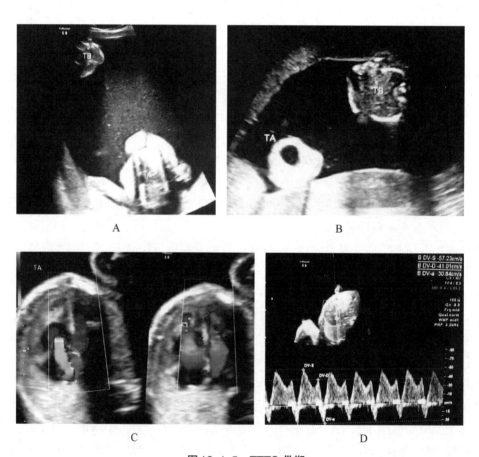

图 13-1-5　TTTS Ⅲ期

MCDA，胎儿TA羊水过多，胎儿TB羊水过少，黏附于子宫前壁，称为黏附胎（A）；胎儿TA膀胱饱满，胎儿TB膀胱未显示（B）；胎儿TB心脏增大，三尖瓣重度反流（C）；胎儿TB静脉导管a波反流（D）

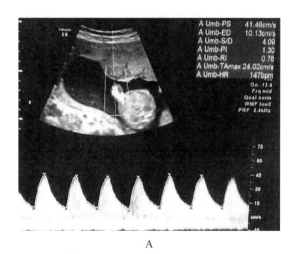

A

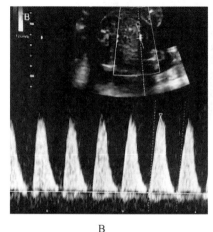

B

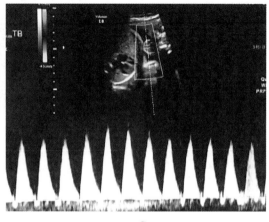

C

图13-1-6　脐动脉血流波形

正常脐动脉频谱（A）；持续性舒张末期血流缺失（B）；间歇性舒张末期血流反流（C）

（4）TRAPS的超声诊断：TRAPS又称无心畸胎序列，是单绒毛膜双胎特殊并发症。无心畸胎胎体内未见心脏显示，但体内可见血液流动，可显示脐动脉血流与正常胎儿相反，显示为回心（入胎）动脉血流。正常胎儿如果发生充血性心力衰竭，可表现为胎儿心腔增大、肝脏大、胸腔积液、腹水、胎儿水肿，三尖瓣反流、心包积液和羊水过多。正常胎儿与无心畸胎脐动、静脉在胎盘处可检测到动脉-动脉、静脉-静脉血管吻合（图13-1-7）。

TRAPS在妊娠早期的超声下可能见到一胎存活，一胎未见胎心搏动，容易被当作双胎一胎死亡而忽略，需要短期内随访。若无心胎块内见血流并且胎块持续增大，应该考虑TRAPS诊断，TTTS一胎死亡后，由于发生血流倒灌可能会阻止死亡胎儿消失而发展为TRAPS，因此需要超声随访。应密切监测泵血儿心脏、羊水量变化及无心畸胎团块的增长情况。泵血儿非整倍体风险增高，应行详细的结构筛查。

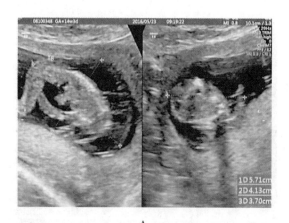

A

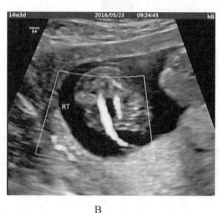

B

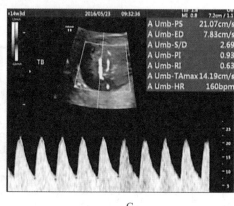

C

图13-1-7 无心畸胎序列（TRAPS）

MCDA，双胎之一未见胎头，未见胎心搏动，皮下水肿，腹水，呈一软组织包块（A）；腹壁脐带入口可见两条方向相反的脐血流（B）；多普勒频谱显示入胎的脐动脉血流（C）

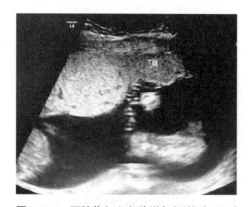

图13-1-8 双胎贫血-红细胞增多序列征（TAPS）

MCDA，双胎胎盘分布及厚薄不均，界限清晰；胎儿TA胎盘增厚，回声偏强（贫血儿），胎儿TB胎盘薄，回声低（多血儿）

（5）双胎贫血-红细胞增多序列征（TAPS）的诊断及分期：① TAPS的产前超声诊断：TAPS可能为原发，也可能为TTTS行胎儿镜激光术后的胎盘上小的动-静脉吻合血管残留所致。诊断标准为供血儿大脑中动脉峰值流速（middle cerebral artery - peak systolic velocity，MCA-PSV）>1.5倍中位数（multiple of median，MoM）且受血儿MCA-PSV<1.0 MoM。TAPS其他超声所见包括胎盘回声及厚度的差异，高回声、厚胎盘提示供血儿，低回声、薄胎盘提示受血儿（图13-1-8）。② TAPS分期见表13-1-2。

表13-1-2 产前和产后TAPS分期

期别	产前分期	产后分期 [双胎之间血红蛋白差异(g/L)]
Ⅰ期	输血胎 MCA-PSV>1.5 MoM 和受血胎 MCA-PSV< 1.0 MoM,无其他胎儿并发症	>8.0
Ⅱ期	输血胎 MCA-PSV>1.7 MoM 和受血胎 MCA-PSV< 0.8 MoM,无其他胎儿并发症	>11.0
Ⅲ期	第Ⅰ、Ⅱ期基础上出现供血儿心血管并发症或出现异常的血流动力学改变(脐动脉舒张末期血流消失,静脉导管a波反流)	>14.0
Ⅳ期	供血儿水肿	>17.0
Ⅴ期	1个或2个胎儿死亡	>20.0

(6)单绒毛膜单羊膜囊双胎(MCMA)的诊断:MCMA较少见,早孕初期仅见一个妊娠囊,内可见两个距离很近的胚芽。MCMA双胎之间无羊膜隔,故两个胎儿的脐带可互相缠绕(图13-1-9 A),彩色多普勒能显示缠绕脐带内血流(图13-1-9 B)。同时,两个胎儿的性别也一定相同。

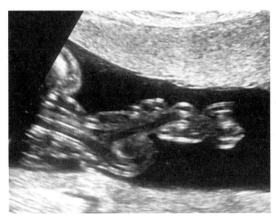
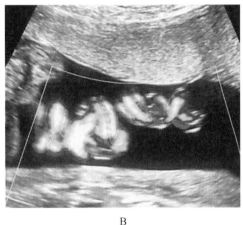

A

B

图13-1-9 单绒毛膜单羊膜囊双胎间的脐带缠绕

A.黑白超声,双胎间脐带缠绕;B.彩色多普勒血流超声,双胎间脐带缠绕的血流图

(7)联体双胎的诊断:联体双胎为单绒毛膜单羊膜双胎的罕见并发症。在多次超声检查中,发现两个胎儿的相互位置恒定不变,两胎胎体的某一部位相连在一起,相连处皮肤相互延续(图13-1-10)。联体双胎合并其他畸形发生率较高,常见的合并畸形有先天性心脏畸形、脐膨出、神经管畸形、膈疝等。非对称性联体双胎诊断较为困难。但是,少数孕周较大而极少部位相连的联体双胎产前超声诊断可能会漏诊。可考虑行MRI检查,以协助诊断。

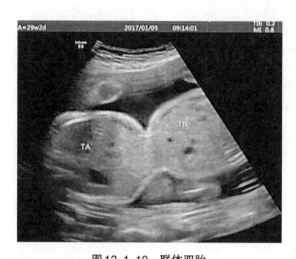

图13-1-10　联体双胎

MCMA,双胎间腹壁脐带入口上方肝脏相连

（8）双胎之一畸形：双胎妊娠畸形的诊断与单胎畸形一样。双胎之一发生畸形的机会较多，单绒毛膜双胎胎儿畸形发生率是单胎妊娠的2～3倍，畸形以无脑儿、心脏畸形和腹部缺损多见。一经发现应明确绒毛膜性，应考虑行染色体检查。

（9）双胎之一死亡：双绒毛膜双胎早孕期一胎死亡，宫腔内可见两个妊娠囊回声，但只能显示一个妊娠囊内有胚芽、心管搏动，另一妊娠囊内则无胚芽结构、无心管搏动。或者在早期见到两个胚芽及心跳，但以后其中一个心跳停止，胚胎停止生长。此种情况到妊娠中晚期时仅能显示一个存活的胎儿，而死亡胎儿很难显示。妊娠中、晚期双胎之一死亡，超声可见死亡胎儿图像，其测量值明显小于另一个正常胎儿，或表现为颅骨严重变形、头皮或全身皮下水肿、内脏器官结构模糊、羊水少、无心脏搏动等特点。双胎之一死亡需明确双胎的绒毛膜性，双绒毛膜双胎妊娠绝大部分活胎出生后无明显并发症；而单绒毛膜双胎发生一胎死亡后，由于胎盘之间血管吻合导致存活胎儿的血液倒灌至死胎，存活胎严重失血亦死亡，也可能引起存活胎儿各脏器的缺血性损伤，尤其是神经系统的损伤。

【咨询要点】

（1）尽可能详细地了解孕妇的月经史、生育史、家族史，是否促排卵治疗，是否采用辅助生育技术。

（2）孕早期明确双胎绒毛膜性和羊膜性。

（3）应充分告知双胎妊娠的母胎并发症，特别是单绒毛膜双胎的并发症及胎儿风险和可能预后。

（4）根据绒毛膜性采用动态监测，并设计个体化的随访方案。

【处理原则】

（1）补充足够营养，进食高热卡、高蛋白质以及含必需脂肪酸的食物，注意补充铁、叶酸及钙剂,预防贫血及妊娠期高血压性疾病。

（2）防治早产,双胎妊娠应适当减少运动量。妊娠18～24周双胎妊娠子宫颈长度<25 mm是预测早产的最理想的指标,但对于无症状的双胎妊娠女性的预测价值较低。目前没有证据表明卧床休息和住院观察能改善双胎妊娠的结局,也没有证据表明使用宫颈环扎术能避免双胎妊娠早产的发生。循证医学证据表明,对于宫颈<25 mm的双胎孕妇,阴道局部使用孕激素可降低早产的风险。宫缩抑制剂可在短时间内延长孕周,以争取促胎肺成熟及宫内转运。孕32周前的早产应用硫酸镁具有胎儿神经保护作用。对早产风险较高的双胎妊娠,可按照单胎妊娠的处理方式进行糖皮质激素促胎肺成熟治疗。

（3）对双胎妊娠需超声动态监测。对于双绒毛膜双胎,孕20周起每4周进行一次超声检查,评估胎儿生长发育及脐动脉血流多普勒,妊娠晚期酌情增加超声评估次数。对于单绒毛膜双胎,孕16周起每2周进行一次超声检查,评估胎儿生长发育及脐动脉血流多普勒,妊娠26～28周起评估胎儿MCA血流多普勒。不能明确绒毛膜性的双胎,应按照单绒毛膜双胎进行动态监测。双胎妊娠合并并发症时应依据病情增加超声检查频率。

（4）双胎妊娠发生子痫前期及妊娠肝内胆汁淤积症较单胎妊娠增多,应注意血压及蛋白尿变化,发现妊娠期高血压疾病及时治疗。注意孕妇瘙痒主诉,动态观察胆汁酸及肝功能变化。

（5）无并发症及合并症的双绒毛膜双胎可期待至孕38周时再考虑分娩。无并发症及合并症的单绒毛膜双羊膜囊双胎可以在严密监测下至妊娠37周分娩。复杂性双胎需要结合每个孕妇及胎儿的具体情况制定个体化的分娩方案。双绒毛膜双胎、第一胎儿为头先露的孕妇,在充分知情同意的基础上可以考虑阴道分娩。

（6）TTTS的治疗：Quintero Ⅱ～Ⅳ期16～26周的TTTS首选胎盘激光术。Quintero Ⅰ期可选择保守治疗或激光术。不可行激光电凝治疗时,可选择羊水减量术。严重TTTS的另一种处理方式是选择性减胎,采用双极电凝、激光凝固或脐带射频消融术。目的是保护另一胎儿免于死亡或脑损伤。TTTS行保守治疗者应进行密切监测,包括两个胎儿羊水量,膀胱及脐动脉、大脑中动脉及静脉导管血流Doppler评估,以及胎儿心功能评估。TTTS治疗后2周内每周进行超声监测,观察到已缓解的临床证据后可降低超声监测频率。超声监测内容包括：两胎儿羊水量、生长发育情况及脐动脉、大脑中动脉、静脉导管血流Doppler评估,以及胎儿脑部、心脏及四肢评估。术后双胎之一死亡,应在4～6周后为存活胎儿行脑MRI,在其2～3岁时评估神经发育情况。

（7）sFGR的治疗：至少每2周进行一次胎儿生长发育的评估,每周一次胎儿脐动脉及大脑中动脉血流Doppler评估。脐动脉血流多普勒异常者,应进行静脉导管血流Doppler评估及胎儿脑部超声检查。Ⅰ型sFGR：临床预后较好,病情出现恶化的情况较少,脐血流没有恶化者可期待妊娠至35周。Ⅱ型sFGR：双胎之一胎死宫内高风险及存活胎儿神经发育延迟、早产发生率高,终止妊娠的孕周一般不超过32周。Ⅲ型sFGR：生长受限胎儿中10%～20%发生不可预测猝死,同时大胎儿中19.2%合并神经系统疾病,建议不超过孕34周分娩。应尽可能在有经验的产前诊断中心或胎儿医学中心接受详细的评估,制定诊疗方案。如果孕26周前双胎之一有潜在的死亡风险,可考虑选择性终止,目的是减去濒死小胎儿,从而保护大胎儿。

(8)TRAPS的治疗:部分TRAPS如不及时治疗,泵血儿可出现心功能衰竭、水肿、早产等。泵血儿也有较高的结构异常的发生概率,应对其进行仔细的结构筛查及染色体检查。当供血胎儿心脏增大、灌注增加(包括羊水过多)、无心畸胎增长明显时进行宫内治疗。多采用血管凝固技术减胎(射频消融术或脐带凝固术)。若保守治疗,应密切监测泵血儿心功能、羊水量变化及无心畸胎团块的增长情况。

(9)TAPS的处理应个体化,应根据孕周、家长意愿、疾病严重程度和宫内治疗可行性选择TAPS双胎的处理办法。应密切监测两胎儿MCA-PSV及脐动脉、脐静脉、静脉导管血流,并对TTTS激光治疗后双胎密切随访以筛查TAPS。最常见的方法包括保守处理、提前分娩、供血胎激光消融术和宫内输血。晚孕期可以进行胎儿脑部MRI检查。

(10)单绒毛膜双胎之一死亡:发现单绒毛膜性双胎发生一胎宫内死亡后,建议转诊至区域性产前诊断中心或胎儿医学中心进行详细的评估,并由有经验的专科医师进行相关咨询。单绒毛膜性双胎发生一胎死亡后,由于胎盘之间血管吻合导致存活胎儿的血液倒灌至死胎,可致另一胎儿死亡,也可能引起存活胎儿各脏器的缺血性损伤,尤其是神经系统的损伤。

单绒双胎和双绒双胎发生一胎死亡后的并发症发生率如下:另一胎儿同时死亡(分别为15%、3%);早产(分别为68%、54%);存活胎儿产后神经系统影像异常检出率(分别为34%、16%);存活胎儿的神经系统发育异常(分别为26%、2%)。发现单绒毛膜性双胎之一胎宫内死亡后,是否需要立即分娩另一存活胎儿尚存在争议,有观点认为,立即分娩并不能改善存活胎儿的预后。如果妊娠已足月,建议立即分娩。如果尚未足月,建议保守治疗延长孕周。

如选择保守治疗,应2~4周进行存活胎儿生长发育评估、脐动脉及MCA-PSV评估。双胎之一死亡后4~6周进行存活胎儿脑部MRI检查。

(11)单绒毛膜双胎之一畸形:单绒毛膜双胎胎儿畸形发生率是单胎妊娠的2~3倍,一经发现应及时转诊至产前诊断中心、母胎医学中心或胎儿医学中心。应考虑行染色体检查。如有减胎指征,可采用血管凝固技术减胎。

(12)单绒毛膜单羊膜囊双胎:占单绒毛膜双胎的1%~2%,70%以上存在脐带缠绕,围产儿发病率及死亡率较高。超声检查包括:早孕期筛查、中孕期系统的结构筛查及超声随访,超声随访内容包括:胎儿生长发育评估、羊水量评估及胎儿脐动脉、大脑中动脉血流Doppler评估。一旦诊断为MCMA,应严密监护。建议孕32~34周剖宫产终止妊娠。

(13)联体双胎:联体双胎罕见,占单绒毛膜双胎的1%。早孕期超声筛查有利于联体双胎的尽早诊断。如明确诊断为联体双胎而父母选择继续妊娠者需转诊至产前诊断中心等专业机构进行详细评估,应用超声细致观察胎儿联合部位、心脏、血管等解剖结构。在孕24周之后发现联体双胎,引产过程中会出现难产和子宫破裂,可能需要剖宫取胎,孕晚期分娩则需行剖宫产术。

参 考 文 献

［ 1 ］National Collaborating Center for Women's and Children's Health. Multiple pregnancy. The management of twin and triplet pregnancies in the antenatal period. Commissioned by the National Institute for Clinical Excellence, September 2011.

［ 2 ］Lopriore E, Sueters M, Middeldorp JM, et al. Twin pregnancies with two separate placental masses can still be monochorionic and have vascular anastomoses[J]. Am J Obstet Gynecol, 2006, 194: 804-808.

［ 3 ］Quintero RA, Morales WJ, Allen MH, et al.Staging of twin-twin transfusion syndrome[J]. J Perinatol, 1999, 19(8 Pt 1): 550-555.

［ 4 ］Gratacos E, Lewi L, Munoz B, et al. A classification system for selective intrauterine growth restriction in monochorionic pregnancies according to umbilical artery Doppler flow in the smaller twin[J]. Ultrasound Obstet Gynecol, 2007, 30(1): 28-34.

［ 5 ］Hillman SC, Morris RK, Kilby MD. Co-twin prognosis after single fetal death: a systematic review and meta-analysis[J]. Obstet Gynecol, 2011, 118(4): 928-940.

［ 6 ］中华医学会围产医学分会胎儿医学组.双胎临床处理指南（第二部分）［J］.中华妇产科杂志, 2015, 50（09）: 641-647.

［ 7 ］严英榴,杨秀雄.产前超声诊断学［M］.2版.北京: 人民卫生出版社,2012: 137-165.

［ 8 ］李胜利.胎儿畸形产前超声诊断学［M］.北京: 人民军医出版社,2016: 492-500.

［ 9 ］ISUOG. ISUOG Practice Guidelines: role of ultrasound in twin pregnancy[J]. Ultrasound Obstet Gynecol, 2016, 47: 247-263.

第十四章
可建议做胎儿性别鉴定的胎儿疾病

陆澄秋　汪吉梅　张月萍

第一节　概　　述

为贯彻计划生育基本国策,促进出生人口性别结构平衡,国家卫生和计划生育委员会于2016年5月出台了新的《禁止非医学需要的胎儿性别鉴定和选择性别人工终止妊娠的规定》,但指出胎儿患有严重的遗传性疾病或严重缺陷,以及因患严重疾病,继续妊娠可能危及孕妇生命安全或者严重危害孕妇健康时,可实施医学需要的胎儿性别鉴定和选择性别人工终止妊娠。

医学遗传学上明确为性连锁显性或隐性单基因遗传疾病或性染色体结构畸变病,且目前除选择性别外尚无其他产前鉴定手段的遗传性疾病,可因医学需要开展性别鉴定。

性连锁遗传病(sex-linked inheritance),也称伴性遗传病,由位于性染色体上的致病基因所致,疾病的性状伴随性别而遗传,包括X连锁遗传病(X-linked inheritance)和Y连锁遗传病(Y-linked inheritance)。根据致病基因特点,X连锁遗传病分为X连锁显性遗传病(X-linked dominant inheritance, XD)和X连锁隐性遗传病(X-linked recessive inheritance, XR)两种。大多数的X连锁遗传病都是隐性遗传。Y-连锁遗传只能以显性传递。由于X染色体上的基因比Y染色体上的基因多,因此X连锁遗传病较Y连锁遗传病更多见。

X连锁显性遗传病由位于X染色体上的显性致病基因引起,分为致死性和非致死性。一般前者的再发风险取决于该病致病基因的突变率,故在遗传预防方面可不考虑。后者生存时间较长,有生育能力,这类疾病的遗传特点是:① 无论男女,只要存在致病基因就会发病。② 女性发病率约为男性的2倍。但一般男性患者病情较重,而女性由于X染色体的随机失活,多为杂合子或病情较轻。③ 患者的双亲中通常必有一方患同样的疾病。④ 可连续几代遗传,但患者正常子女不会有致病基因再传给后代。⑤ 男性患者与正常女性婚育,女儿全为患者,儿子均正常。⑥ 女性纯合子患者,子女全是患者;女性杂合子患者,子女的患病风险各为同性别的50%。谱系特征见图14-1-1。

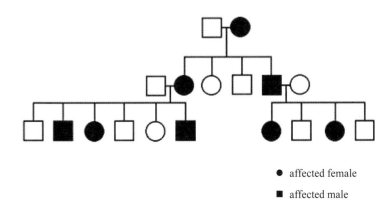

图14-1-1　X-连锁显性遗传病谱系特征

affected female：女性患者；affected male：男性患者

　　常见的X连锁显性遗传病有抗维生素D佝偻病、X连锁Alport综合征、先天性眼球震颤、鸟氨酸氨甲酰转移酶缺乏症、口面指综合征Ⅰ型等。

　　X连锁隐性遗传病由位于X染色体上的隐性致病基因引起。女性的两条X染色体上必须都有致病的等位基因才会发病。由于女性很难碰到两条染色体同一位置都有致病基因的情况，一条X染色体致病基因往往可被另一条X染色体上的正常基因所掩盖，故表现不出症状，但为致病基因的携带者与传递者。男性则不同，只有一条X染色体，没有同X染色体相对应的等位基因掩盖，因而发病。此类疾病较多见，且病情严重，预后不良。这类疾病的遗传特点是：① 男性患者远多于女性，一些罕见的X连锁隐性遗传病常仅见于男性。原因是两条带有隐性致病基因的染色体相遇概率甚低。② 男性患者与正常女性婚育，一般不会再生育患有此病的子女，但女儿都是致病基因携带者；男性患者若与女性致病基因携带者婚育，子女半数可能发病，且表型正常的女儿均为携带者；女性患者与正常男性婚育，儿子均为患者，女儿为致病基因携带者；女性致病基因携带者与正常男性婚育，儿子将有半数受累，女儿不发病，但半数为致病基因携带者。③ 男性患者父母的表现型若正常，则母亲必为隐性致病基因携带者，或母体生殖细胞中出现新的突变；女性患者的父亲一定患病。④ 可隔代遗传。谱系特征见图14-1-2。

　　常见的X连锁隐性遗传病有假肥大型肌营养不良症、血友病、先天性无丙种球蛋白血症、红绿色盲等。

　　Y-连锁遗传病这类遗传病的致病基因位于Y染色体上，X染色体上没有与之对应的基因，所以这些基因只能随Y染色体而在上、下代男性之间进行传递。其遗传特点：① 只发生在男性。② 家族中所有男性都会发病。③ 由于Y染色体只有1个，其上的致病基因没有等位基因，故这类遗传病没有显性和隐性之分，所有Y染色体上有致病基因的男性都会发病，因此被称为"全男性遗传"或"限雄遗传"。谱系特征见图14-1-3。

　　迄今报道Y连锁遗传病及异常性状仅10余种，如外耳道多毛症、蹼趾病、箭猪病等。由于该类疾病非致死性，产前无须进行胎儿性别鉴定。

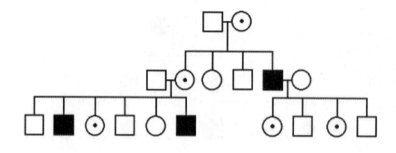

⊙ carrier female
■ affected male

图 14-1-2　X-连锁隐性遗传病谱系特征

carrier female：女性携带者；affected male：男性患者

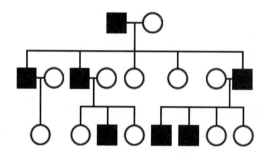

■ affected male

图 14-1-3　Y-连锁遗传病谱系特征

affected male：男性患者

　　胎儿性别鉴定的金标准是在胎儿出生前,从母体子宫或其他途径采取胎儿细胞(绒毛膜细胞、羊水细胞、脐带血),用细胞遗传学或分子遗传学等方法进行性别鉴定,以判断遗传物质的性别组成。目前用于细胞遗传学性别鉴定的标本可通过收集早孕期(妊娠10～12周)绒毛膜细胞,中孕期(妊娠16～20周)采集羊水细胞或B超引导下抽取脐带血。染色体核型分析是将上述胎儿细胞经细胞培养后进行染色体显带。通过核型分析,性染色体XX型为女性,XY型为男性,还可以检出染色体非整倍体和染色体结构畸变。分子生物学分析方法主要是应用PCR技术扩增Y染色体特异基因,如SRY、DYZ-1、DYS14、DAZ等基因进行定性分析。孕妇血浆中胎儿游离DNA的发现以及近年来第二代测序技术的快速发展,为无创性的胎儿性别鉴定方法开发提供了新的机遇。

　　需要指出的是,随着近年来分子检测技术的飞速发展,绝大多数性连锁遗传病已经能够在基因水平确诊,通过有创方法取材后直接进行基因诊断已经在临床广泛应用,严重的性连锁遗传病还可通过胚胎植入前诊断技术获得健康后代,因此医学需要的胎儿性别鉴定即将成为历史。

总之,对致死性或后果严重,又无法直接进行基因诊断的性连锁遗传病需要进行胎儿性别鉴定,采取相应措施。但对人类健康影响不大的性连锁遗传病可不进行产前胎儿性别鉴定,如红绿色盲、葡萄糖-6-磷酸脱氢酶缺乏症(glucose-6-phosphate dehydrogenase deficiency,G-6-PD)、外耳道多毛症等,可于生后再进一步检查与检测。

常见的严重危及健康的性连锁遗传病如下。

第二节　假肥大型肌营养不良症

【疾病概述】

假肥大型肌营养不良症(pseudohypertropy muscular dystrophy)是最常见的X连锁隐性致死性遗传病之一,包括进行性假肥大型肌营养不良(Duchenne muscular dystrophy,DMD)和贝克肌营养不良(Becker muscular dystrophy,BMD),两者均是由于抗肌萎缩蛋白(dystrophin,dys)基因突变所致,只是突变类型不同,疾病表现程度不同。患者绝大多数为男性。DMD是假肥大型肌营养不良症中最常见和最严重的类型,发病率约为30/100 000男婴。BMD临床特征与DMD相似,但病情进展缓慢,症状较轻,预后相对良好,其群体发病率约为1/35 000。

抗肌萎缩蛋白基因位于Xp21.1～21.3区,全长约2.4 Mb,是目前已发现的人类最大的基因。该基因缺乏导致抗肌萎缩蛋白合成障碍或分子量改变,使骨骼肌细胞膜缺陷,失去稳定性,细胞内的肌酸激酶等外漏,细胞膜外钙离子大量内流入肌细胞,导致肌细胞坏死、脂肪组织和纤维结缔组织增生。DMD基因突变包括缺失突变、重复突变及单碱基置换等。我国DMD患者基因缺失突变占60%,重复突变占10%,点突变占20%,微小突变占10%。

DMD常于4岁前发病,且预后不良。肌无力从四肢近端和躯干开始,下肢重于上肢。首发症状是骨盆带肌肉无力,表现为上楼和蹲位站立时困难,易跌,进而腰椎前凸。因臀部肌无力导致患儿行走时骨盆向两侧摇摆,犹如鸭步,由于腹肌和髂腰肌无力,患儿由仰卧起立时必须先翻身转为俯卧位,然后以双手支撑双足背、膝部等处顺次攀扶,才能站立,称为Gowers征,这是本病的特征表现。四肢近端出现肌肉萎缩,呈进行性加重。绝大部分患儿伴有假性肌肥大,以腓肠肌最为明显,触之坚硬,因萎缩肌纤维周围均被脂肪和结缔组织充填,故体积增大而肌力减弱。多数在12岁前困于轮椅。通常于20岁左右因呼吸、心力衰竭而死亡。DMD患者的血清肌酸激酶水平显著升高(正常值的20～100倍),具有诊断意义。在晚期,因患者肌肉严重萎缩,可出现血清肌酸激酶明显下降。BMD发病较晚,常于16岁后才困于轮椅,寿命长于DMD患者。大约1/3的患者智力轻度下降。患儿因运动能力不同,同龄儿经常陷入自暴自弃的心理环境中,情绪不稳定,不愿与人交往或有破坏性举动。

【诊断依据】

（1）孕妇的兄弟患病，或者孕妇姐妹的子代患病，均表明孕妇为DMD致病基因携带者，胎儿则可能因接受DMD致病基因而发病。

（2）DMD基因检测为外显子缺失、重复、微小突变或点突变。产前基因诊断的主要内容：① 胎儿性别鉴定：采用PCR技术扩增睾丸决定因子基因SRY基因片段能够快速、准确地进行性别鉴定和产前诊断。② 缺失突变家系内男胎DMD基因缺失突变分析：DMD基因突变主要表现为DMD基因缺失异常，采用多重PCR技术能够对大部分DMD缺失异常的胎儿进行基因诊断。携带致病基因的母亲所生的男孩，半数患病。胎儿经性别鉴定确诊为男孩后，若先证者为DMD基因缺失突变，则胎儿应针对同一缺失片段进行基因扩增，根据扩增片段出现与否，即可判断该风险胎儿是否携带先证者所具有的DMD基因突变。③ 非缺失突变家系内DMD基因遗传性多态位点的连锁分析：若先证者为DMD基因微小突变，则应通过短串联重复序列聚合酶链式反应（short tandem repeat polymerase chain reaction, STR-PCR）连锁分析，判断胎儿是否携带了相同的突变基因。携带先证者相同突变基因的胎儿应采取治疗性流产措施。④ 有胎儿镜可做胎儿肌肉活组织检查，但要特别注意母源性肌肉组织污染。

【咨询要点】

（1）DMD是一种X-连锁致死性遗传病，基因突变位于X染色体上，目前尚无有效疗法。

（2）孕妇通常为致病基因携带者，其生育的子女中，男孩1/2正常，1/2患病，女孩1/2正常，1/2是致病基因携带者。因此，该疾病的发病与否与性别有关。

（3）性别鉴定为男孩的，有50%为正常，为避免正常男胎的丢失，建议进一步做产前基因诊断。

（4）性别鉴定为女孩的，应通过STR-PCR连锁分析判断是否为DMD基因缺失突变携带者。告知受检夫妇，8%左右的DMD女性携带者表现为轻重不同的症状，而且其下一代男孩仍将有发病风险。

（5）已生育过一个DMD患儿的母亲，即使其外周血检测并非携带者，在未来怀孕也存在生育DMD患儿的风险，因其可能是生殖细胞嵌合体，基因突变可能发生在其卵细胞内。因此，已生育过一个DMD患儿的母亲，虽然不是携带者，当再次怀孕后也应做产前基因诊断。

（6）对于基因诊断明确的DMD携带者，可经体外人工授精后检测囊胚中的1个细胞，以确定该囊胚的DMD基因是否正常。对正常囊胚进行移植，可以生育健康后代。

【处理原则】

对携带者或者已生育过一个DMD患儿的母亲，怀孕后进行胎儿性别鉴定及产前基因诊断,若是病胎,由医疗卫生机构出具医学诊断报告,根据国家级地方法规规定,经过伦理讨论后可考虑优生引产。若是突变携带者女性胎儿,告知发病风险及其子代为男孩的患病风险。

第三节 血 友 病

【疾病概述】

血友病(hemophilia)是一组X连锁性隐性遗传的出血疾病,其临床上分为甲、乙、丙三种类型,以血友病甲最常见。血友病A[hemophilia A, HA,凝血因子Ⅷ(FⅧ)缺陷症]和血友病B[hemophilia B, HB,凝血因子Ⅸ(FⅨ)缺陷症],分别由FⅧ和FⅨ基因突变所致。FⅧ基因位于染色体Xq28上,全长185 kb。FⅧ基因内含子22的倒位分析是重型HA的筛选试验,也是目前用于临床诊断的直接基因检测方法。FⅨ基因位于染色体Xq27.1,全长33 kb,点突变占绝大多数。在男性人群中,血友病A的发病率约为1/5 000,血友病B的发病率约为1/25 000;所有血友病男性患者中,血友病A占80%~85%,血友病B占15%~20%。而女性血友病患者极其罕见。

临床上,血友病以关节、肌肉、内脏和深部组织自发性或轻微外伤后出血难止为特征。到目前为止,该病尚无有效根治方法,替代治疗是目前唯一有效地制止血友病患者出血的方法。

【诊断依据】

(1)家族中有出血的病史。一般影响的是母亲这一方的男性。但是FⅧ和FⅨ的基因很容易发生新的突变,多达1/3的患者可以没有这种疾病的家族史。

(2)有出血病史者应疑诊并进一步检查以明确。重型和中度患者的筛选试验显示为活化部分凝血活酶时间(APTT)延长,而轻型患者可以不延长。确定诊断依靠凝血因子分析来证实是FⅧ还是FⅨ缺乏。

(3)血友病出血表现的严重程度与凝血因子水平相关。

【咨询要点】

(1)本病是一种常见的X连锁隐性遗传性出血疾病。是目前已经明确的单基因遗传性疾病,其遗传性致病基因由女方携带,由女性传递,男性发病,疾病只传给儿子,不传给女儿,但女儿有50%的概率为携带者。

(2)应告知血友病是终生的,治疗昂贵,也可以危及生命。家庭成员应参与患儿的综合防治管理,包括出血的预防、关节和肌肉损伤以及其他出血后遗症的长期管理、输注凝血因子替代治疗引起的并发症等。

(3)有血友病家族史的女性怀孕时做胎儿性别鉴定,并做产前基因诊断。

（4）男性患者与正常女性婚配,子女都不发病,但女儿是携带者。这一胎产前可不做处理,生后对新生儿进一步检查。女性患者与正常男性婚配,应做胎儿性别鉴定,若为男胎,全为患者;若为女胎,全为携带者。女性携带者与正常男性婚配者,应做胎儿性别鉴定,若为男胎,进一步做产前基因诊断。男性患者与女性携带者婚配,无论胎儿性别,均需做产前基因诊断。但此病也有30%无家族史,其发病可能为基因突变所致。

（5）女性患者整个孕期需进行凝血因子替代治疗,女性携带者如果凝血因子水平明显＜50%,手术或侵入性操作,包括分娩也有必要进行因子替代治疗。

【处理原则】

（1）女性患者与正常男性婚配,胎儿性别为男性者,由医疗卫生机构出具医学诊断报告,根据相关规定,经过伦理讨论后可考虑优生引产。

（2）女性携带者与正常男性婚配,胎儿性别鉴定为男胎,进一步做产前基因诊断,携带致病基因的男胎由医疗卫生机构出具医学诊断报告,根据相关规定,经过伦理讨论后可考虑优生引产;正常者则继续妊娠。

（3）男性患者与女性携带者婚配,产前基因诊断明确为血友病者,由医疗卫生机构出具医学诊断报告,根据相关规定,经过伦理讨论后可考虑优生引产。

（4）女性患者或女性携带者凝血因子水平明显＜50%,手术或侵入性操作,包括分娩也有必要进行凝血因子替代治疗。如果胎儿有血友病,家长选择继续妊娠,最好避免产钳或胎吸等进行辅助分娩。

第四节　X连锁无丙种球蛋白血症

【疾病概述】

X连锁无丙种球蛋白血症（X-linked agammaglobulinemia,XLA）,又称Bruton病,是较常见的一种人类原发性免疫缺陷病,人群发病率约1/379 000活产婴儿（1/190 000男婴）。由位于Xq22的Bruton酪氨酸激酶（Bruton tyrosine kinase, Btk）基因突变所引起。该基因共包含19个外显子,长度约37.5 kb。发生于Btk任何亚区上的突变均可导致其功能障碍,使原始B细胞向前B细胞的分化过程阻滞,成熟B细胞的寿命缩短。临床表现为外周血中B细胞数显著降低（<1%）,以及缺乏各类免疫球蛋白。骨髓检查原始B细胞数正常,前B细胞数显著下降。通常在6～18月龄发病,患儿表现为容易反复发生严重的细菌感染（呼吸道、胃肠道、皮肤及其他深部感染）,抗生素治疗效果不佳,需终身静脉输入抗体进行治疗。目前有正规IVIG治疗方法,另有造血细胞移植及基因疗法正在研究中。未经严格正规的替代治疗,患儿很少能度过幼儿期。

【诊断依据】

（1）XLA仅50%有家族史。

（2）男性X染色体带有该隐性致病基因，就会发病。临床存在反复化脓性感染的典型病史和症状，血清免疫球蛋白（包括IgG、IgA、IgM）均<100 mg/dl及外周血成熟B淋巴细胞缺失或明显降低（<1%），T细胞数量正常，排除婴儿生理性和暂时性丙种球蛋白缺乏症及严重联合免疫缺陷病，XLA诊断成立。

（3）对有阳性家族史的孕妇进行羊水或脐带血B细胞和DNA序列检查，同时开展酪氨酸激酶基因突变及基因定位检测，可早期发现患者和基因突变携带者。

【咨询要点】

（1）该病是一种反复多发严重感染的X连锁隐性遗传病，发病者均为男性，出生后的替代治疗可有望存活至成年，但是住院频率要高于正常人群。未经严格正规替代治疗的患儿大部分夭折。

（2）女性携带者与正常男性婚配占大多数情况，产前需进行胎儿性别鉴定，若是男胎，则进一步做Btk基因诊断。

（3）约有20%的XLA表型患者没有Btk基因缺陷，而是发生于常染色体的基因突变。此类突变也会有女性婴儿患病。进行产前诊断时要说明，并慎重决策。

【处理原则】

早期诊断、早期治疗。基因诊断明确为携带致病基因的男胎，可由医疗卫生机构出具医学诊断报告，根据国家级地方法规规定，经过伦理讨论后可考虑优生引产。

第五节　家族性低磷酸盐血症性佝偻病

【疾病概述】

家族性低磷酸盐血症性佝偻病（familial hypophosphatemic rickets），又称抗维生素D佝偻病（vitamin-D-resistant rickets），是一种因为维生素D的吸收利用缺陷而导致骨发育障碍为特征的遗传病，发病率约为1/20 000活产。本病的致病基因为X染色体上磷酸盐调节端肽酶基因（phosphate regulating endopeptidase on the X chromosome，PHEX），定位于Xp22.2～22.1。由于PHEX基因的突变，导致肾小管受损而磷重吸收发生障碍，大量磷由尿排出体外，加上肠道对钙、磷吸收不良，血磷下降，骨质不易钙化，此外，肾脏里1-羟化酶功能受损，影响了1,25-$(OH)_2$-D3的合成。患儿骨骼发育障碍，起初时表现与一般佝偻病相同，通常在1岁后出现症状，较营养性佝偻病稍迟出现但更为严重。患儿骨骼生长迟缓，脊柱及下肢的压力畸形进行性加重,出现骨弯曲、膝外翻或内翻、颅骨变形、出牙延迟、身材矮小、行走蹒跚。对常规剂量维生素D治疗无效而大剂量有效。

【诊断依据】

(1)家庭成员中常见有低血磷症。

(2)临床出现低磷血症、生长缓慢以及佝偻病或骨软化症,通常在出生后不久即出现低血清磷。在能够负重的年龄出现腿部畸形和生长迟缓。

(3)测定有无PHEX基因突变可能有助于确定诊断及遗传模式。

【咨询要点】

(1)本病为X连锁显性遗传病,现行疗法已经使用了30多年,包括口服磷酸盐和骨化三醇。但患儿每3个月随访1次,以监测身高和血清中钙、磷酸盐、碱性磷酸酶、肌酐的浓度,以及尿钙排泄情况。应每年进行1次肾脏超声诊断,以评估有无肾钙沉着症。应每年进行1次手部影像学检查,以排除佝偻病复发并确定骨龄。主要目标是纠正或尽可能减轻佝偻病/骨软化症。在大部分接受该疗法的青春期前患儿中,可实现佝偻病的影像学征象消失、生长得以改善,且下肢畸形得以预防或纠正。

(2)本病有两种重要的治疗并发症:肾钙沉着症和甲状旁腺功能亢进症。

(3)男性患者与正常女性婚配,所生的女儿全部患病,儿子全部正常;女性患者和正常男性婚配,子女患病概率均为50%。女性患者较多,但症状轻,多数只有血磷低下而无明显佝偻病骨骼变化。男性发病数虽低,但症状较严重。

(4)虽然此病发病率有男女性别上的很大差异,但未发现疾病的严重程度存在性别差异,且因本病通过早期诊断、早期治疗可获得较满意的疗效,故一般不列为产前诊断终止妊娠的疾病。

【处理原则】

早期诊断、早期治疗。

第六节　色素失禁症

【疾病概述】

色素失禁症(incontinentia pigmenti,IP)是一种少见的X连锁显性遗传皮肤病,发病率为1/50 000～1/40 000。几乎所有的色素失禁症患者都是女性,因为男性患者病情非常严重而不能成活,往往在出生前夭折。IP的临床表现多样,并且没有很明确的基因型/表型关系。

但是几乎所有的患儿都以出生时或出生后不久发生皮肤损害为首要表现,其损害的程度和范围随个体变化很大。典型的皮损为以皮肤风团、水泡和疣状损害后出现色素性皮损为特征。除皮肤损害外,还可以出现牙齿发育不全或先天性无牙、角膜病变、视网膜血管异常增生、视网膜剥离等从而影响视力。此外还有中枢神经系统损害,如出现癫痫或精神发育迟缓等。该病预后取决于是否伴有其他系统的损伤,特别是神经系统和眼部异常。皮肤改变有逐渐减轻趋势,但伴随的眼和中枢神经系统的变化常不随着好转。

该病是由位于Xq28的IKBKG/NEMO基因(Inhibitor of kappa polypeptide gene enhancer in B-cells, kinase gamma/nuclear factor-kappa B essential modulator)失去功能所致。该基因编码的调控蛋白可激活参与细胞存活、炎症和免疫的基因。大约70%的色素失禁症患者中能检测到Xq28上IKBKG/NEMO基因的突变,仍有30%的患者未发现该基因突变,这提示可能除IKBKG/NEMO基因本身外,其他成分(如IKBKG/NEMO基因的启动子)等也参与IP的发病。

传统认为男性IP患者都死于宫内,不能存活至出生时,但也有一些男性IP患者幸存的报道。目前对这些稀有病例的可能解释是其性染色体为XXY,或新的突变导致性染色体X出现染色体的嵌合现象所致。

【诊断依据】

(1)本病为X连锁显性遗传病,出生时或生后不久皮肤损害沿Blaschko线呈线性分布,伴或不伴毛发、牙齿、眼部、神经系统等病变。母亲有多次男婴流产史,需高度怀疑。

(2)基因检测IKBKG/NEMO基因突变可明确。对于疑诊的男性患儿,可考虑核型分析及分子基因检测体细胞嵌合可能性。

【咨询要点】

(1)女性患者与正常男性婚配,无论男女,胎儿患病概率为50%。产前可进行胎儿性别鉴定,女性胎儿应进一步做产前基因诊断。

(2)生育过女性IP患儿的母亲,无论其自身是否有临床表现,均应建议查IKBKG基因是否存在突变。然而,也应告知家属由于该基因的新生突变率较高(约为65%),可能并不能发现母亲有基因突变。

(3)本病以色素性皮损为特征,可合并毛发、牙、眼以及中枢神经系统等损害。远期预后取决于是否合并其他系统受累,尤其是神经系统和眼部。

【处理原则】

(1)男性胎儿不特殊处理,因基因突变者可自然流产,正常者可继续妊娠。

(2)女性胎儿携带致病基因者,向家属告知胎儿为IP及出生后可能出现的病情,因非致死性遗传病,故由家属决定是否继续妊娠。

参 考 文 献

［ 1 ］中国国家卫生和计划生育委员会.禁止非医学需要的胎儿性别鉴定和选择性别人工终止妊娠的规定.[EB/
OL].(2016-04-20)[2017-08-15]http://www.nhfpc.gov.cn/fzs/s3576/201701/59cbff372e7d437c8ee2dcec259ef8db.
shtml.

［ 2 ］裴开颜.性连锁遗传［J］.国际生殖/计划生育杂志,2010,29(4): 309-311.

［ 3 ］刘付增权,陈彦明,戴凤燕.胎儿性别鉴定方法研究现状［J］.检验医学与临床,2010,7(11): 1138-1139.

［ 4 ］Devaney SA, Palomaki GE, Scott JA, et al. Noninvasive fetal sex determination using cell-free fetal DNA: a
systematic review and meta-analysis[J]. JAMA, 2011, 306(6): 627-636.

［ 5 ］中华医学会神经病学分会.中国假肥大型肌营养不良诊治指南［J］.中华神经科杂志,2016,49(1): 17-20.

［ 6 ］Bushby K, Finkel R, Birnkrant DJ, et al. Diagnosis and management of Duchenne muscular dystrophy, part 1:
diagnosis, and pharmacological and psychosocial management[J]. Lancet Neurol, 2010, 9(1): 77-93.

［ 7 ］Chen WJ, Lin QF, Zhang QJ, et al. Molecular analysis of the dystrophin gene in 407 Chinese patients with
Duchenne/Beeker muscular dystrophy by the combination of multiplex ligation-dependent probe amplification
and Sanger sequencing[J]. Clin Chim Acta, 2013, 423: 35-38.

［ 8 ］Joncourt F, Neuhaus B, Jostarndt-Foegen K, et al. Rapid identification of female carriers of DMD/BMD by
quantitative real-time PCR[J]. Hum Mutat, 2004, 23(4): 385-391.

［ 9 ］世界血友病联盟.血友病管理指南(第二版)［J］.血友病,2012.

［10］王鸿利,王学译.血友病诊断和治疗的专家共识［J］.临床血液学杂志,2010,4(1): 49-51.

［11］Winkelstein JA, Marino MC, Lederman HM, et al. X-linked agammaglobulinemia: report on a United States
registry of 201 patients[J]. Medicine (Baltimore), 2006, 85(4): 193-202.

［12］Conley ME, Notarangelo LD, Etzioni A. Diagnostic criteria for primary immunodeficiencies. Representing
PAGID (Pan-American Group for Immunodeficiency) and ESID (European Society for Immunodeficiencies)[J].
Clin Immunol, 1999, 93(3): 190-197.

［13］Zhu Q, Zhang M, Rawlings DJ, et al. Deletion within the Src homology domain 3 of Bruton's tyrosine kinase
resulting in X-linked agammaglobulinemia (XLA)[J]. J Exp Med, 1994, 180(2): 461-470.

［14］Alizadeh Naderi AS, Reilly RF. Hereditary disorders of renal phosphate wasting[J]. Nat Rev Nephrol, 2010, 6(11):
657-665.

［15］A gene (PEX) with homologies to endopeptidases is mutated in patients with X-linked hypophosphatemic rickets.
The HYP Consortium[J]. Nat Genet, 1995, 11(2): 130-136.

［16］Glorieux FH, Marie PJ, Pettifor JM, Delvin EE. Bone response to phosphate salts, ergocalciferol, and calcitriol in
hypophosphatemic vitamin D-resistant rickets[J]. N Engl J Med, 1980, 303(18): 1023-1031.

［17］Nehgme R, Fahey JT, Smith C, Carpenter TO. Cardiovascular abnormalities in patients with X-linked
hypophosphatemia[J]. J Clin Endocrinol Metab, 1997, 82(8): 2450-2454.

［18］Smahi A, Courtois G, Rabia SH, et al. The NF-kappa B signalling pathway in human diseases: from incontinentia
pigmenti to ectodermal dysplasias and immune-deficiency syndromes[J]. Hum Mol Genet, 2002, 11(20): 2371-
2375.

［19］Narayanan MJ, Rangasamy S, Narayanan V. Incontinentia pigmenti (Bloch-Sulzberger syndrome)[J]. Handb Clin
Neurol, 2015, 132: 271-280.

［20］Kenwrick S, Woffendin H, Jakins T, et al. Survival of male patients with incontinentia pigmenti carrying a lethal mutation can be explained by somatic mosaicism or Klinefelter syndrome[J]. Am J Hum Genet, 2001, 69(6): 1210-1218.

[21] Swinney CC, Han DP, Karth PA. Incontinentia Pigmenti: A Comprehensive Review and Update[J]. Ophthalmic Surg Lasers Imaging Retina, 2015, 46(6): 650-657.

[22] Minić S, Trpinac D, Obradović M. Incontinentia pigmenti diagnostic criteria update[J]. Clin Genet, 2014, 85(6): 536-542.

[23] Meuwissen ME, Mancini GM. Neurological findings in incontinentia pigmenti: a review[J]. Eur J Med Genet, 2012, 55(5): 323-331.

第十五章
MRI 在产前诊断中的应用

张国福 田晓梅 庄 严

一、概述

出生缺陷也称先天异常,指由于胚胎发育异常引起的形态、结构、功能、代谢、精神、行为等方面的异常,而先天畸形专指以形态结构异常为主要特征的出生缺陷,由遗传或者环境等诸多因素引起。准确的产前筛查、发现和诊断这些病变是帮助临床医生采取有效治疗和干预措施的关键。一直以来,超声都是产前胎儿检查的首选方法,在临床产前筛查中发挥着无法替代的作用,但也存在着一些局限性,如孕妇肥胖、子宫畸形、羊水过少、胎儿体位不佳以及胎儿颅骨回声衰减等,超声常难以清晰显示。磁共振成像(magnetic resonance imaging,MRI)由于其独特的成像特点和优势很好地弥补了产前超声的不足,逐渐应用于胎儿全身各系统检查,尤其是中枢神经系统(central nervous system, CNS)。MRI具有视野广、无辐射、软组织分辨率高等特点,不受胎儿体位、数量、羊水量以及骨骼影响,可对胎儿感兴趣区任意方位成像,多种不同成像序列相互补充,直观显示病变与周围组织结构的关系,有利于组织定位定性,提供更多、更准确的信息,一定程度上弥补了超声的不足,具有很高的可靠性和补充诊断价值,成为产前超声检查的重要补充手段,也为临床产前胎儿检查提供了一种新的选择。临床上MRI产前检查主要用于对超声检查可疑畸形或一些隐匿的、无法确定的病变进行确诊,并进一步提供有关预后和病因学信息,帮助产前咨询,指导临床产前和围生期管理、决策和治疗。

二、安全性

目前尚无确切证据证明,MRI产前检查会对母体内的胚胎分化及胎儿生长发育产生不良影响。目前绝大多数研究认为,场强≤3.0 T(特斯拉)的MRI检查不会对胎儿产生不良影响,相关临床实验也表明噪声和热效应对胎儿可能产生损害的风险可以忽略不计。2013版美国放射协会(American College of Radiology, ACR)指南也明确指出孕妇在孕期任何阶段都可以接受MRI检查,同时,ACR白皮书也强调孕妇在选择进行胎儿MRI检查时应考虑该检查带来的风险受益比以及是否必要,并在知情的情况下签署同意书。从目前的研究资料、结果以及临床实际情况来看,绝大部分胎儿MRI检查是安全可靠的。但出于对某些可能的未知风险的担忧,美国食品与药品管理局(food and drugs administration,FDA)仍建议应尽量避免在妊娠前3个月进行MRI检查,并建议胎儿磁共振检查磁场强度不超过1.5 T(特斯拉),这样既保证了图像质量,又尽最大可能保护了胎儿的安全。

三、适应证与禁忌证

MRI最早应用于胎儿中枢神经系统,对胎儿异常的检出率以CNS居首,胎儿CNS的MRI应用也较其他系统更为广泛、成熟。MRI对软组织分辨率良好,不受颅骨光环影响,可清晰显示胎儿脑组织和脊髓形态及细微组织结构,提供中枢神经系统生长发育过程中的各种异常信息。对脑室扩大、胼胝体发育异常、皮层发育异常、后颅窝异常、颅内占位性病变以及脊髓异常等显示清晰,可早期、及时发现畸形和病变。国内外相关研究一致认为,MRI检查在胎儿CNS异常的发现和诊断中较超声有着明显优势。随着MRI新技术的发展,MRI已逐渐广泛应用于胎儿各个系统,对于胸腔内病变,腹盆腔病变,四肢脊柱发育异常以及双胎、多胎、胎盘异常、羊水量异常等均具有良好的显示效果。对于孕妇过于肥胖、胎儿体位不佳、羊水量过少等情况具有优势。但由于MRI对骨质分辨率欠佳,并且对运动伪影的影响较敏感,因此对于显示细小椎体异常以及有心脏搏动伪影影响的心腔内结构显示不佳,不及超声有优势。

MRI应用的禁忌证如下:根据FDA建议,应尽量避免在妊娠前3个月进行MRI检查。此外,幽闭恐惧症及难以耐受长时间扫描的孕妇也不宜行MRI检查。

四、MRI检查方法与扫描技术

孕妇足先进,仰卧位或左侧卧位,平静呼吸。先行孕妇中下腹、盆腔定位扫描,再常规行胎儿颅脑,胸,腹横断、矢状、冠状3个平面扫描,每一个序列均以前一个序列的图像作为定位像,控制吸收率(specific absorption rates,SAR)在1.5 W/kg以下。

胎儿MRI检查要求成像时间快,一般成像时间在数分钟内,因此要求快速扫描序列。T2WI序列采用真稳态进动快速成像序列(true fast image with steady-state precession,True FISP)和半傅里叶单激发快速自旋回波序列(half-Floufier acquisition single shot turbo spin echo,HASTE),T1WI序列采用超快速FLASH序列(Turbo FLASH),功能成像采用弥散加权成像(diffusion-weighted imaging,DWI)。T2WI序列扫描需包括轴位、冠状位及矢状位,T2WI True FISP序列参数:TR 3.95 ms;TE 1.71 ms;层厚4 mm;层间隔0 mm;反转角55°;视野320 mm × 320 mm;矩阵224×224;扫描时间10 ~ 20 s。T2WI HASTE序列参数:TR 1 350 ms;TE 90 ms;层厚4 mm;层间隔0 mm;反转角40°;视野320 mm × 320 mm;矩阵256×192;扫描时间10 ~ 15 s。T1WI序列一般扫描轴位,根据病灶形态、位置可加扫冠状位及矢状位,T1WI Turbo FLASH序列参数:TR 145 ms;TE 4.8 ms;层厚4 mm;层间隔0 mm;反转角70°;视野320 × 320 mm;矩阵256×192;扫描时间19 s。DWI扫描轴位参数:TR 5 100 ms;TE 81 ms;层厚5 mm;层间隔1 mm;视野400 mm × 327 mm;

矩阵186×180。DWI由三个垂直方向,2个b值(50 s/mm^2,800 s/mm^2)测量,扫描时间51 s。

五、诊断要点与判断标准

诊断胎儿异常主要依赖于T2WI序列,T1WI及DWI序列为辅。T2WI的HASTE和True FISP序列不同之处在于,HASTE序列成像速度快,人体能量沉积减少,组织分辨率稍好,可显示与周围组织差别不大的病灶,但信噪比略有降低。True FISP信噪比较高;流动血液及液体成分在图像上均呈明显高信号,对血液及羊水显示良好;可以无间隔扫描,有利于显示细微结构。此外由于TrueFISP序列的流动血液是高信号(白血序列),虽然MRI无法像超声一样检测胎心,但通过观察True序列心脏内的血流信号可以判定胎儿是否死亡,胎儿死亡后心脏血流因为失去流动性而变为低信号。其缺点是软组织对比较差,难以显示实质脏器内的实性病变,且容易产生磁敏感性伪影。T1WI Turbo FLASH序列的扫描时间较HASTE和True FISP长,且信噪比较差,但对于脂肪和出血性病灶,以及对脑内结节性硬化病灶的显示具有优势。DWI序列则对出血性病灶、肺发育情况、残存肾组织、鉴别肿瘤良恶性具有优势。

目前国内尚无胎儿MRI统一评价及量化标准,其测量数据仍依据超声所测数据的标准值,其对疾病的诊断要点及正常数据的标准值,也与超声相同。

六、意义及前景

MRI所展现出的独特优势,使其成了产前超声检查的重要补充手段,在临床中的应用越来越受关注和重视。但是,仍然存在着一些问题和局限,如功能成像的产前应用仍主要局限于科学研究,MRI检查过程中的胎动影响以及是否会对胎儿造成潜在影响,高场强MRI特定吸收率(SAR)值的控制以及信噪比的优化等,仍需要进一步探索和解决。另外,对MRI检查潜在风险的担忧也是限制MRI广泛应用的重要因素。尽管如此,MRI在胎儿产前检查中的临床价值已经被广泛认可,相信随着研究的深入和技术的发展,这些问题会被逐步解决。而且,随着MRI相关知识的普及以及检查费用的降低,其应用范围将会越来越广,发展前景值得期待。

参 考 文 献

[1] Frick N, Fazelnia C, Kanzian K, et al. The Reliability of Fetal MRI in the Assessment of Brain Malformations[J]. Fetal Diagnosi and Therapy, 2015, 37(2): 93-101.

[2] 庄严, 张国福, 田晓梅, 等. MRI在胎儿中枢神经系统畸形的应用价值[J]. 临床放射学杂志, 2011, 30(3): 393-397.

[3] Pinto F, Guedes L, Inocencio G, et al. Neurosonography: what is the role of fetal brain magnetic resonance imaging (MRI) today[J]. 17th World Congress on Controversies in Obstetrics, Gynecology & Infertility (COGI), 2013: 397-400.

[4] Garcia-Flores J, Recio M, Uriel M, et al. Fetal magnetic resonance imaging and neurosonography in congenital neurological anomalies: supplementary diagnostic and postnatal prognostic value[J]. Journal of Maternal-Fetal &

Neonatal Mdeicine, 2013, 26(15): 1517-1523.

［5］Saleem SN. Fetal Magnetic Resonance Imaging (MRI): A Tool for a Better Understanding of Normal and Abnormal Brain Development[J]. Journal of Child Neurology, 2013, 28(7): 890-908.

［6］Patenaude Y, Pugash D, Lim K, et al. The use of magnetic resonance imaging in the obstetric patient[J]. J Obstet Gynaecol Can, 2014, 36(4): 349-363.

［7］Baker PN, Johnson IR, Harvey PR, et al. A three-year follow-up of children imaged in utero with echo-planar magnetic resonance[J]. Am J Obstet Gynecol, 1994, 170(1 Pt 1)：32-33.

［8］Shellock FG, Crues JV. Corneal temperature changes induced by high-field-strength MR imaging with a head coil[J]. Radiology, 1988, 167(3): 809-811.

［9］Kanal E, Barkovich AJ, Bell C, et al. ACR guidance document on MR safe practices: 2013[J]. Journal of Magnetic Resonance Imaging, 2013, 37(3): 501-530.

［10］陈丽英,蔡爱露.胎儿影像诊断学［M］.北京：人民卫生出版社,2014：120.

［11］朱铭,董素贞.磁共振成像对产前超声诊断的补充应用［J］.中华医学超声杂志（电子版）,2015（5）: 348-350.

［12］Sefidbakht S, Dehghani S, Safari M, et al. Fetal Central Nervous System Anomalies Detected by Magnetic Resonance Imaging: A Two-Year Experience[J]. Iranian Journal of Pediatrics, 2016, 26(4): e4589-e4597.

［13］尚滔,眭贺,毛巨江,等.MRI检查在胎儿中枢神经系统先天发育异常中的诊断价值［J］.贵阳医学院学报,2015,40（11）: 1229-1232.

［14］Savelli S, Di Maurizio M, Perrone A, et al. MRI with diffusion-weighted imaging (DWI) and apparent diffusion coefficient (ADC) assessment in the evaluation of normal and abnormal fetal kidneys: preliminary experience[J]. Prenat Diagn, 2007, 27(12): 1104-1111.

［15］Yamashita Y, Namimoto T, Abe Y, et al. MR imaging of the fetus by a HASTE sequence[J]. AJR, 1997, 168(2): 513-519.

［16］杨正汉,冯逢,王霄英.磁共振成像技术指南［M］.北京：人民军医出版社,2007：130-131.

［17］董素贞,朱铭.MRI在胎儿神经系统畸形诊断中的应用［J］.中国医学计算机成像杂志,2009,15（5）: 391-395.

附　录

附录一
复旦大学附属妇产科医院药品
妊娠期安全性信息汇编
（第五版）

药　物	《药品说明书》	《妊娠期和哺乳期用药》	《中国医师药师临床用药指南》	《新编药物学》	备注
1 抗微生物药					
1.1 抗生素					
1.1.1 青霉素类					
青霉素皮试剂	尚不明确	B	B	——	
注射用青霉素钠	孕妇应仅在确有必要时使用本品	B	B	——	
阿莫西林胶囊	孕妇应仅在确有必要时使用本品	B	B	B	
1.1.2 头孢菌素类					
头孢氨苄缓释片	未进行该项实验且无可靠参考文献	B	B	B	
头孢拉定胶囊	慎用	B	B	B	
注射用头孢拉定	孕妇用药需有确切适应证	B	B	B	
头孢克洛胶囊	除非确有必要孕妇不宜使用本品	B	B	B	
注射用盐酸头孢替安	对孕妇或可能已妊娠的妇女，在治疗上只有认为有益性大于危险性时才可给药	——	对孕妇或可能已妊娠的妇女，应权衡利弊后用药	妊娠期妇女宜慎用	
注射用头孢西丁钠	尚不明确	——	B	B	
注射用头孢呋辛钠	妊娠早期应慎用	B	B	B	
头孢呋辛酯片	孕妇慎用	B	B	B	
头孢克肟分散片	仅在确实需要使用时使用本品	B	B	B	

（续表）

药　　物	《药品说明书》	《妊娠期和哺乳期用药》	《中国医师药师临床用药指南》	《新编药物学》	备注
注射用头孢曲松钠	妊娠期妇女应在确实必要时采用（苏州中化药品工业有限公司）；须权衡利弊(上海罗氏制药有限公司)	B	B	B	
注射用头孢噻肟钠	权衡利弊的使用	B	B	B	
注射用头孢他啶	妊娠初期和妊娠的前几个月应慎用。对于孕妇,应权衡预期的益处大于可能的危险时,才可使用	B	B	B	
注射用盐酸头孢吡肟	应谨慎	B	B	B	

1.1.3　其他 β-内酰胺类

注射用美罗培南	当判断利大于弊时,才可用于妊娠期或有可能妊娠的妇女	B	B	B	
注射用亚胺培南西司他丁钠	只有考虑在对胎儿益处大于潜在危险的情况下,才能在妊娠期间给药	C	C		妊娠期妇女使用本品应权衡利弊
注射用氨曲南	仅在必要时方可给药	B	B	B	

1.1.4　β-内酰胺酶抑制药

注射用氨苄西林钠舒巴坦钠	动物生殖研究结果表明,舒巴坦和氨苄西林不会对生育能力和胎儿造成损害,舒巴坦可通过胎盘屏障,尚无本品用于孕妇和哺乳妇女方面的资料	氨苄西林(B)、舒巴坦(B)	B	氨苄西林(B)、舒巴坦(无)	
注射用头孢哌酮钠舒巴坦钠	只有在医生认为必要时孕妇才能使用本品	头孢哌酮(B)、舒巴坦(B)	B	头孢哌酮(B)、舒巴坦(无)	
注射用哌拉西林钠他唑巴坦钠	本品只有在明确需要时才能在妊娠期使用	哌拉西林(B)、他唑巴坦(B)	B	哌拉西林(B)、他唑巴坦(无)	

1.1.5　氨基糖苷类

硫酸庆大霉素注射液	孕妇使用本品前应充分权衡利弊	C	D	C	
硫酸阿米卡星氯化钠注射液	如果该药在怀孕期间使用或患者在服用该药时怀孕,应评价该药可能对胎儿造成的损害	C；根据 Astra USA 和 Elkins-Sinn 分类为D	D	D	

1.1.6　大环内酯类

红霉素肠溶胶囊	孕妇使用时宜权衡利弊	B	B	B	
阿奇霉素片	只有在明确需要使用阿奇霉素的情况下才能在妊娠期给药	B	B	B	

（续表）

药　　物	《药品说明书》	《妊娠期和哺乳期用药》	《中国医师药师临床用药指南》	《新编药物学》	备注
注射用阿奇霉素	妊娠时应用阿奇霉素需有确切的指征	B	B		妊娠期妇女需慎用
1.1.7 糖肽类					
注射用盐酸万古霉素	妊娠给药相关的安全性尚未明确	B	C	C	
1.1.8 林可霉素类					
盐酸林可霉素注射液	在孕妇中应用需充分权衡利弊	B	C	B	
盐酸克林霉素胶囊	慎用	B	B	B	
注射用克林霉素磷酸酯	孕妇使用本品应注意利弊	B	B	B	
1.1.9 其他					
注射用磷霉素钠	对于妊娠或有可能妊娠的妇女,慎用,请遵医嘱	B	B		妊娠期妇女慎用
1.2 合成抗菌药					
1.2.1 喹诺酮类					
诺氟沙星胶囊	本品不宜用于孕妇	C	C	C	
盐酸莫西沙星片	禁用于妊娠期的妇女	C	C	C	
乳酸左氧氟沙星片	孕妇禁用	C	C	C	
乳酸左氧氟沙星氯化钠注射液	妊娠或有可能妊娠的妇女禁用	C	C	C	
1.2.2 硝基咪唑类					
甲硝唑片	孕妇禁用	——	B	B	
甲硝唑氯化钠注射液	孕妇禁用	——	B	B	
奥硝唑胶囊	除绝对需要外,在妊娠早期或哺乳期妇女应避免使用	——	建议孕妇（特别是妊娠早期）慎用本药	——	
奥硝唑氯化钠注射液	妊娠早期(妊娠前三个月)妇女慎用	——	建议孕妇（特别是妊娠早期）慎用本药	——	
1.2.3 硝基呋喃类					
呋喃妥因肠溶片	妊娠后期孕妇不宜应用,足月孕妇禁用,以避免胎儿发生溶血性贫血的可能	B	B	B	
硝呋太尔片	无特殊规定,孕妇可使用	——	——	——	
1.2.4 四环素类					

（续表）

药　　物	《药品说明书》	《妊娠期和哺乳期用药》	《中国医师药师临床用药指南》	《新编药物学》	备注
盐酸多西环素肠溶胶囊	孕妇不宜应用	D	D		妊娠期妇女一般应禁用
1.3　抗真菌药					
氟康唑胶囊	孕妇仍应禁用	C	C	C	
氟康唑氯化钠注射液	除非患者患有严重的,甚至威胁生命的真菌感染,并且预期治疗的益处超过对胎儿潜在危害时,可考虑使用氟康唑,否则妊娠妇女应避免使用本品	C	C	C	
伊曲康唑胶囊	对于孕妇,只有在疾病危及生命且潜在利益大于对胎儿的潜在危害时,方可使用本品。使用本品的育龄妇女,应采取适当的避孕措施,直至治疗结束后的下一个月经周期	C	C	C	
氟胞嘧啶片	孕妇慎用	C	C	C	
制霉素片	慎用	C	C	C	
1.4　抗病毒药					
阿昔洛韦片	孕妇用药需权衡利弊	B	B	B	
1.5　其他					
盐酸小檗碱片	妊娠期头3个月慎用	——	孕妇慎用,尤其是妊娠早期	——	
2　镇痛药					
2.1　解热镇痛及非甾体消炎药					
2.1.1　非选择性COX抑制剂					
复方对乙酰氨基酚片（Ⅱ）	孕妇不宜使用	对乙酰氨基酚(B)、异丙安替比林(无)、无水咖啡因(B)	对乙酰氨基酚(B)、异丙安替比林(无)、无水咖啡因(无)	对乙酰氨基酚(B)、异丙安替比林(无)、无水咖啡因(B)	
吲哚美辛肠溶片	孕妇禁用	B;持续使用超过48小时,或用药在妊娠34周后,或用药在接近分娩时为D	C	B;如持续使用超过48 h,或在妊娠34周以后用药为D	

（续表）

药　物	《药品说明书》	《妊娠期和哺乳期用药》	《中国医师药师临床用药指南》	《新编药物学》	备注
吲哚美辛栓	孕妇禁用	B；持续使用超过48小时，或用药在妊娠34周后，或用药在接近分娩时为D	C	B；如持续使用超过48 h，或在妊娠35周以后用药为D	
布洛芬缓释胶囊	孕妇禁用	B；妊娠晚期或临近分娩时使用为D	D	B；如在妊娠晚期或临近分娩时用药为D	
布洛芬混悬滴剂	——	B；妊娠晚期或临近分娩时使用为D	D	B；如在妊娠晚期或临近分娩时用药为D	
双氯芬酸钠双释放肠溶胶囊	——	B；妊娠晚期或临近分娩为D	C	B；如在妊娠晚期或临近分娩时用药为D	
复方氨林巴比妥注射液	未进行该项实验且无可靠参考文献	——	——	——	
氟比洛芬酯注射液	妊娠或可能妊娠的妇女必须在治疗的有益性大于危险性时才能应用；尽量不在妊娠末期应用	B；妊娠晚期或临近分娩为D	C	——	
注射用盐酸丙帕他莫	孕妇不推荐使用	——	——	——	
阿司匹林肠溶片	本品易于通过胎盘。动物试验在妊娠头3个月应用本品可致畸胎，如脊椎裂、头颅裂、面部裂、腿部畸形，以及中枢神经系统、内脏和骨骼的发育不全。在人类也有报道在应用本品后发生胎儿缺陷者。此外，在妊娠后3个月长期大量应用本品可使妊娠期延长，有增加过期产综合征及产前出血的危险。在妊娠的最后2周应用，可增加胎儿出血或新生儿出血的危险，在妊娠晚期长期用药也有可能使胎儿动脉导管收缩或早期闭锁，导致新生儿持续性肺动脉动脉高压及心力衰竭。曾有报道，在妊娠晚期因过量应用或滥用本品而增加了死胎或新生儿死亡的发生率（可能由于动脉导管闭锁、产前出血或体重过低）。但是应用一般治疗剂量尚未发现上述不良反应	C；妊娠晚期全量使用为D	C；妊娠晚期足量给药为D	C；如在妊娠晚期大量使用为D	

（续表）

药　物	《药品说明书》	《妊娠期和哺乳期用药》	《中国医师药师临床用药指南》	《新编药物学》	备注
2.1.2 其他					
氨酚伪麻美芬片(日片)/氨麻美敏片Ⅱ(夜片)	孕妇慎用	对乙酰氨基酚(B)、盐酸伪麻黄碱(C)、氢溴酸右美沙芬(C)、马来酸氯苯那敏(B)	对乙酰氨基酚(B)、盐酸伪麻黄碱(无)、氢溴酸右美沙芬(C)、马来酸氯苯那敏(B)	对乙酰氨基酚(B)、盐酸伪麻黄碱(C)、氢溴酸右美沙芬(C)、马来酸氯苯那敏(B)	
酚麻美敏片	孕妇慎用	对乙酰氨基酚(B)、盐酸伪麻黄碱(C)、氢溴酸右美沙芬(C)、马来酸氯苯那敏(B)	孕妇慎用	对乙酰氨基酚(B)、盐酸伪麻黄碱(C)、氢溴酸右美沙芬(C)、马来酸氯苯那敏(B)	
酚氨咖敏片	——	氨基比林(无)、对乙酰氨基酚(B)、咖啡因(B)、马来酸氯苯那敏(B)	氨基比林(无)、对乙酰氨基酚(B)、咖啡因(无)、马来酸氯苯那敏(B)	氨基比林(无)、对乙酰氨基酚(B)、咖啡因(B)、马来酸氯苯那敏(B)	
2.2 麻醉性镇痛药					
盐酸哌替啶注射液	产妇分娩镇痛时剂量酌减(青海制药厂有限公司&东北制药集团沈阳第一制药有限公司)	B；长期或大剂量用药为D	C；长期或大剂量使用为D	B；如在临近分娩时长期、大量使用为D	
酒石酸布托啡诺注射液	C级	C；长期使用或足月期过量使用为D	C；大剂量用药或延长用药时间为D	C；如在临近分娩时长期、大量使用为D	
盐酸纳布啡注射液	只有当对胎儿的潜在利益大于危险，并采取了诸如胎儿监测等适当的措施以检测和处理对胎儿的潜在危险时，本品才可在孕期使用	B	——	——	
注射用盐酸瑞芬太尼	孕妇不推荐使用，在必须使用时，医生应权衡利弊	——	C	——	
枸橼酸舒芬太尼注射液	孕期禁用	——	C	C；如在临近分娩时长期、大量使用为D	

（续表）

药　物	《药品说明书》	《妊娠期和哺乳期用药》	《中国医师药师临床用药指南》	《新编药物学》	备注
盐酸羟考酮注射液	不推荐将盐酸羟考酮注射液用于怀孕及分娩中。如果孕妇怀孕期间曾使用过阿片类药物，婴儿出生后需监测呼吸抑制情况	——	B	——	
盐酸曲马多注射液	对孕妇安全性尚不明确，应权衡利弊慎用	C	C	C	
喷他佐辛注射液	慎用	C	孕妇慎用。FDA对本药的妊娠安全性分级为B级，长期或大剂量用药时为D级	慎用。	

3 麻醉用药物

3.1 吸入麻醉药

吸入用七氟烷	——	C	B	产科麻醉时慎用	
地氟烷	B	B	B	——	

3.2 静脉麻醉药

丙泊酚注射液	妊娠期间禁用丙泊酚，但在妊娠的前三个月终止妊娠时，已经有使用本品的经验。该药禁用于产科麻醉	——	B	B	
丙泊酚中/长链脂肪乳注射液	除非明确必要，否则丙泊酚不得用于孕妇		B	B	

3.3 局部麻醉药

盐酸丁卡因胶浆	尚不明确	——	C		
盐酸利多卡因注射液	本品透过胎盘，且与胎儿蛋白结合高于成人，孕妇用药后可导致胎儿心动过缓或过速，亦可导致新生儿高铁血红蛋白血症（上海朝晖药业有限公司）。本品透过胎盘，且与胎儿蛋白结合高于成人，故应慎用（山东华鲁制药有限公司）	B	B	B	
盐酸罗哌卡因注射液	除了产科使用本品进行硬膜外麻醉以外，尚缺乏在孕妇中使用的足够数据。动物实验并未显示出本品对怀孕、胚胎/胎儿发育、分娩及出生后发育有直接或间接性损害	——	B	可用于区域阻滞镇痛，如硬膜外术后或分娩镇痛	
碳酸利多卡因注射液	未进行该项实验且无可靠参考文献	B	B	B	
盐酸布比卡因注射液	未进行该项实验且无可靠参考文献，故尚不明确	——	C	C	

（续表）

药　　物	《药品说明书》	《妊娠期和哺乳期用药》	《中国医师药师临床用药指南》	《新编药物学》	备注
3.4 麻醉辅助药					
氯化琥珀胆碱注射液	孕妇慎用	C	C	C	
罗库溴铵注射液	对妊娠妇女，罗库溴铵的适用应由经主治医师权衡利弊后才可决定	C	孕妇使用应权衡利弊	C	
注射用苯磺顺阿曲库铵	禁用于孕妇	C	B	B	
盐酸艾司洛尔注射液	尚无合适的人类的有关此问题的研究	C	C	C	
4 维生素、矿物质及肠外营养类药物					
4.1 维生素类					
维生素 B_1 注射液	未进行该项实验且无可靠参考文献	——	A；如使用药理学剂量为C	——	
维生素 B_1 片	孕妇应在医师指导下使用	——	A；如使用药理学剂量为C	——	
维生素 B_{12} 注射液	未进行该项实验且无可靠参考文献	A；超过每日膳食推荐量为C	C	——	
维生素 B_2 片	——	——	A；如剂量更大为C	——	
维生素 B_6 注射液	孕妇接受大量维生素 B_6，可致新生儿维生素 B_6 依赖综合征	——	A；如超过日推荐剂量为C	——	
维生素 B_6 片	孕妇应在医师指导下使用	——	A；如超过日推荐剂量为C	——	
维生素C注射液	孕妇大剂量应用时，可产生婴儿坏血病	A；超过每日膳食推荐量为C	C	——	
维生素C片	孕妇服用过量时，可诱发新生儿产生坏血病	A；超过每日膳食推荐量为C	C	——	
维生素C泡腾片	孕妇服用过量时，可诱发新生儿产生维生素C缺乏症	A；超过每日膳食推荐量为C	C	——	

（续表）

药　　物	《药品说明书》	《妊娠期和哺乳期用药》	《中国医师药师临床用药指南》	《新编药物学》	备注
维生素D₃注射液	高钙血症孕妇可伴有对维生素D₃敏感,应注意剂量调整	A；如果使用剂量大于RDA量，风险等级为D	C	——	
多维片	——		——	——	
复合维生素片	——	A；超过每日膳食推荐量的风险等级各不相同，见单一维生素类			
注射用水溶性维生素	未进行该项实验且无可靠参考文献	——	尚不明确		
注射用脂溶性维生素（Ⅰ）	本品为儿童使用剂型,不适宜孕妇使用	——	——	——	
注射用复方维生素（3）	可用于孕妇通过食物无法充分摄取维生素时的营养补给	——	——	——	
注射用12种复合维生素	如需要,且在监控适应证及剂量以防止过敏反应时,本品可在妊娠期使用,此时使用任何药品时应向药剂师或医生咨询	——	——	——	
维生素E软胶囊	——	A；超过每日膳食推荐量为C	A	A；如剂量超过美国的每日推荐摄入量为C	

4.2　矿物质类

碳酸钙D₃片	——	——	尚不明确	——	
葡萄糖酸钙注射液	尚不明确	——	尚不明确	C	
多种微量元素注射液（Ⅱ）	尚不明确	——	本药也适用于孕妇补充微量元素		
葡萄糖酸钙锌口服溶液	孕妇应在医师指导下使用	——	——	——	

4.3　肠外营养药

复方氨基酸注射液（18AA-Ⅱ）	尚不明确	——	——	——	
小儿复方氨基酸注射液（18AA-Ⅱ）	尚不明确	——	——	——	

（续表）

药　　物	《药品说明书》	《妊娠期和哺乳期用药》	《中国医师药师临床用药指南》	《新编药物学》	备注
小儿复方氨基酸注射液（19AA-Ⅰ）	未进行该项试验且无可靠参考文献	——	——	——	
低分子右旋糖酐氨基酸注射液	——	——	——	——	
丙氨酰谷氨酰胺注射液	孕妇使用本品的临床资料不足，故不推荐使用	——	不推荐使用		
脂肪乳注射液（C14-24）	已有报道表明妊娠妇女使用10%和20%英脱利匹特是安全和成功的。理论上30%与10%和20%英脱利匹特一样，也能用于妊娠妇女，但尚缺乏动物生殖研究的证据	——	C		
脂肪乳氨基酸（17）葡萄糖（11%）注射液	尚不明确	——	——	——	
5　激素及调节内分泌功能药					
5.1　下丘脑垂体激素及其类似物					
注射用绒促性素	应慎用	——	X	X	
注射用尿促性素	孕妇禁用	——	X	X	
注射用尿促卵泡素	孕妇禁用	——		X	
注射用重组人促卵泡激素	本品不用于妊娠妇女。临床上与促性腺激素一起使用时，尚无卵巢过度刺激得到控制后出现致畸的报道。如果妊娠期用药，临床数据不足以排除重组hFSH的致畸作用。但至今为止，尚未有特殊的致畸作用报道。动物实验中未见致畸作用				
注射用重组人生长激素	不宜使用	——	孕妇禁用	——	
注射用醋酸亮丙瑞林微球	孕妇、可能怀孕的妇女或哺乳妇女不应使用本品（上海丽珠制药有限公司＆日本武田药品工业株式会社）	——	X	X	
醋酸戈舍瑞林缓释植入剂	在妊娠期间不要使用	——	X；用于绝经前期及绝经期妇女晚期乳腺癌时为D级	X	
注射用醋酸曲普瑞林	妊娠不是该类药的适应证。尚需进一步的研究来确切了解药物对妊娠的影响	——	孕妇禁用本药	X	
5.2　肾上腺皮质激素类					

（续表）

药　　物	《药品说明书》	《妊娠期和哺乳期用药》	《中国医师药师临床用药指南》	《新编药物学》	备注
醋酸泼尼松片	——	——	B	C；如在妊娠早期用药为D	
醋酸地塞米松片	应权衡利弊使用	C；妊娠早期为D	C	C；如在妊娠早期用药为D	
地塞米松磷酸钠注射液	妊娠期妇女使用可增加胎盘功能不全、新生儿体重减少或死胎的发生率，动物实验有致畸作用，应权衡利弊使用	C；妊娠早期为D	C	C；如在妊娠早期用药为D	
醋酸可的松片	当皮质类固醇用于孕妇、哺乳妇女或准备生育的妇女时，应仔细权衡其益处与他对母亲和胚胎或胎儿的潜在威胁之间的关系。只有当确实需要时，皮质类固醇才可用于孕妇	C；妊娠早期为D	D	C；如在妊娠早期用药为D	
注射用氢化可的松琥珀酸钠	在权衡利弊情况下，尽可能避免使用	C；妊娠前三个月使用时风险等级为D	D	C；如在妊娠早期用药为D	
醋酸曲安奈德注射液	——	——	C	妊娠期妇女不宜长期使用	
注射用甲泼尼龙琥珀酸钠	当皮质类固醇用于孕妇、哺乳妇女或准备生育的妇女时，应仔细权衡其益处与他对母亲和胚胎或胎儿的潜在威胁之间的关系。只有当确实需要时，皮质类固醇才可用于孕妇	——	D	C	

5.3 雄激素、抗雄激素及同化激素类

药　　物	《药品说明书》	《妊娠期和哺乳期用药》	《中国医师药师临床用药指南》	《新编药物学》	备注
甲睾酮片	孕妇禁用	——	X	X	
丙酸睾酮注射液	禁用	X	孕妇禁用	X	
替勃龙片	禁用	——	孕妇或可能妊娠的妇女禁用	妊娠期妇女禁用	

5.4 雌激素、抗雌激素、孕激素及抗孕激素类

5.4.1 雌激素及抗雌激素类

药　　物	《药品说明书》	《妊娠期和哺乳期用药》	《中国医师药师临床用药指南》	《新编药物学》	备注
戊酸雌二醇片	不能用于妊娠期妇女。如果在戊酸雌二醇治疗期间怀孕，应立即停止治疗	X	孕妇禁用	X	

（续表）

药　　物	《药品说明书》	《妊娠期和哺乳期用药》	《中国医师药师临床用药指南》	《新编药物学》	备注
炔雌醇片	不宜使用	X	孕妇禁用	X	
烯丙雌醇片	Czeizel和Ruzicska证实烯丙雌醇不影响染色体畸变。而在80年代早期，有30%匈牙利妇女接受了孕激素的支持疗法，一项对照研究显示这种治疗与后代发生尿道下裂有因果关系	——	已有实验（Czeizel和Ruzicska）证实，本药不影响染色体畸变。但在80年代早期，有30%匈牙利妇女接受了孕激素的支持疗法，一项对照观察显示，后代发生尿道下裂与这种治疗有因果关系	——	

5.4.2 孕激素及抗孕激素类

药　　物	《药品说明书》	《妊娠期和哺乳期用药》	《中国医师药师临床用药指南》	《新编药物学》	备注
黄体酮软胶囊	孕妇只有在医生同意下才可使用本品	——	B	——	
黄体酮胶囊	孕妇只有在医生同意下才可使用本品	——	B	——	
黄体酮注射液	孕妇用药见用法用量		B		
醋酸甲羟孕酮片	禁用	X	X	妊娠4个月内慎用	
地屈孕酮片	根据自发报告的监测系统，至今尚无地屈孕酮不能在妊娠期间使用的证据。没有其他有关地屈孕酮使用的流行病学数据。地屈孕酮导致尿道下裂的风险不详。有限的动物安全性数据显示地屈孕酮具有延迟分娩的作用，这与其孕激素活性相符合	——	尚无充分资料表明妊娠期妇女不能使用本品。但国外有个案报道，1例在妊娠8～20周期间服用本药的妇女，其生育的婴儿在4个月时出现了生殖道发育异常	——	
醋酸甲地孕酮片	禁用	——	D	X	
孕三烯酮胶囊	——		孕妇禁用	妊娠期妇女禁用	

（续表）

药 物	《药品说明书》	《妊娠期和哺乳期用药》	《中国医师药师临床用药指南》	《新编药物学》	备注
炔诺酮片	妊娠期间不宜使用（女婴男性化）	X	X	X	
醋酸甲地孕酮分散片	由于在妊娠起首四个月内，应用孕酮类药物对胎儿有潜在性伤害，故不推荐使用本药物	——	D	X	
米非司酮片	除终止早孕妇女外，其他禁用	X	X	X	
5.4.3 女性避孕药					
炔雌醇环丙孕酮片	不能用于妊娠期。如果服用炔雌醇环丙孕酮片期间发生妊娠，应立即停药	——	——	——	
去氧孕烯炔雌醇片	妊娠期间不应服用本品。如果服药期间发现已妊娠，应停止服用本品	——	X	——	
屈螺酮炔雌醇片	妊娠期间禁用本品。如在服用本品期间发生了妊娠，必须停止继续用药	——	——	——	
5.4.4 退乳药					
甲磺酸溴隐亭片	怀孕后通常应在第1次停经后停服本品。垂体肿瘤有时会在妊娠期间迅速增大，这也可发生于甲磺酸溴隐亭片治疗后已经能够怀孕的妇女。为谨慎起见，应当对患者实施严密监测以便发现垂体增大的迹象，这样甲磺酸溴隐亭片在必要时就能够再次应用	B	B	B	
5.4.5 其他					
戊酸雌二醇片/雌二醇环丙孕酮片复合包装	不适用于妊娠期妇女。如果在本品治疗期间怀孕，必须立即终止治疗	——	孕妇禁用	——	
雌二醇片/雌二醇地屈孕酮片复合包装	妊娠期不应使用本品。如在本品治疗期间出现妊娠应立即停药	——	雌二醇X、地屈孕酮无明确表述	——	
左炔诺孕酮宫内节育系统	不能用于已妊娠或可疑妊娠的情况	X	X	X	
5.5 抗糖尿病药					
5.5.1 胰岛素					
生物合成人胰岛素注射液	不限制糖尿病患者在妊娠期间使用胰岛素治疗	B	B	B	
精蛋白生物合成人胰岛素注射液	不限制糖尿病患者在妊娠期间使用胰岛素治疗	B	B	B	
重组人胰岛素注射液	对于患有糖尿病的患者而言，一旦怀孕或打算怀孕时，都应该告知医生，并向医生进行咨询	B	B	B	

（续表）

药　物	《药品说明书》	《妊娠期和哺乳期用药》	《中国医师药师临床用药指南》	《新编药物学》	备注
精蛋白锌重组人胰岛素注射液	对于患有糖尿病的患者而言，一旦怀孕或打算怀孕时，都应该告知医生，并向医生进行咨询	——	胰岛素不通过胎盘屏障，对胎儿无影响。孕妇(特别是妊娠中、晚期)对胰岛素需要量增加，但分娩后则迅速减少	——	
精蛋白锌重组人胰岛素混合注射液	对于患有糖尿病的患者而言，一旦怀孕或打算怀孕时，都应该告知医生，并向医生进行咨询	——	——	——	
5.5.2 口服降糖药物					
盐酸二甲双胍片	妊娠期妇女禁用(上海信谊药厂有限公司)；不推荐孕妇使用本品(中美上海施贵宝制药有限公司)	B	B	B	
5.6 甲状腺激素及抗甲状腺药					
5.6.1 甲状腺激素类					
甲状腺片	应慎用	——	——	A	
左甲状腺素钠片	到目前为止，尽管妊娠妇女广泛使用本品，却没有任何报道表明本品会对胎儿产生危害。妊娠期间不宜将左甲状腺素与抗甲状腺药物联合应用以治疗甲状腺功能亢进症，原因是加用左甲状腺素增加抗甲状腺药物的剂量	A	A	A	
5.6.2 抗甲状腺药					
丙硫氧嘧啶片	孕妇慎用	D	D	D	
5.7 钙代谢调节药物					
依降钙素注射液	应权衡利弊慎重用药	——	——	妊娠期妇女禁用	
阿仑膦酸钠片	——	——	C	C	
阿法骨化醇片	在孕妇或可能怀孕的妇女使用本品要权衡利弊，只有在利大于弊的情况下才能使用	——	孕妇应用本药的安全性尚未确定。动物摄入过量维生素D可致胎儿畸形	妊娠期妇女不宜用	

（续表）

药　物	《药品说明书》	《妊娠期和哺乳期用药》	《中国医师药师临床用药指南》	《新编药物学》	备注
6 免疫调节药					
6.1 免疫抑制剂					
环孢素软胶囊	怀孕期间不应使用本品,除非能证明对母体的潜在利益大于对胎儿潜在的风险	C	C	C	
6.2 生物反应调节药物					
注射用重组人白介素-11	——	——	C	孕妇禁用	
乌苯美司片	孕妇或有妊娠可能的妇女应权衡利弊,慎重用药	——	孕妇或有妊娠可能的妇女应权衡利弊,慎重用药	——	
注射用胸腺法新	用药应慎重,须遵医嘱	——	——	C	
7 抗肿瘤药					
7.1 细胞毒药物					
7.1.1 烷化剂及破坏DNA结构的药物					
注射用环磷酰胺	妊娠的头三个月,如为致命的适应证,应咨询医师是否应终止妊娠;妊娠的头三个月后,患者希望继续妊娠,而药物治疗不可以推迟,治疗前应告之患者有产生畸形的可能;在治疗期,应建议不要怀孕,但若仍希望在治疗期怀孕,应进行胚胎遗传学方面的咨询;若患者在治疗期间不慎怀孕,强烈建议进行遗传学咨询	D	D	D	
注射用异环磷酰胺	如必须在妊娠的头三个月内使用,需决定是否终止妊娠。在妊娠头三个月后,如果治疗不能推迟而患者也希望保留胎儿时,在治疗开始前应该向患者讲明其可能诱致畸胎的危险性	D	D	D	
注射用盐酸吡柔比星	孕妇禁用	——	孕妇禁用	妊娠期妇女禁用	
注射用盐酸表柔比星	在妊娠期间不主张使用本品	D	D	D	

（续表）

药　物	《药品说明书》	《妊娠期和哺乳期用药》	《中国医师药师临床用药指南》	《新编药物学》	备注
卡铂注射液	孕妇用本品的安全性还未确定,已知卡铂对许多实验对象产生胚胎毒性及诱变的可能性(齐鲁制药有限公司);本品妊娠期给药有胎儿毒性。有可能怀孕的妇女必须告知这种危险性,育龄妇女在开始卡铂治疗时,应被告知避免怀孕(Corden Pharma Latina S.P.A)	D	D	D	
注射用洛铂	妊娠禁用,有生育能力的女性,在洛铂治疗期间,应避免怀孕,并在洛铂治疗终止后6个月内也应避免怀孕	——	孕妇禁用本药。用药期间,妇女应避免怀孕;在本药治疗终止后6个月内也应避免怀孕	——	
顺铂注射液	孕妇禁用	D	D	D	
注射用奥沙利铂	未进行该项试验且无可靠参考文献	——	孕妇禁用本药	D	
注射用奈达铂	——	——	孕妇、可能妊娠的患者禁用	妊娠期妇女、可能妊娠的患者禁用	
注射用放线菌素D	孕妇禁用	C	D	C	
注射用盐酸博来霉素	孕妇及可能妊娠患者,尽可能避免使用本药	D	D	D	
7.1.2 影响核酸合成药物					
注射用甲氨蝶呤	D级	X	X	X	
注射用盐酸吉西他滨	妊娠期妇女应避免应用吉西他滨,除非有明确的必要性。应告知女性在吉西他滨治疗期间避免妊娠,一旦怀孕,应立即通知其主治医生	——	D	D	
注射用达卡巴嗪	妊娠期妇女禁用	C	C	C	
注射用氟脲苷	只有在用药的益处大于其对胎儿的潜在危害时,孕妇方可使用本品	——	D	D	
氟尿嘧啶注射液	在妇女妊娠初期三个月内禁用本药	D;按照manufacturers Allergan and ICN Pharmaceuticals 2000标准风险等级为X	X	D	
7.1.3 拓扑异构酶抑制药					

（续表）

药　　物	《药品说明书》	《妊娠期和哺乳期用药》	《中国医师药师临床用药指南》	《新编药物学》	备注
注射用盐酸托泊替康	妊娠期间禁用。应当告知女性用托泊替康治疗期间避免怀孕，如果怀孕应当立即通知负责治疗的医生	——	D	禁用于妊娠患者	

7.1.4　影响微管蛋白的药物

药　　物	《药品说明书》	《妊娠期和哺乳期用药》	《中国医师药师临床用药指南》	《新编药物学》	备注
依托泊苷注射液	孕妇禁用	D	D	D	
注射用硫酸长春新碱	尚不明确	D	D	D	
多西他赛注射液	多西他赛不能用于妊娠妇女。应告诫育龄期妇女在接受多西他赛治疗时应避免怀孕，一旦怀孕应立即通知治疗医生	——	D	D	
紫杉醇注射液	尚未在妊娠妇女中进行过研究。如果紫杉醇被用于妊娠妇女或应用本品期间患者怀孕，应立即告诉患者此种潜在危害性，对于正接受紫杉醇治疗期间的育龄妇女，应劝告其避免怀孕	D	D	D	
注射用紫杉醇脂质体	如果它被用于妊娠妇女或在应用本品期间患者怀孕，应立即告知病人具有的潜在危险	D	D	D	

7.2　激素类药物

药　　物	《药品说明书》	《妊娠期和哺乳期用药》	《中国医师药师临床用药指南》	《新编药物学》	备注
枸橼酸他莫昔芬片	妊娠期妇女禁用	D	D	D	
枸橼酸氯米芬片	——	——	X	X	
枸橼酸托瑞米芬片	——		D	D	
阿那曲唑片	禁用于妊娠妇女			D	
来曲唑片	未进行该项试验且无可靠参考文献		D	D	
依西美坦片	禁用		D	D	

7.3　辅助药

药　　物	《药品说明书》	《妊娠期和哺乳期用药》	《中国医师药师临床用药指南》	《新编药物学》	备注
美司钠注射液	尚不明确	B	B	B	
注射用亚叶酸钙	遵医嘱使用		C	C	
注射用氨磷汀	C级		——	C	

（续表）

药　　物	《药品说明书》	《妊娠期和哺乳期用药》	《中国医师药师临床用药指南》	《新编药物学》	备注
8 抗变态反应药物					
盐酸异丙嗪注射液	孕妇在临产前1~2周应停用此药	C	C	C	
氯雷他定片	妊娠期妇女慎用	B	B	B	
茶苯海明片	孕妇禁用	——	孕妇不宜使用本药	B	
9 神经系统用药物					
9.1 胆碱酯酶抑制药					
甲硫酸新斯的明注射液	未进行该项试验且无可靠参考文献	C	C	C	
9.2 中枢神经兴奋药					
枸橼酸咖啡因注射液	动物试验显示,高剂量咖啡因可产生胎儿毒性和致畸性。咖啡因容易通过胎盘进入胎儿血液循环	B	——	——	
9.3 兴奋延髓呼吸中枢药					
盐酸洛贝林注射液	未进行该项试验且无可靠参考文献,故尚不明确	——	尚不明确	——	
尼可刹米注射液	未进行该项试验且无可靠参考文献,故尚不明确	——	尚不明确	——	
盐酸多沙普仑注射液	慎用	B	B	B	
9.4 镇静催眠药					
苯巴比妥片	本药可通过胎盘,妊娠期长期服用,可引起依赖性及致新生儿撤药综合征;可能由于维生素K含量减少引起新生儿出血;妊娠晚期或分娩期应用,由于胎儿肝功能尚未成熟引起新生儿(尤其是早产儿)的呼吸抑制;可能对胎儿产生致畸作用	D	D	慎用于妊娠期妇女	
注射用苯巴比妥钠	——	D	D	D	
盐酸右美托咪定注射液	——	——	C	C	
10 治疗精神障碍药					

（续表）

药　　物	《药品说明书》	《妊娠期和哺乳期用药》	《中国医师药师临床用药指南》	《新编药物学》	备注
10.1 抗精神病药					
盐酸氯丙嗪注射液	孕妇慎用	C	C	C	
氟哌利多注射液	孕妇慎用	——	C	C	
10.2 抗焦虑药					
地西泮片	在妊娠三个月内，本药有增加胎儿致畸的危险，孕妇长期服用可成瘾，使新生儿呈现撤药症状激惹、震颤、呕吐、腹泻；妊娠后期用药影响新生儿中枢神经活动。分娩前及分娩时用药可导致新生儿肌张力较弱，应禁用	D	D	D	
地西泮注射液	在妊娠三个月内，本药有增加胎儿致畸的危险，孕妇长期服用可成瘾，使新生儿呈现撤药症状激惹、震颤、呕吐、腹泻；妊娠后期用药影响新生儿中枢神经活动。分娩前及分娩时用药可导致新生儿肌张力较弱，应禁用	D	D	D	
艾司唑仑片	在妊娠三个月内，本药有增加胎儿致畸的危险。孕妇长期服用可成瘾，使新生儿呈现撤药症状，妊娠后期用药影响新生儿中枢神经活动。分娩前及分娩时用药可导致新生儿肌张力较弱，应慎用	X	X	X	
咪达唑仑注射液	不能用于孕妇，在分娩过程中应用须特别注意	D	D	D	
11 呼吸系统药物					
11.1 祛痰药					
盐酸氨溴索片	孕妇慎用，妊娠头3个月内妇女禁用	——	建议妊娠早期妇女不予采用，妊娠中、晚期妇女慎用	妊娠头3个月慎用	
盐酸氨溴索注射液	妊娠期间，特别是妊娠前3个月应慎用药物	——	建议妊娠早期妇女不予采用，妊娠中、晚期妇女慎用	妊娠头3个月慎用	

（续表）

药　物	《药品说明书》	《妊娠期和哺乳期用药》	《中国医师药师临床用药指南》	《新编药物学》	备注
注射用糜蛋白酶	尚不明确	——	——	——	
11.2 镇咳药					
复方甘草口服溶液	孕妇禁用	——	——	——	
磷酸可待因糖浆	孕妇禁用	C；长期或大剂量用药为D	C；长时期或高剂量用药为D	C；如在临近分娩时长期、大量使用为D	
11.3 平喘药					
氨茶碱注射液	孕妇、产妇慎用	C	孕妇用药应谨慎	C	
二羟丙茶碱注射液	孕妇、产妇慎用	C	C	——	
沙丁胺醇气雾剂	慎用	——	C	C	
硫酸特布他林注射液	孕妇确有需要时方可考虑应用并应仔细权衡利弊	B	B	B	
硫酸特布他林片	建议在怀孕的前3个月内慎用	B	B	B	
11.4 其他					
猪肺磷脂注射液	无相关资料	——	尚不明确	——	
12 消化系统药					
12.1 抗酸药物及胃黏膜保护药物					
大黄碳酸氢钠片	——	——	——	——	
铝碳酸镁片	孕妇应咨询医生。孕妇应短期应用	——	B	——	
12.2 抑酸药					
西咪替丁片	孕妇禁用	B	B	B	
西咪替丁注射液	本品能进入胎盘屏障，引起胎儿肝功能障碍，故禁用	B	B	B	
注射用兰索拉唑	对孕妇和可能妊娠的妇女，建议只有在判断治疗的益处大于风险时方可使用本品	B	B	对妊娠期妇女，除非判定治疗的益处超过可能带来的危险时，一般不宜用	
12.3 胃肠解痉药					
硫酸阿托品注射液	孕妇使用需考虑用药的利弊	C	C	C	

（续表）

药　　物	《药品说明书》	《妊娠期和哺乳期用药》	《中国医师药师临床用药指南》	《新编药物学》	备注
盐酸消旋山莨菪碱注射液	尚不明确	——	孕妇慎用本药	——	
氢溴酸东莨菪碱注射液	未进行该项实验且无可靠参考文献,故尚不明确	C	——	C	
注射用间苯三酚	妊娠期间使用本品应权衡利弊				
12.4　胃动力药					
多潘立酮片	孕妇慎用	C	孕妇禁用本药	妊娠期妇女禁用	
12.5　止吐药					
盐酸甲氧氯普胺注射液	孕妇不宜应用	B	B	B	
盐酸昂丹司琼片	不推荐人在怀孕期特别是妊娠头3个月使用本品	——	B	B	
盐酸昂丹司琼注射液	不推荐人在怀孕期特别是头3个月内使用本品	——	B	B	
盐酸雷莫司琼注射液	孕妇或可能怀孕的妇女,只有在判断治疗方面的有益性大于危险性时方可给药	——	对孕妇或可能怀孕的妇女,应权衡利弊,仅当利大于弊时方可使用	对妊娠期妇女或可能妊娠的妇女,应仔细判断利弊得失后审慎用药	
盐酸帕洛诺司琼注射液	怀孕期间应慎用本品	——	B	——	
12.6　泻药					
开塞露(含甘油)	——	——	——	——	
甘油灌肠剂	——	C	——	——	
复方聚乙二醇电解质散	对于孕妇或有妊娠可能性的妇女遵医嘱慎用,只有在充分考虑用药必要性后方可给药	——	——	——	
乳果糖口服溶液	推荐剂量的本品可用于妊娠期	B	B	B	
12.7　微生态制剂					
双歧杆菌三联活菌胶囊	尚不明确	——	尚不明确	——	
双歧杆菌三联活菌散	——	——	尚不明确	——	
12.8　肝病辅助治疗药					
多烯磷脂酰胆碱胶囊	不推荐在妊娠期间应用本品	——	尚不明确	——	
多烯磷脂酰胆碱注射液	参见"用法用量"	——	尚不明确	——	本品说明书适应证包含妊娠中毒,包括呕吐

（续表）

药　物	《药品说明书》	《妊娠期和哺乳期用药》	《中国医师药师临床用药指南》	《新编药物学》	备注
复方甘草酸苷注射液	孕妇应在权衡治疗利大于弊后慎重给药	——	——	——	
注射用还原型谷胱甘肽	孕妇无禁忌	——	尚不明确	——	
丁二磺酸腺苷蛋氨酸肠溶片	本品可用于妊娠期	——	本品可在妊娠期使用	——	
注射用丁二磺酸腺苷蛋氨酸	本品可用于妊娠期	——	本药可在妊娠期使用	——	
甘草酸二铵注射液	孕妇不宜使用	——	孕妇禁用本药	——	
异甘草酸镁注射液	目前尚未有这方面的用药经验，暂不推荐使用	——	——	——	
双环醇片	尚无本品对孕妇的研究资料，同其他药物一样，应权衡利弊，谨慎使用	——	——	尚无本品对妊娠期妇女用药安全性的研究资料	
12.9 利胆药					
熊去氧胆酸胶囊	育龄期的妇女只有在采取了安全的避孕措施后才可以使用熊去氧胆酸胶囊。在开始治疗前，须排除患者正在妊娠。为了安全起见，熊去氧胆酸胶囊不能在妊娠期前三个月服用	C	B	B	
12.10 助消化药物					
酪酸梭菌二联活菌胶囊	可服用本品	——	——	——	
12.11 其他					
醋酸奥曲肽注射液	只有在必须使用的情况下才能向妊娠妇女给予这种药物	B	B	B	
13 心血管系统药物					
13.1 强心药					
地高辛片	妊娠后期母体用量可能适当增加，分娩后6周减量	C	C	C	
去乙酰毛花苷注射液	妊娠后期母体用量可能适当增加，分娩后6周减量	C	C	——	
13.2 抗心律失常药					
盐酸美西律片	仅用于对胎儿有益的治疗	C	C	C	
盐酸普罗帕酮片	仅用于药物作用对胎儿有利的情况下	C	C	C	

（续表）

药　　物	《药品说明书》	《妊娠期和哺乳期用药》	《中国医师药师临床用药指南》	《新编药物学》	备注
盐酸普罗帕酮注射液	仅用于药物作用对胎儿有利的情况下	C	C	——	
盐酸胺碘酮注射液	——	B	B	——	

13.3 降压药

13.3.1 肾上腺素受体阻滞药

13.3.1.1 α受体阻滞药

| 注射用甲磺酸酚妥拉明 | 只有在必须使用时,确实对胎儿利大于弊后,方可在妊娠期使用 | C | C | C | |

13.3.1.2 β受体阻滞药

酒石酸美托洛尔片	妊娠或分娩期间不宜使用	C;妊娠中晚期为D	C	C;如在妊娠中、晚期给药为D	
盐酸普萘洛尔片	必须慎用,不宜作为孕妇第一线治疗用药	C;妊娠中晚期为D	C	C;如在妊娠中、晚期给药为D	
盐酸索他洛尔片	孕妇慎用	B	B		

13.3.1.3 α、β受体阻滞药

| 盐酸拉贝洛尔片 | 本品可安全有效地用于妊娠高血压,不影响胎儿生长发育 | C | C | C;如在妊娠中、晚期给药为D | |
| 注射用盐酸拉贝洛尔 | 本品可安全有效地用于妊娠高血压,不影响胎儿生长发育 | C | C | C;如在妊娠中、晚期给药为D | |

13.3.2 血管紧张素转换酶抑制药

卡托普利片	本品能通过胎盘,可危害胎儿,检出怀孕应立即停本药品	C;如在妊娠中、晚期给药为D	C;妊娠中晚期为D	妊娠早期(C),中晚期(D)	
盐酸贝那普利片	妊娠期妇女不宜应用本品	C;妊娠中晚期为D	妊娠早期为C,中晚期为D	C;如在妊娠中、晚期给药为D	
福辛普利钠片	禁用	C;在中孕晚期使用风险等级为D	妊娠早期为C,中晚期为D	C;如在妊娠中、晚期用药为D	

13.3.3 血管紧张素受体拮抗药

（续表）

药　物	《药品说明书》	《妊娠期和哺乳期用药》	《中国医师药师临床用药指南》	《新编药物学》	备注
氯沙坦钾片	当发现怀孕时，应该尽早停用本品	——	妊娠早期（C），中晚期（D）	C；如在妊娠中、晚期给药（D）	
缬沙坦胶囊	妊娠期妇女不应使用本品	C；妊娠中晚期（D）	妊娠早期（C），中晚期（D）	C；如在妊娠中、晚期给药（D）	
缬沙坦氨氯地平片（Ⅰ）	妊娠期妇女不应使用本品	缬沙坦（C）；妊娠中晚期（D）；氨氯地平（无）	缬沙坦：妊娠早期（C）；中晚期（D）；氨氯地平（无）	缬沙坦（C）；如在妊娠中、晚期给药（D）；氨氯地平（无）	
厄贝沙坦氢氯噻嗪片	本复方禁用于怀孕4个月至9个月的孕妇	厄贝沙坦（C）；妊娠中晚期（D）；氢氯噻嗪（B）	妊娠早期（C），中晚期（D）	厄贝沙坦（C）；如在妊娠中、晚期给药（D）；氢氯噻嗪（B）；如用于妊娠高血压患者（D）	

13.3.4 其他降压药

药　物	《药品说明书》	《妊娠期和哺乳期用药》	《中国医师药师临床用药指南》	《新编药物学》	备注
硫酸镁注射液	孕妇慎用	B	产前2小时内不应使用本药（除非本药是治疗子痫的唯一药物）。此外，孕妇禁用本药导泻	B	2013.5.31 FDA发布药品安全通报更新为D

13.4 抗心绞痛药

药　物	《药品说明书》	《妊娠期和哺乳期用药》	《中国医师药师临床用药指南》	《新编药物学》	备注
硝酸异山梨酯片	除非确有必要方可用于孕妇	C	C	C	
单硝酸异山梨酯缓释胶囊（Ⅳ）	妊娠初3个月的妇女禁用	C	C	C	
硝酸甘油注射液	仅当确有必要时方可用于孕妇	B	B	B	
单硝酸异山梨酯注射液	慎用	C	C	C	

13.5 钙通道阻滞药

药　物	《药品说明书》	《妊娠期和哺乳期用药》	《中国医师药师临床用药指南》	《新编药物学》	备注
硝苯地平片	无详尽的临床研究资料。临床上有硝苯地平用于高血压的孕妇	C	C	C	
硝苯地平控释片	怀孕20周以内的孕妇禁用。怀孕20周以上的妇女使用本品时应仔细权衡利弊，仅在其他治疗方法不适用或无效时才考虑应用本品	C	C	C	

（续表）

药　物	《药品说明书》	《妊娠期和哺乳期用药》	《中国医师药师临床用药指南》	《新编药物学》	备注
盐酸尼卡地平注射液	对孕妇或可能妊娠的妇女只有在预期的治疗收益超过可能的与治疗有关的风险时才可使用本品	C	C	C	
盐酸尼卡地平缓释胶囊	慎用本品	C	C	C	
苯磺酸氨氯地平片	C级	——	C	C	
盐酸维拉帕米注射液	仅用于明确需要且利大于对胎儿危害的孕妇	C	C	C	
非洛地平缓释片	妊娠期妇女不可使用非洛地平	C	C	C	
13.6 抗休克血管活性药					
盐酸多巴胺注射液	未进行该项实验且无可靠参考文献,故尚不明确	C	C	C	
盐酸多巴酚丁胺注射液	尚不明确	B	B或C	B	
盐酸肾上腺素注射液	必须应用本品时应慎用	C	C	C	
盐酸异丙肾上腺素注射液	——	C	C	C	
重酒石酸去甲肾上腺素注射液	孕妇应权衡利弊慎用	C	C	C	
重酒石酸间羟胺注射液	未进行该项实验且无可靠参考文献,故尚不明确	C	C	C	
盐酸去氧肾上腺素注射液	孕妇在非必要时应避免使用	C	C	——	
13.7 调血脂药物					
普伐他汀钠片	禁用。如在治疗期间发现受孕,应立即停药	X	X	X	
瑞舒伐他汀钙片	本品禁用于孕妇用药	——	X	X	
非诺贝特片（Ⅲ）	一般孕妇应禁用	C	C	C	
13.8 其他药物					
注射用前列地尔	孕妇禁用		C	X	
盐酸曲美他嗪片	最好避免在妊娠期间服用该药物	——	孕妇避免使用	——	
三磷酸腺苷二钠注射液	尚不明确	——	尚不明确	——	
注射用磷酸肌酸钠	无禁忌	——	尚不明确	——	
14 泌尿系统药物					
14.1 利尿药					

（续表）

药　　物	《药品说明书》	《妊娠期和哺乳期用药》	《中国医师药师临床用药指南》	《新编药物学》	备注
呋塞米片	孕妇尤其是妊娠前3个月应尽量避免应用	C；用于妊娠高血压患者为D	C	C；如用于妊娠高血压患者为D	
呋塞米注射液	孕妇尤其是妊娠前3个月应尽量避免应用	C；用于妊娠高血压患者为D	C	C；如用于妊娠高血压患者为D	
氢氯噻嗪片	孕妇使用应慎重	B	B或D	B；如用于妊娠高血压患者为D	
螺内酯片	孕妇应在医师指导下用药,且用药时间应尽量短	C；用于妊娠高血压患者为D	C	C；如用于妊娠高血压患者为D	
甘露醇注射液	甘露醇能透过胎盘屏障	D	D	慎用于妊娠期妇女	

14.2　前列腺疾病用药

盐酸坦洛新缓释胶囊	禁用本品	——	B	B	

14.3　其他

酒石酸托特罗定片	孕妇慎用本品	C	C	C	
盐酸罂粟碱注射液	尚不明确	——	——	C	
左卡尼汀注射液	除非临床必须使用时孕妇才使用本药	——	C		

15　血液系统药物

15.1　止血药物及抗纤维蛋白溶解药

氨甲环酸片	孕妇慎用本品	B	孕妇用药应谨慎	B	
氨甲环酸氯化钠注射液	本品未进行该项实验且无可靠参考文献	B	孕妇用药应谨慎	B	
氨甲苯酸注射液	未进行该项实验且无可靠参考文献	——	尚不明确	——	
酚磺乙胺注射液	尚不明确	——	用药应权衡利弊	——	
人纤维蛋白原	对孕妇用药应慎重,只有经过利弊权衡后认为患者确有必要使用时方可应用,并应在医生指导和严密观察下使用				

（续表）

药　　物	《药品说明书》	《妊娠期和哺乳期用药》	《中国医师药师临床用药指南》	《新编药物学》	备注
人凝血酶原复合物	应慎重。如有必要应用时应在医师指导和严密观察下使用	——	孕妇应慎用	——	
维生素K₁注射液	本品可通过胎盘,故对临床孕妇应尽量避免使用	——	C	——	
蛇毒血凝酶注射液	除非紧急情况,孕期妇女不宜使用	——	尚不明确	——	
猪源纤维蛋白黏合剂	孕妇用药应十分谨慎	——	——	——	
注射用矛头蝮蛇血凝酶	除非紧急情况,孕期妇女不宜使用	——	除非紧急情况,孕期妇女不宜使用本药	——	

15.2 抗凝血药物及溶栓药物

药　　物	《药品说明书》	《妊娠期和哺乳期用药》	《中国医师药师临床用药指南》	《新编药物学》	备注
肝素钠注射液	慎用	C	C	C	
那屈肝素钙注射液	没有有关那屈肝素对生育能力影响的临床研究。不建议在妊娠期间使用本品,除非治疗益处超过可能的风险(Glaxo Wellcome Production);在妊娠期间,最好避免使用那曲肝素钙(南京健友生化制药股份有限公司)	B	建议孕妇慎用本药	妊娠期妇女慎用	
依诺肝素钠注射液	妊娠期妇女仅在医师认为确实需要时才可使用	B	B	——	
注射用尿激酶	除非急需用本品,否则孕妇不用	B	B	除非明确需要,否则不应用于妊娠期妇女	

15.3 抗贫血药

15.3.1 铁剂

药　　物	《药品说明书》	《妊娠期和哺乳期用药》	《中国医师药师临床用药指南》	《新编药物学》	备注
琥珀酸亚铁片	——	——	尚未见治疗剂量的铁剂对胎儿有不良影响的报道	——	
蔗糖铁注射液	在头3个月不建议使用非肠道铁剂。在第二期和第三期应慎用	——	——	妊娠前3个月的妇女不建议使用,中晚期应慎用	
蛋白琥珀酸铁口服溶液	本品适用于妊娠期妇女贫血的治疗	——	——	——	
多维铁口服溶液	——	——	——	——	

（续表）

药　　物	《药品说明书》	《妊娠期和哺乳期用药》	《中国医师药师临床用药指南》	《新编药物学》	备注
右旋糖酐铁口服溶液	——	——	——	——	
15.3.2 其他					
叶酸片	可应用本品（常州制药厂有限公司）；无此项内容（天津亚宝药业科技有限公司）	A；超过每日推荐摄入量为C	A；大于0.8 mg为C	A；如剂量超过美国的每日推荐摄入量为C	
重组人促红素注射液（CHO细胞）	处方医师应充分权衡利弊后决定是否使用本品	——	——	——	
15.4 升白细胞药					
重组人粒细胞刺激因子注射液	当证明孕妇用药潜在利益大于对胎儿的潜在危险,应予以使用	——	C	——	
脱氧核苷酸钠注射液	孕妇应慎用	——	——	——	
15.5 抗血小板药物					
双嘧达莫片	未进行该项实验且无可靠文献（上海信谊九福药业有限公司）	——	B	——	
15.6 血容量扩充药物					
右旋糖酐40葡萄糖注射液	不可在分娩时与止痛药或硬膜外麻醉一起作为预防或治疗之用	——	不可在分娩时与止痛药或硬膜外麻醉同时用作预防或治疗	C	
高渗氯化钠羟乙基淀粉40注射液	孕妇（宫外孕破裂者除外）禁用本品	——	——	——	
羟乙基淀粉130/0.4氯化钠注射液	只有当可能获得的治疗利益大于风险时,才可用于妊娠期患者	——	C	——	
16 调节水、电解质及酸碱平衡药物					
葡萄糖注射液	分娩时注射过多葡萄糖,可刺激胎儿胰岛素分泌,发生产后婴儿低血糖	——	——	——	
氯化钾缓释片	未进行该项实验且无可靠参考文献	A	C	A	
氯化钾注射液	尚不明确	A	C	——	
氯化钠注射液	妊娠高血压综合征禁用	——	——	——	
浓氯化钠注射液	妊娠高血压综合征禁用	——	——	——	
乳酸钠林格注射液	孕妇有妊娠中毒症者可能加剧水肿、增高血压	——	——	——	

（续表）

药　　物	《药品说明书》	《妊娠期和哺乳期用药》	《中国医师药师临床用药指南》	《新编药物学》	备注
醋酸钠林格注射液	孕妇的用药安全有效性尚未确立	——	——	——	
乳酸钠注射液	——	——	患妊娠高血压综合征的孕妇使用本药可能导致水肿加重、血压进一步升高,应慎重用药	——	
碳酸氢钠注射液	——	——	C	——	
甘油磷酸钠注射液	尚不明确	——	尚不明确	——	
复方电解质注射液	尚不明确。妊娠妇女使用本品之前,需慎重考虑其潜在的风险与受益	——	——	——	
混合糖电解质注射液	未进行该项实验且无可靠参考文献	——	——	——	
葡萄糖氯化钠注射液	尚不明确	——	——	——	
灭菌注射用水	无不良反应	——	——	——	
木糖醇注射液	——	——	——	——	

17 专科特殊用药

17.1 皮肤科外用药物

17.1.1 抗细菌感染药

药　　物	《药品说明书》	《妊娠期和哺乳期用药》	《中国医师药师临床用药指南》	《新编药物学》	备注
甲硝唑凝胶	——	B	孕妇禁用。	——	
克林霉素磷酸酯阴道用乳膏	孕妇禁用	B	B	——	
硼酸洗液	——	——	——	——	
复方倍氯米松樟脑乳膏	孕妇慎用	倍氯米松(C);合成樟脑(C);其余成分(无)	倍氯米松(C);其余成分(无)	合成樟脑(C);其余成分(无)	
苯扎氯铵溶液	——	——	孕妇使用应权衡利弊	——	
强力碘溶液	尚不明确	——	——	——	

17.1.2 抗真菌感染药

药　　物	《药品说明书》	《妊娠期和哺乳期用药》	《中国医师药师临床用药指南》	《新编药物学》	备注
联苯苄唑乳膏	在怀孕的前3个月,未经咨询医师,请勿使用本品	——	妊娠早期妇女应慎用。	——	

（续表）

药　　物	《药品说明书》	《妊娠期和哺乳期用药》	《中国医师药师临床用药指南》	《新编药物学》	备注
莫匹罗星软膏	孕妇慎用	——	B	B	
盐酸特比萘芬乳膏	孕妇慎用	B	B	B	
硝酸咪康唑乳膏	孕妇慎用	C	C	C	
曲安奈德益康唑乳膏	孕妇应在医师指导下使用	所含益康唑为C	孕妇尤其是妊娠早期者用药时应权衡利弊	曲安奈德：妊娠期妇女不宜长期使用	
复方酮康唑乳膏	孕妇禁用	酮康唑(C)；丙酸氯倍他索(无)	酮康唑(C)；丙酸氯倍他索(C)	酮康唑(C)；丙酸氯倍他索(C)	
17.1.3　抗病毒药					
咪喹莫特乳膏	在大鼠和大白兔致畸研究中没有发现咪喹莫特有致畸毒性	——	C	B	
17.1.4　肾上腺皮质激素类药物					
醋酸氟轻松乳膏	应权衡利弊后慎用，孕妇不能长期、大面积或大量使用		C	C	
17.1.5　其他					
炉甘石洗剂	——		——	——	
鞣酸软膏	——		——	——	
硫酸镁涂剂	在医生指导下使用，应避免误服	B	——	——	
17.2　眼科用药					
17.2.1　抗细菌感染药					
妥布霉素滴眼液	孕妇慎用	C；礼来公司定为D	D	B	
盐酸金霉素眼膏	——	D	D	D	
17.2.2　散瞳药					
复方托吡卡胺滴眼液	只有在其治疗上的有益性超过危险性时予以使用。关于妊娠期间用药的安全性尚不明确	托吡卡胺(无)；盐酸去氧肾上腺素(C)	托吡卡胺(C)；盐酸去氧肾上腺素(C)	托吡卡胺(C)；盐酸去氧肾上腺素(无)	
17.3　耳鼻喉科用药					
呋麻滴鼻液	孕妇慎用	——	——	——	
过氧化氢溶液	——		——	——	
17.4　妇产科用药					
17.4.1　子宫收缩药物					

（续表）

药　　　物	《药品说明书》	《妊娠期和哺乳期用药》	《中国医师药师临床用药指南》	《新编药物学》	备注
米索前列醇片	除用于终止早孕外,孕妇禁用	X	X	X	
地诺前列酮栓	本品不适用于妊娠早期或其他阶段或哺乳期	——	C	C	
卡贝缩宫素注射液	卡贝缩宫素禁止使用于妊娠期和婴儿娩出前	——	——	在妊娠期和婴儿娩出前禁用	
卡前列甲酯栓	尚不明确	——	本药终止妊娠失败后,必须改用其他方法终止妊娠	——	
卡前列素氨丁三醇注射液	动物试验未显示本品具有致畸性,但大鼠和家兔试验表明其具有胚胎毒性,而且任何会引起子宫张力增加的剂量,都会危害胚胎或胎儿（Pharmacia & Upjohn Company & 常州四药制药有限公司）	——	C	C	
垂体后叶素注射液	用于催产时必须明确指征,在密切监视下进行	——	尚不明确	——	
缩宫素注射液	用于催产时必须明确指征并在密切监测下进行,以免产妇和胎儿发生危险	——	孕妇禁用本药鼻喷雾剂	X	
马来酸麦角新碱注射液	——	——	——	——	

17.4.2　子宫松弛药物

药　　　物	《药品说明书》	《妊娠期和哺乳期用药》	《中国医师药师临床用药指南》	《新编药物学》	备注
盐酸利托君片	B级	B	B	B	
盐酸利托君注射液	B级。	B	B	B	
醋酸阿西班注射液	阿托西班只有在妊娠满24～33足周诊断为早产时才能使用	——	本药可通过胎盘屏障。临床前研究未观察到本药对胎儿有毒性作用。目前也尚无对生育能力及早期胚胎发育的相关研究资料	孕龄小于24周或大于33足周,孕龄超过30周胎膜早破,宫内胎儿生长迟缓和胎儿心率异常,产前子宫出血须立即分娩,宫内胎儿死亡,可以宫内感染,前置胎盘,胎盘早期剥离,任何继续妊娠对母亲及胎儿有害者禁用本品	

（续表）

药 物	《药品说明书》	《妊娠期和哺乳期用药》	《中国医师药师临床用药指南》	《新编药物学》	备注
17.4.3 局部抗感染药					
甲硝唑阴道泡腾片	孕妇禁用	——	B	B	
甲硝唑栓	孕妇禁用	——	B	B	
复方甲硝唑阴道栓	孕妇慎用	甲硝唑（无）；制霉素（C）；四环素（D）	甲硝唑（B）；制霉素（C）；四环素（D）	甲硝唑（B）；制霉素（C）；四环素（B）	
奥硝唑阴道栓	妊娠早期（妊娠前三个月）慎用	——	建议孕妇（特别是妊娠早期）慎用本药	——	
克霉唑阴道片	孕妇在医师指导下使用	B	B	B	
硝酸咪康唑栓	孕妇慎用	C	C	C	
制霉素阴道栓	请在医生指导下使用	C	C	A	
两性霉素B阴道泡腾片	孕妇用药尚缺乏有良好对照的研究；孕妇如确有应用指征时方可慎用	B	B	B	
盐酸特比萘芬阴道泡腾片	除非可能的益处超过任何可能的危险，原则上孕妇不应使用	B	B	B	
复方莪术油栓	尚不明确	莪术油（无）；硝酸益康唑（C）	莪术油（无）；硝酸益康唑（C）	妊娠3个月内妇女禁用	
聚甲酚磺醛阴道栓	怀孕期间，特别是妊娠晚期，任何宫颈内治疗均应避免，聚甲酚磺醛栓亦不例外，此时应充分考虑药物对母婴的潜在危害	——	妊娠期（尤其是妊娠晚期），任何宫颈内治疗均应避免，宫颈外、阴道及其附近区域的处理和阴道烧灼只有在极特殊的情况下方可进行	禁用于妊娠期妇女（尤其是最后3个月）	

（续表）

药　物	《药品说明书》	《妊娠期和哺乳期用药》	《中国医师药师临床用药指南》	《新编药物学》	备注
聚甲酚磺醛溶液	怀孕期间，特别是妊娠晚期，任何宫颈内的局部治疗均应避免，宫颈外和阴道烧灼只有在极特殊的情况下方可进行，聚甲酚磺醛亦不例外，此时应充分考虑药物对母婴的潜在危害	——	妊娠期（尤其是妊娠晚期），任何宫颈内治疗均应避免，宫颈外、阴道及其附近区域的处理和阴道烧灼只有在极特殊的情况下方可进行	禁用于妊娠期妇女（尤其是最后4个月）	
普罗雌烯乳膏	怀孕期内禁止使用该药物	——	孕妇禁用本药	——	
氯喹那多普罗雌烯阴道片	妊娠期不要应用本药	——	孕妇禁用本药	妊娠期妇女不宜使用	
硝呋太尔阴道片	可以用，无特殊规定	——	——	——	
硝呋太尔制霉素阴道软胶囊	孕妇应在医师指导下使用	——	——	——	
环吡酮胺阴道栓	孕妇只有在利益大于潜在风险时，在医生的指导和观察下方可使用	——	B	B	
替硝唑阴道泡腾片	孕妇禁用	——	C	——	
重组人干扰素 α-2b 阴道泡腾胶囊	孕妇禁用	C	C	——	
重组人干扰素 α-2b 凝胶	只有医生确实认为本品的潜在利益大于胎儿的潜在危险才可使用	C	C	——	

17.4.4 其他

药　物	《药品说明书》	《妊娠期和哺乳期用药》	《中国医师药师临床用药指南》	《新编药物学》	备注
雌三醇乳膏	妊娠期间禁止使用	——	孕妇及怀疑妊娠的妇女禁用	已知或可疑妊娠妇女禁用	
达那唑栓	孕妇禁用	X	X	X	
阴道用乳杆菌活菌胶囊	尚不明确	——	——	——	
乳酸依沙吖啶注射液	尚不明确	——	尚不明确	——	
外用红色诺卡氏菌细胞壁骨架	尚不明确	——	——	——	

18 诊断用药

（续表）

药　　物	《药品说明书》	《妊娠期和哺乳期用药》	《中国医师药师临床用药指南》	《新编药物学》	备注
碘化油注射液	——	——	——	——	
碘比醇注射液	未在怀孕妇女身上对碘比醇进行无害性实验。在动物中所做的实验表明，没有明显的致畸作用。然而，对于孕妇来说，在整个怀孕期间，应避免所有X线的照射。一旦决定进行某项检查时，必须权衡利益得失，争取最大的获益，避免各种可能的风险	——	——	——	
碘海醇注射液	本品不应用于妊娠妇女除非临床医生认为利远大于弊时	D	——	——	
碘普罗胺注射液	妊娠期间应尽可能避免接触辐射，无论是否使用对比剂，都应仔细权衡任何X线检查的利弊	——	——	——	
碘佛醇注射液	怀孕期间，如果碘佛醇注射液的使用对母亲的利益多于对胚胎的危险时才应使用。应考虑到X线照射对胚胎有一定危险	——	——	——	
钆双胺注射液	本品不应用于妊娠期妇女，除非MRI增强检查很有必要且无其他适当方法替代	——	——	——	
碘克沙醇注射液	本品不应用于妊娠妇女，除非利大于弊，并且临床医生认为必需	——	——	——	
钆喷酸葡胺注射液	只有经过清晰的利益-风险分析后才能给予妊娠妇女钆喷酸葡胺注射液（Bayer Pharma AG）；除非医生认为必须，否则尽量避免使用（北京北陆药业股份有限公司）	C	——	C	
注射用六氟化硫微泡	孕妇应避免使用声诺维	——	——	——	
19 解毒药					
亚甲蓝注射液	未进行该项实验且无可靠参考文献	C；用于羊膜内注射为D	C	——	
氟马西尼注射液	尚不明确	C	C	C	
盐酸纳洛酮注射液	妊娠妇女只有在必要时才考虑用药	B	C	B	
盐酸戊乙奎醚注射液	——	——	——	——	

（续表）

药　　物	《药品说明书》	《妊娠期和哺乳期用药》	《中国医师药师临床用药指南》	《新编药物学》	备注
20　生物制品					
人血白蛋白	尚未对怀孕期间的妇女使用人血白蛋白的安全性做过对照临床试验。从使用人血白蛋白的临床经验得出，人血白蛋白对怀孕阶段、胎儿及新生儿无有害影响的预期。没有做过人血白蛋白的动物生殖研究。不过人血白蛋白实属人体血液正常成分（CSL Behring GmbH）；怀孕如必需白蛋白时可以使用（Instituto Grifols, S.A.）	——	C	——	
乙型肝炎人免疫球蛋白	未专门进行该项针对性试验研究，且无系统可靠的参考文献	C	C	——	
重组乙型肝炎疫苗（汉逊酵母）	——	C	——	——	
静注人免疫球蛋白（pH4）	对孕妇或可能怀孕妇女的用药应慎重，只有在无适当选择余地时才使用	——	孕妇慎用	C	
皮内注射用卡介苗	妊娠期妇女禁用	C	尚不明确	——	

附录二
发表文章题录

复旦大学附属妇产科医院本书编者团队所发表与产前筛查、产前诊断、多科会诊相关的文章题录如下：

1. 张月萍,徐建忠,殷民,陈美芳,任德麟.染色体平衡易位携带者妊娠风险及妊娠结局的研究[J].中华妇产科杂志,2006,41(9): 592-596.

2. 郭奇桑,张月萍,李笑天,韩金兰.光谱核型分析技术在染色体异常诊断中的应用[J].中华医学遗传学杂志,2007,24(1): 80-83.

3. Guo QS, Qin SY, Zhou SF, He L, Ma D, Zhang YP, Xiong Y, Peng T, Cheng Y, Li XT. Unbalanced translocation in an adult patient with premature ovarian failure and mental retardation detected by spectral karyotyping and array-comparative genomic hybridization[J]. European Journal of Clinical Investigation, 2009, 39: 729-737.

4. 江峰,陈美芳,张月萍,陈国武,孙晓溪.304例染色体异常的不育男性细胞遗传学分析及精液状况的关系[J].中国男科学杂志,2010,24(10): 28-32.

5. 孙卫华,杨毅,张月萍,李笑天,张敏,曹云,王艺.新生儿起病的鸟氨酸转氨甲酰基酶缺乏症1家系的临床、生化及基因分析[J].中华儿科杂志,2011,49(5): 356-360.

6. 张月萍,伍俊萍,李笑天,雷彩霞,徐建忠,殷民.孕中期羊水细胞染色体核型分析及其异常核型发生率的比较[J].中华妇产科杂志,2011,46(9): 644-648.

7. 朱赛娟,张月萍,伍俊萍,雷彩霞,徐建忠.荧光原位杂交技术在辅助核型分析中的应用价值探讨[J].现代妇产科进展,2012,21(9): 718-721.

8. 张月萍,朱赛娟,刘素英,曹翔,孙晓溪.胚胎植入前诊断中多轮荧光原位杂交效果及影响因素分析[J].中华医学遗传学杂志,2013,30(5): 522-527.

9. 张月萍,徐建忠,殷民,吴佳龙,孙晓溪.7p部分三体综合征的表型和基因型关系研究[J].现代妇产科进展,2014,23(3): 161-164.

10. 雷彩霞,张月萍,伍俊萍,徐建忠,朱赛娟,殷民,陈美方,郑列琳,周静,袁薇,吴佳龙,赵文海.1437例早孕期自然流产胚胎核型分析[J].生殖与避孕,2014,34(4): 328-333.

11. Zhang YP, Zhu SJ, Wu JL, Liu SY, Sun XX. Quadrivalent asymmetry in reciprocal translocation carriers predicts meiotic segregation patterns in cleavage stage embryos[J]. Reproductive Biomedicine Online, 2014, 29(4): 490-498.

12. 朱赛娟,张月萍,伍俊萍,雷彩霞,徐建忠,吴佳龙.荧光原位杂交技术在产前诊断中的应用价值探讨[J].中国优生与遗传杂志,2015,23(9): 34-36.

13. 雷彩霞,孙海燕,伍俊萍,张硕,朱赛娟,吴佳龙,周静,孙晓溪,张月萍.应用Karyomap基因芯片进行单基因疾病的植入前遗传学诊断二例分析[J].中华妇产科杂志,2016,51(4):296-300.

14. 张月萍.染色体核型分析的技术进展及应用原则[J].诊断学理论与实践,2017,16(3):214-244.

15. 周静,张硕,徐建忠,殷民,雷彩霞,伍俊萍,张月萍.不同助孕方式中2318例早孕期自然流产物异常核型比较[J].诊断学理论与实践,2017,16(3):277-281.

16. Zhang S, Lei CX, Wu JP, Sun HY, Yang YZ, Zhang YP, Sun XX. A retrospective study of cytogenetic results from amniotic fluid in 5328 fetuses with abnormal obstetric sonographic findings[J]. J Ultrasound Med, 2017: 1-9.

17. Zhang B, Kanzaki Toru. Doppler waveforms: the relation between ductus venosus and inferior vena cava[J]. Ultrasound in medicine and biology, 2005, 31(9): 1173-1176.

18. 张斌,神崎徹.正常及右位心胎儿的静脉导管超声多普勒血流波形变化[J].上海医学,2006,29(11):766-767.

19. 张斌,严英榴,周毓青,仇玉兰,张月萍.Down's综合征:妊娠中期的早期静脉导管血流波形测定与B超筛查的价值初评[J].中国优生与遗传杂志,2008,16(5):28-29.

20. 张斌,张月萍,张彬,李笑天.高龄孕妇唐氏综合征血清学筛查的价值[J].中国产前诊断杂志,2010,2(4):9-11.

21. 张斌.胎儿早期新生儿先天性心血管疾病内外科治疗进展[J].实用妇产科杂志,2011,27(4):247-249.

22. 张姣,张斌.高龄孕妇唐氏综合征筛查和诊断的研究进展[J].中国生育健康杂志,2014,25(1):89-91.

23. Zhang J and Zhang B. Second-generation non-invasive high-throughput DNA sequencing technology in the screening of Down's syndrome in advanced maternal age women[J]. Biomedical Reports, 2016, 4(6): 715-718.

24. Chu N, Zhang Y, Yan Y, Ren Y, Wang L, Zhang B. Fetal ventriculomegaly: Pregnancy outcomes and follow-ups in ten years[J]. Biosci Trends, 2016, 10(2): 125-132.

25. 褚楠,张斌,张月萍,严英榴,任芸芸.241例胎儿侧脑室增宽结局随访结果杂志分析[J].中华围产医学,2016,19(8):575-580.

26. 褚楠,张月萍,张斌.高龄孕妇唐氏综合征研究进展[J].中华医学遗传学杂志,2016,33(6):863-866.

27. 张姣、张斌.高龄孕妇无创性唐氏综合征筛查模型及评分系统的建立[J].复旦学报(医学版),2016,43(2):220-225.

28. Chu N, Gui Y, Qiu X, Zhang N, Li L, Li D, Tang W, Gober HJ, Zhang B, Wang L. The effect of DHEA on apoptosis and cohesin levels in oocytes in aged mice[J]. Biosci Trends, 2017, 11(4): 427-438.

29. 李喜莲,张斌.胎儿先天畸形孕产妇高危因素分析[J].中国临床医学,2017,24(3):377-381.

30. 庄严,张国福,刘雪芬.胎盘植入的MRI与漏误诊分析[J].放射学实践,2016,31(10):938-942.

31. 庄严,张国福,田晓梅,等.正常胎儿脑发育的DWI初步研究[J].中国医学计算机成像杂志,2012,18(5):381-384.

32. 庄严,张国福.弥散加权成像对胎儿系统发育的评估[J].实用放射学杂志,2012,28(9):1470-1472.

33. 庄严,张国福,田晓梅,等.MRI在胎儿中枢神经系统畸形的应用价值[J].临床放射学杂志,2011,30(3):393-397.

34. 沈敏花,张国福,王雪珍,等.MRI中C线位扫描在显示胎儿颅后窝池发育异常中的应用[J].中国医学计算机成像杂志,2015,21(5):492-496.

35. Zhao F, Geng Q, Kong F, Ning Y. Quantitative analysis of tightness of nuchal cord and its relationship with fetal intrauterine distress[J]. Int J Clin Exp Med, 2015, 8(10): 17507-17514.

36. 赵凡桂,张月萍,任芸芸,孔凡斌.20例21三体胎儿产前超声表现分析[J].复旦学报(医学版),2014,41(6):795-797,822.

37. 赵凡桂,任芸芸,李笑天,林如,孔凡斌.产前超声诊断双胎输血综合征的临床价值[J].中华围产医学杂志,

2012,15(9)：559-560.

38. 赵凡桂,周毓青.宫内外复合妊娠2例[J].实用妇产科杂志,2010,26(10)：798.

39. 赵凡桂,任芸芸.男性胎儿尿道下裂的产前超声诊断研究进展[J].中华妇产科杂志,2012,47(12)：942-943.

40. 赵凡桂,孔凡斌,周毓青.Dandy-Walker综合征及其产前超声诊断的研究进展[J].中华围产医学杂志,2011,14(3)：182-185.

41. 曹丽,周毓青,赵蔚,等.超声在剖宫产切口瘢痕妊娠中的临床价值[J].诊断学理论与实际,2008,7(3)：275-277.

42. 曹丽,周毓青,张珏华,等.经阴道彩色多普勒超声在子宫切口妊娠介入治疗中的应用[J].中国临床医学,2010,17(4)：570-572.

43. 曹丽,杜琰,任芸芸,等.胎儿心脏横纹肌瘤的产前诊断及预后[J].肿瘤影像学,2017,26(1)：34-39.

44. 符忠蓬,任芸芸,曹丽,等.侧脑室及小脑平面对胎儿神经系统中线结构畸形的诊断价值[J].肿瘤影像学,2015,24(2)：107-111.

45. Li Cao, Yan Du, Ling Wang.Fetal pleural effusion and Down syndrome[J]. Intractable & Rare Diseases Research, 2017, 6(3): 158-162.

46. Zhao LQ, Ren YY, Cao Li, et al. Feasibility Study on Prenatal Cardiac Screening Using Four-Dimensional Ultrasound with Spatiotemporal Image Correlation A Multicenter Study[J]. PLoS One, 2016, 11(6): e0157477.

47. Shen J, Zhou GM, Chen H, Bi YL. Morphology of nervous lesion in the spinal cord and bladder of fetal rats with myelomeningocele at different gestational age[J]. J Pediatric Surgery, 2013, 48: 2446-2452.

48. 沈剑,毕允力.腹腔镜结合膀胱镜手术治疗苗勒管永存综合征[J].临床小儿外科杂志,2013,12(2)：107-109.

49. 陈海涛,沈剑,汤梁峰,刘颖,陆良生,刘江斌,毕允力,阮双岁.先天性耻骨上或阴囊中缝窦道3例[J].临床小儿外科杂志,2013,12(2)：161-162.

50. 沈剑,毕允力,周国民,陈宏.不同胎龄脊髓脊膜膨出胎鼠膀胱和脊髓神经损害的形态学观察[J].中华小儿外科杂志,2012,33(6)：458-463.

51. 沈剑,阮双岁,毕允力,董晨彬,陆毅群,王翔.保留睾丸的肿瘤剜除术治疗儿童良性睾丸肿瘤[J].临床小儿外科杂志,2010,9(1)：24-26.

52. 沈淳,庄于修,顾蔚蓉,任芸芸,郑珊,董岿然,肖现民.产前多学科会诊模式对胎儿结构畸形诊治的价值[J].中华围产医学杂志,2014,17(12)：817-821.

53. 荆玉雷,沈淳,郑珊.产前诊断为骶尾部畸胎瘤的治疗与预后[J].中华小儿外科杂志,2013,34(5)：321-324.

54. 沈淳.胎儿结构畸形的产前咨询[J].中华实用儿科临床杂志,2013,28(23)：1761-1764.

55. 沈淳,郑珊,严英榴,任芸芸.胎儿腹腔囊性占位的生后治疗及转归[J].中华小儿外科杂志,2011,32(8)：581-584.

56. 沈淳,王炫,郑珊,李笑天,任芸芸.子宫外产时处理胎儿颈部巨大占位的临床初探[J].中华小儿外科杂志,2011,32(6)：401-404.

57. 沈淳,郑珊,李笑天.胎儿气道梗阻、通气障碍和子宫外产时处理[J].实用妇产科杂志,2009,25(12)：707-708.

58. 沈淳,郑珊,肖现民,李笑天.新生儿外科性疾病产前诊断的临床观察与分析[J].中华小儿外科杂志,2007,28(3)：113-116.

59. 沈淳,郑珊,吕志葆,等.产前诊断对小肠闭锁患儿预后的判断作用[J].中国临床医学,2005,12(4)：687-688.

60. 时冬冬,周毓青,何碧媛,他得安,张正罡,唐黎晶,赵依云.实时超声弹性成像观察孕晚期宫颈应变特性[J].中国医学物理学杂志,2016,33(7)：704-707.

61. 时冬冬,周毓青.子宫颈成熟度的评价方法[J].中华医学超声杂志(电子版),2015,12(9)：685-688.

62. 时冬冬,周毓青.胎儿宫内窘迫的监测及超声应用[J].医学综述,2014,20(8): 1471-1474.

63. 陆澄秋,王惠娟,任芸芸,羊芸,汪吉梅.新生儿Proteus综合征一例及文献复习[J].中国优生与遗传杂志, 2014,22(10): 102-105.

64. 陆澄秋,陈超,梁雪村,田晓梅,汪吉梅.新生儿VACTERL/VATER联合征2例并文献复习[J].中华实用儿科临床杂志,2014,29(12): 957-959.

65. Zhou Q, Wang Q, Shen H, Zhang Y, Zhang S, Li X, Acharya G. Rubella virus immunization status in preconception period among Chinese women of reproductive age: A nation-wide, cross-sectional study[J]. Vaccine, 2017, 35(23): 3076-3081.

66. Zhou Q, Zhang S, Wang Q, Shen H, Tian W, Chen J, Acharya G, Li X. China's community-based strategy of universal preconception care in rural areas at a population level using a novel risk classification system for stratifying couples preconception health status[J]. BMC Health Serv Res, 2016, 16(1): 689.

67. Chu C, Yan Y, Ren Y, Li X, Gui Y. Prenatal diagnosis of congenital heart diseases by fetal echocardiography in second trimester: a Chinese multicenter study[J]. Acta Obstet Gynecol Scand, 2017, 96(4): 454-463.

68. Zhou Q, Acharya G, Zhang S, Wang Q, Shen H, Li X. A new perspective on universal preconception care in China[J]. Acta Obstet Gynecol Scand, 2016, 95(4): 377-381.

69. Ding Y, Li XT, Xie F, Yang YL. Survey on the Implementation of Preconception Care in Shanghai, China[J]. Paediatr Perinat Epidemiol, 2015, 29(6): 492-500.

70. Manotaya S, Zitzler J, Li X, Wibowo N, Pham TM, Kang MS and Lee CN. Effect of ethnicity on first trimester biomarkers for combined trisomy 21 screening: results from a multicenter study in six Asian countries[J]. Prenat Diagn, 2015, 35(8): 735-740.

71. Zhang Y, Kang Y, Zhou Q, Zhou J, Wang H, Jin H, Liu X, Ma D, Li X. Quantitative proteomic analysis of serum from pregnant women carrying a fetus with conotruncal heart defect using isobaric tags for relative and absolute quantitation (iTRAQ) labeling[J]. PLoS One, 2014, 9(11): e111645.

72. Zhou J, Dong X, Zhou Q, Wang H, Qian Y, Tian W, Ma D, Li X. microRNA expression profiling of heart tissue during fetal development[J]. Int J Mol Med, 2014, 33(5): 1250-1260.

73. Zhou J, Zhang Y, Gui Y, Chu C, Zhang C, Zhou Q, Zhang Y, Li X, Yan Y. Relationship between isolated mild tricuspid valve regurgitation in second-trimester fetuses and postnatal congenital cardiac disorders[J]. J Ultrasound Med, 2014, 33(9): 1677-1682.

74. Zhu H, Ding Y, Zhu H, Liang S, Qian W, Zhou Y, Ma D, Wang H, Tian W, Zhou S, Li X. Long-Term Impact of Maternal Protein Malnutrition on Learning and Memory Abilities and DNA Methylating Profiles of the Nervous System in Offspring Rats[J]. Health, 2014, 6: 2047-2065.

75. Liang S, Zhou Y, Wang H, Qian Y, Ma D, Tian W, Persaud-Sharma V, Yu C, Ren Y, Zhou S, Li X. The effect of multiple single nucleotide polymorphisms in the folic acid pathway genes on homocysteine metabolism[J]. Biomed Res Int, 2014, 2014: 560183.

76. Gong X, Wu X, Ma X, Wu D, Zhang T, He L, Qin S, Li X. Microdeletion and Microduplication Analysis of Chinese Conotruncal Defects Patients with Targeted Array Comparative Genomic Hybridization[J]. PLoS One, 2013, 8(10): e76314.

77. Liu H, Gu W, Li X. Natural history and pregnancy outcome in patients with placental chorioangioma[J]. J Clin Ultrasound, 2014, 42(2): 74-80.

78. Liu H, Gu W, Li X. Proteomic analysis of knock-down HLA-G in invasion of human trophoblast cell line JEG-3[J]. Int J Clin Exp Pathol, 2013, 6(11): 2451-2459.

79. Y Kang, X Dong, Q Zhou, Y Zhang, Y Cheng, R Hu, C Su, H Jin, X Liu, D Ma, W Tian and X Li. Identification of novel candidate maternal serum protein markers for Down syndrome by integrated proteomic and bioinformatic analysis[J]. Prenat Diagn, 2012, 32(3): 284–292.

80. Zhou QJ, Ren Y, Li X. Fetal tissue Doppler imaging markers in pregnancy: a cross sectional study of women complicated with preeclampsia with/without intrauterine growth restriction[J]. Prenatal Diagnosis, 2012, 18: 1–8.

81. Liang H, Zhou S, Li X. Knowledge and use of folic acid for birth defect prevention among women of childbearing age in Shanghai, China: a prospective cross-sectional study[J]. Med Sci Monit, 2011, 17(12): PH87–92.

82. Wang C, Chen C, Zhou S, Li X. Impaired fetal adrenal function in intrahepatic cholestasis of pregnancy[J]. Med Sci Monit, 2011, 17(5): CR265–271.

83. Ren Y, Zhou Q, Yan Y, Chu C, Gui Y, Li X. Characterization of fetal cardiac structure and function detected by echocardiography in women with normal pregnancy and gestational diabetes mellitus[J]. Prenat Diagn, 2011, 31(5): 459–465.

84. Peng T, Wang L, Zhou S, Li X. Mutations of the GATA4 and NKX2.5 genes in Chinese pediatric patients with non-familial congenital heart disease［J］. Genetica, 2010, 138(11–12): 1231–1240.

85. Cheng Y, Hu R, Jin H, et al. Effect of 14-3-3 tau protein on differentiation in BeWo choriocarcinoma cells[J]. Placenta, 2010, 31(1): 60–66.

86. Li X, Tang D, Zhou S, Zhou G, Wang C, Zhuang Y, Wu G, Shen L. Redistribution of power spectrum of heart rate variability during acute umbilical artery embolism and hypoxemia in late-gestation fetal sheep[J]. Eur J Obstet Gynecol Reprod Biol, 2004, 114(2): 137–143.

87. Zhou S, Chan E, Li SC, Huang M, Chen X, Li X, Zhang Q. Paxton JW. Predicting pharmacokinetic herb-drug interactions[J]. Drug Metabol Drug Interact, 2004, 20(3): 143–158.

88. 梁爽, 李笑天. 末次月经及超声检查在孕龄计算方面的应用进展［J］. 国际妇产科学杂志, 2014, (4): 448–450.

89. 朱好, 葛慧, 李笑天. 产前超声诊断胎儿肾脏异常与妊娠结局的临床分析［J］. 中国优生与遗传杂志, 2014, 22(7): 114–116.

90. 丁钰, 孙莉, 李笑天. 中孕期产前超声检查宫颈变化的临床意义［J］. 海南医学院学报, 2013, 19(5): 667–669.

91. 汪吉梅, 王来栓, 吴琳, 钱蓓倩, 季敏, 任芸芸, 李笑天. 先天性膈肌血管瘤1例并文献复习［J］. 中国循证儿科杂志, 2013, 8(3): 197–200.

92. 顾蔚蓉, 李笑天. 胎儿医学领域的医学伦理问题［J］. 中国实用妇科与产科杂志, 2013, 29(8): 604–608.

93. 李笑天, 周琼洁. 重视胎盘疾病的临床处理［J］. 中华产科急救电子杂志, 2013, 2(1): 1–2.

94. 熊钰, 沈淳, 任芸芸, 李笑天, 等. 胎儿颈部肿块的多学科联合诊治模式探讨: 附4例病例报道［J］. 中华围产医学杂志, 2012, 15(9): 547–552.

95. 赵凡桂, 任芸芸, 李笑天, 等. 产前超声诊断双胎输血综合征的临床价值［J］. 中华围产医学杂志, 2012, 15(9): 559–560.

96. 张莺, 康媛, 李笑天. 胎儿先天性肺囊性腺瘤样畸形35例临床分析［J］. 中国实用妇科与产科杂志, 2012(1): 59–61.

97. 肖喜荣, 李笑天. 双胎中一胎死亡的评估和处理［J］. 实用妇产科杂志, 2012, 28(5): 330–332.

98. 彭婷, 王丽, 程琰, 郭奇桑, 李笑天. 亲代GATA4基因变异对子代发生先天性心脏病的影响［J］. 中国优生优育杂志, 2012, 18(3): 117–121.

99. 苏翠红, 李笑天. 脐带解剖异常的产前诊断及其临床意义［J］. 中国实用妇科与产科杂志, 2012, 28(10): 784–786.

100. 汪吉梅,李笑天.宫内缺血缺氧对胎儿神经系统发育的影响及监测[J].中国实用妇科与产科杂志,2012, 28(11):812-815.

101. 李笑天.胎儿颈部肿块的多学科联合诊治模式——子宫外产时处理(EXIT)[J].中国产前诊断杂志(电子版),2012,5(4):9.

102. 孙卫华,杨毅,张月萍,李笑天,张敏,曹云,王艺.新生儿起病的鸟氨酸转氨甲酰基酶缺乏症一家系的临床与生化及基因分析[J].中华儿科杂志,2011,49(5):356-360.

103. 李会俭,顾蔚蓉,李笑天.人类白细胞抗原G基因表达对滋养细胞中p38丝裂原活化蛋白激酶信号通路的影响[J].中华妇产科杂志,2011,46(4):271-276.

104. 熊钰,李笑天.胎儿尿道梗阻的宫内诊断和治疗[J].中国实用妇科与产科杂志,2011,27(4):245-250.

105. 储晨,桂永浩,任芸芸,陈伟达,李笑天.母亲妊娠期糖尿病对胎儿和婴儿心功能的影响[J].中华围产医学杂志,2010,13(6):456-462.

106. 龚小会,李笑天.胎儿遗传特征与产前诊断[J].中国实用妇科与产科杂志,2010,25(12):956-959.

107. 苏翠红,李笑天.液相色谱和质谱联用技术及其在代谢组学中的应用[J].中华妇幼临床医学杂志,2010, 6(1):62-64.

108. 李笑天.孕前保健与出生缺陷一级预防策略[J].中华妇幼临床医学杂志(电子版),2010,6(2):82-84.

109. 顾蔚蓉,李笑天,严英榴,张月萍,朱铭伟,张珏华,周毓青.产前诊断中胎儿超声软指标阳性的临床处理与预后分析[J].复旦学报(医学版),2010,37(2):180-183.

110. 朱好,李笑天.围生期脑损伤对出生后神经系统的影响及可能机制[J].国际生殖健康/计划生育杂志,2010, 29(2):89-91.

111. 苏翠红,李笑天.妊娠早中期血清标记物预测子痫前期的研究进展[J].现代妇产科进展,2010,19(5):387-389.

112. 袁美贞,任芸芸,严英榴,李笑天.产前超声诊断胎儿单脐动脉的临床价值[J].复旦学报(医学版),2010, 37(4):475-478.

113. 沈淳,郑珊,李笑天.胎儿气道梗阻、通气障碍和子宫外产时处理[J].实用妇产科杂志,2009,25(12):707-708.

114. 丁奕靖,李笑天.唐氏综合征智力低下的细胞分子机制[J].国际妇产科学杂志,2009,36(3):178-180.

115. 胡娜,任芸芸,李笑天.胎儿肾上腺体积的三维超声测量[J].中华妇产科杂志,2009,44(8):615-616.

116. 徐焕,严英榴,赵宇青,沈淳,韩潮,陈新刚,潘明明,郑珊,李笑天.胎儿颈部肿块的分娩期子宫外产时治疗(附1例报道)[J].复旦学报(医学版),2008,35(2):293-295.

117. 任芸芸,桂永浩,严英榴,李笑天,等.胎儿先天性心脏病产前超声筛查诊断模式的评价.中华妇产科杂志[J],2008,43(8):589-592.

118. 彭婷,李笑天,王丽.CITED2基因SGJ序列插入突变与先天性心脏病发病[J].复旦学报(医学版),2008, 35(4):574-578.

119. 任芸芸,李笑天,严英榴,等.中孕期超声筛查胎儿染色体异常软指标的临床价值[J].中国实用妇科与产科杂志,2008,24(1):41-43.

120. 段定红,李笑天.双胎输血综合征研究进展[J].实用妇产科杂志,2007,23(6):330-333.

121. 沈淳,郑珊,肖现民,李笑天.新生儿外科性疾病产前诊断的临床观察与分析[J].中华小儿外科杂志,2007, 28(3):113-116.

122. 郭奇桑,张月萍,李笑天,韩金兰.光谱核型分析技术在染色体异常诊断中的应用[J].中华遗传学杂志, 2007,24(1):80-83.

123. 任芸芸,李笑天.胎儿影像学研究进展及展望[J].中国实用妇科与产科杂志,2007,23(5):391-393.

124. 任芸芸, 李笑天. 非选择妊娠妇女人群中唐氏综合征的筛选 [J]. 国外医学 (计划生育/生殖健康分册), 2007, 26 (5): 266-268.

125. 任芸芸, 李笑天, 严英榴, 张月萍, 朱铭伟, 张珏华, 周毓青. 中孕期唐氏综合征的筛选 [J]. 复旦学报 (医学版), 2007, 34 (6): 812-815.

126. 任芸芸, 李笑天, 常才. 胎盘绒毛膜血管瘤的超声诊断 [J]. 中国临床医学影像杂志, 2007, 18 (8): 606-607.

127. 任芸芸, 李笑天. 超声心动图在胎儿心脏功能检查中的应用 [J]. 中华妇产科杂志, 2007, 42 (5): 351-352.

128. 任芸芸, 李笑天, 严英榴, 张珏华, 常才, 周毓青, 孙莉, 赵蔚. 产前超声筛查胎儿畸形的临床效果评估 [J]. 中华围产医学杂志, 2017, 19 (6): 408-412.

129. 李锦燕, 谢佐俊, 刘雯, 左伋, 李笑天. 低剂量电离辐射引起小鼠胚胎上皮细胞中染色体不分离的研究 [J]. 中国优生与遗传杂志, 2006, 14 (10): 24-25.

130. 刘晓宇, 李笑天, 刘雯, 夏蓓莉, 左伋. Wnt-3 a 对 Connexin43 及相关基因的表达调控 [J]. 中国分子心脏病学杂志, 2006, 6 (5): 276-280.

131. 顾蔚蓉, 李笑天. 胎盘绒毛膜血管瘤六例临床分析 [J]. 中华妇产科杂志, 2006, 41 (7): 476-477.

132. 熊钰, 李笑天, 程蔚蔚, 杨祖菁, 段涛, 戴钟英, 狄文, 赵欣. 双胎妊娠分娩时机选择的多中心回顾性分析 [J]. 中华围产医学杂志, 2006, 9 (3): 150-153.

133. 夏燕萍, 朱铭伟, 李笑天, 周和平, 王静, 吕菊香, Nanbert ZHONG. 妊娠中期母血清唐氏综合征三联筛查 4680 例与不良妊娠结果分析 (英文) [J]. 北京大学学报 (医学版), 2006, 38 (1): 49-52.

134. 张月萍, 李笑天, 周先荣, 张珏华. 三倍体胎儿一例 [J]. 中华医学遗传学杂志, 2005, 22 (6): 660.

135. 顾蔚蓉, 李笑天, 程海东, 严英榴, 张珏华, 于晓云. 产前诊断四例 Dandy-Walker 畸形 [J]. 中华小儿外科杂志, 2005, 26 (9): 500-501.

136. 李笑天, 乐小妮, 何晓明, 程海东, 潘明明. 出生缺陷产前诊断的临床模式研究 [J]. 中华小儿外科杂志, 2005, 26 (9): 449-452.